Britta Brechtefeld

50 Workouts Pilates

Die besten Übungsreihen für einen kraftvollen und geschmeidigen Körper

riva

Bibliografische Information der Deutschen Nationalbibliothek
Die Deutsche Nationalbibliothek verzeichnet diese Publikation in der Deutschen Nationalbibliografie. Detaillierte bibliografische Daten sind im Internet über https://dnb.de abrufbar.

Für Fragen und Anregungen
info@m-vg.de

Wichtige Hinweise
Dieses Buch ist für Lernzwecke gedacht. Es stellt keinen Ersatz für eine individuelle medizinische Beratung dar und sollte auch nicht als solche benutzt werden. Wenn Sie medizinischen Rat einholen wollen, konsultieren Sie bitte einen qualifizierten Arzt. Der Verlag und die Autorin haften für keine nachteiligen Auswirkungen, die in einem direkten oder indirekten Zusammenhang mit den Informationen stehen, die in diesem Buch enthalten sind.

Ausschließlich zum Zweck der besseren Lesbarkeit wurde auf eine genderspezifische Schreibweise sowie eine Mehrfachbezeichnung verzichtet. Alle personenbezogenen Bezeichnungen sind somit geschlechtsneutral zu verstehen.

Originalausgabe
7. Auflage 2026

Türkenstraße 89
80799 München
Tel.: 089 651285-0

Redaktion: Ulrike Reinen
Umschlaggestaltung: Manuela Amode, München
Layout: Meike Herzog, www.alpsee-design.de
Satz: Daniel Förster, Belgern
Bildnachweis: Illustrationen auf dem Umschlag und im Innenteil: evoletics – ein Produkt der science on field GmbH
Druck: Florjancic Tisk d.o.o., Slowenien
Printed in the EU

ISBN Print 978-3-7423-0973-0
ISBN E-Book (EPUB, Mobi) 978-3-7453-0604-0

PRODUZIERT MIT VERANTWORTUNG

Weitere Informationen zum Verlag finden Sie unter

www.rivaverlag.de

Beachten Sie auch unsere weiteren Verlage unter www.m-vg.de

Inhalt

Pilates – für einen kraftvollen und geschmeidigen Körper

1

Warum Pilates?

Es gibt unzählige Sportangebote, Bewegungskonzepte, Fitnesstrends und alle haben ihre Berechtigung. Je nach Vorliebe und Typ ist für jeden etwas dabei. Für Pilates entscheidet man sich, wenn ein ganzheitliches Körpertraining im Vordergrund stehen soll. Das bedeutet, dass bei jeder Übung sowohl der Geist integriert als auch der gesamte Körper involviert wird. Denn hier werden keine isolierten Muskeln oder Muskelgruppen gekräftigt oder gedehnt, sondern jede Übung bezieht immer den ganzen Körper mit ein. Selbstverständlich haben die verschiedenen Übungen unterschiedliche Schwerpunkte, dennoch wird beispielsweise bewusst die Bauchmuskulatur aktiviert, wenn man ein Bein hebt und senkt oder den Fuß beugt und streckt. Es kommt also nicht nur auf Bewegungsquantität, sondern vor allem auf Bewegungsvielfalt und -qualität an. Pilates als modernes Körpertraining ist umso wirkungsvoller – sowohl aus sportphysiologischer als auch aus gesundheitlicher Sicht –, wenn der Fokus auf eine bestimmte Muskelgruppe und die Konzentration genau auf das, was man tut, gelenkt wird.

Pilates für jeden

Pilates ist für jeden geeignet, denn es bietet eine unglaubliche Vielfalt an Übungen und Variationen, von der Anfängerin bis zum Profi. Auch bei vielen körperlichen Beschwerdebildern kann Pilatestraining als wohltuende physiotherapeutische Maßnahme eingesetzt werden. Den typischen degenerativen Begleiterscheinungen, wie beispielsweise Bandscheibenvorfällen oder Arthrose, die unser heutiges gesellschaftliches Leben mit sich bringen, kann mit dem modernen Pilatesrepertoire entgegengewirkt werden. In diesem Buch findest du eine Auswahl an 50 Workouts mit unterschiedlichen Schwerpunkten und Schwierigkeitsgraden, die dir je nach Tagesform und Befinden ein passendes Training bieten.

Auch im Alltag Haltung bewahren

Pilates ist nicht nur ein Training, das du einfach absolvierst, um deinen Sportbedarf abzudecken. Es ist eine Philosophie und ein Bewegungskonzept, das dich auch während deines Alltags begleiten soll. Denn allzu oft führen ungünstige und über einen längeren Zeitraum gewohnte Bewegungs- und Haltungsmuster zu Disbalancen, die der Körper kompensieren muss. Wenn solche Muster nicht irgendwann aufgespürt und korrigiert werden, können chronische Beschwerden die Folge sein. Mit einfachen und leicht nachvollziehbaren Regeln kannst du dem entgegenwirken. Denn beim Pilatestraining geht es nicht um ein »Auswendiglernen« von Übungen, sondern darum, sie mit Bewegungsqualität auszuführen. Und da bedienen wir uns besonderer Hilfsmittel.

Die Prinzipien machen den Unterschied

Joseph Pilates hat bei der Entwicklung seiner Methode Prinzipien aufgestellt, an denen man sich während des Trainings wunderbar orientieren kann, unter anderem in Bezug auf Atmung, Alignment (Ausrichtung) und Zentrierung. Zudem spielen Schultergürtelorganisation, Lockerheit und Entspannung, Bewegungslänge und -weite sowie Gelenkartikulation eine wichtige Rolle. Diese Hilfsmittel funktionieren wie eine Art Referenzsystem für den Körper. Während des Trainings kannst du dich immer daran orientieren und selbst überprüfen, ob die Ausrichtung noch stimmt, ob die Bauchmuskulatur noch flach oder ob die Schultern locker und entspannt sind. Im Folgenden werden diese sieben Prinzipien erläutert und es wird erklärt, was sie bedeuten und wie du sie anwendest. Sie werden dir helfen, dein Training noch wohltuender und effektiver werden zu lassen.

Prinzip 1: Atmung

Beim Pilates atmen wir durch die Nase ein und durch den geöffneten Mund mit entspannten Lippen wieder aus. Die Atemräume, die wir dafür nutzen, sind vorwiegend die Flanken, also der seitliche und untere Brustkorb. Wenn du einatmest, dann senkt sich das Zwerchfell als breit aufgespannter Atemmuskel ab und der Brustkorb weitet sich dreidimensional aus. Beim Ausatmen gleitet das Zwerchfell wieder nach oben und der Brustkorb sinkt entspannt zusammen, wobei der untere Rippenbogen in Richtung Becken eintauchen kann. Die Übung »Hundreds« beispielsweise ist eine geeignete Übung für das Training der Zwerchfelldynamik, um so diesen Muskel in seiner Bewegungsamplitude zu unterstützen.

Beispielübung für Atmung – Breathing

Setze dich aufrecht hin und lege deine Hände seitlich an den unteren Brustkorb. Schließe deine Lippen und atme einmal tief durch die Nase ein. Spüre dabei, wie sich der untere Brustkorb weitet. (Nicht in den Bauch atmen!) Durch die geöffneten und entspannten Lippen atmest du wieder aus, wobei du ein lang anhaltendes »Hhhhaaaaa« tönst. Dabei schiebe die Krone des Kopfes nach oben zur Decke. Der Brustkorb sinkt zusammen, Rippen- und Wirbelgelenke können entspannen, wodurch deine Wirbelsäule aufrecht und lang bleibt. Diese Atemübung eignet sich auch für jede andere Grundposition.

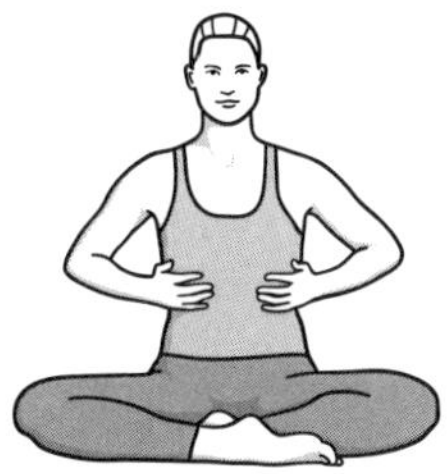

Prinzip 2: Alignment

Eine gute Ausrichtung des Körpers bedeutet, ihn in seiner Struktur richtig zu organisieren. Egal in welcher Grundposition – Schulter- und Beckengürtel, Fuß-, Knie- und Hüftgelenke, Wirbelsäule und Kopf müssen korrekt zueinander angeordnet sein. Die senkrechte Schwerkraftlinie gibt uns hierzu einen Bezug. Wenn beispielsweise im Stand die erwähnten Gelenkstrukturen parallel übereinander ausgerichtet sind, dann erfahren wir einen Gegendruck, der den Körper nach oben aufrichtet, so wie ein Gebäude, dessen Pfeiler immer exakt senkrecht zur Schwerkraftlinie gebaut sind.

Beispielübung für Alignment – Tower of Strength

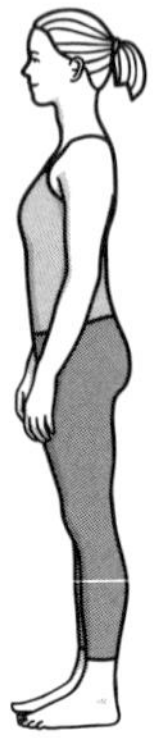

Stelle dich aufrecht mit dem Rücken an einen Türrahmen, sodass dir die schmale Rahmenfläche eine Orientierung an der Längsachse bietet. Deine Füße stehen dabei einen Fußbreit auseinander, die Fersen sind in einer Linie zu den Sitzbeinhöckern ausgerichtet. Die Kniescheiben zeigen in Richtung Fußspitzen, idealerweise zum zweiten Zeh. Kreuzbein, Brustwirbelsäule und wenn möglich der Hinterkopf berühren den Rahmen. Solltest du dadurch Spannungen in der Halswirbelsäule und/oder im Nacken fühlen, dann kannst du ein gefaltetes Handtuch an den Hinterkopf legen, um den Kontakt zum Rahmen zu halten. Spüre deinen Atem und den Kontakt zum Rahmen als Orientierung zur senkrechten Schwerkraftlinie. Unter dem Punkt »Die Grundpositionen« (Seite 11–13) findest du eine entsprechende Anleitung für die korrekte Ausrichtung.

Prinzip 3: Zentrierung

Durch Pilatestraining entsteht eine kraftvoll elastische Bauch- und Beckenbodenmuskulatur, die den umfangreichen Anforderungen des Alltags gerecht werden kann. Diese Muskeln müssen nicht nur den Brustkorb stützen, die Wirbelsäule entlasten und den Oberkörper aufrecht halten, sie wirken auch dem inneren Bauchdruck entgegen und halten die Organe am Platz. Zentrierung in der Pilatessprache bedeutet: das Aktivieren dieser Muskeln von innen her. Die Bauchdecke wird dabei mit Unterstützung der Ausatmung nach innen gezogen, in die Länge, Weite und Tiefe, als könne sie den Rücken von vorn berühren. Damit erreichst du, dass wirklich die tief liegenden Muskelstrukturen angesteuert werden. Joseph Pilates hat diesen Bereich des Körpers »Powerhouse« genannt. Hier sammeln sich Kraft und Energie, und Bewegungen der Extremitäten lassen die Bauchmuskeln zunächst als Initiator reflektorisch anspannen. Der Rumpf ist vorbereitet für die kommende Bewegung und die Wirbelsäule wird in der Flexion, Rotation und Extension sowie in der neutralen Position optimal unterstützt.

Beispielübung für Zentrierung – Low Abs I

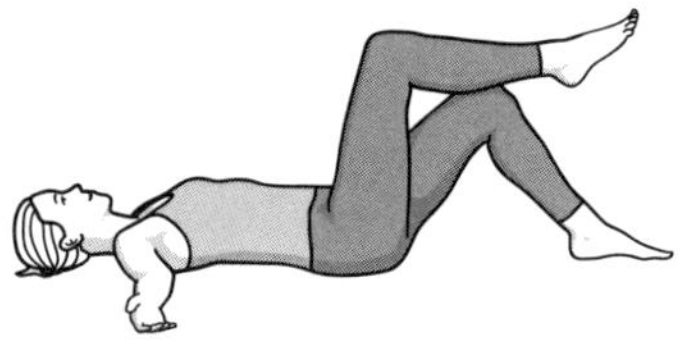

Lege dich mit aufgestellten Beinen und neutralem Becken (siehe Grundposition Rückenlage, Seite 12) auf den Rücken. Atme in die Flanken ein. Beim Ausatmen durch den Mund spannst du die Bauchmuskeln an, indem du die Bauchdecke nach innen ziehst, so als würdest du ein Trommelfell über einen Rahmen spannen. Zusätzlich aktivierst du den Beckenboden, indem du die Sitzbeinhöcker zueinander lenkst. Jetzt lässt du ein Bein gebeugt über die Hüfte schweben. Dabei bleibt das Becken komplett ruhig, damit das Hüftgelenk isoliert gebeugt werden kann (dabei nicht den unteren Rücken auf die Matte drücken). Halte die Bauchdecke flach, während du wieder einatmest, um beim Ausatmen erneut die Bauch- und Beckenbodenspannung zu aktivieren und das gebeugte Bein zum Boden zurückfließen zu lassen.

Prinzip 4: Lockerheit und Entspannung

»Mit so wenig Kraft wie möglich und so viel wie nötig« ist ein Zitat von Joseph Pilates, das schon damals seiner Philosophie entsprach. In unserer heutigen, stressigen Zeit gilt diese Grundregel mehr denn je. Was nicht bedeuten muss, dass wir uns körperlich nicht anstrengen sollten. Ganz im Gegenteil – Bewegungen müssen an ihrer Komplexität und Anstrengung gemessen mit dem notwendigen Maß an Kraftaufwand ausgeführt werden. Würden wir zum Beispiel ständig die Schultern hochziehen, wäre der Tonus in der Nackenmuskulatur dauerhaft erhöht und als Folge unterversorgt. Diese Strukturen verkrampfen dann, sie verlieren ihre kontraktile Kapazität und schwächen schließlich ab. Es gilt also, bei Bewegungen die gelenknahen Muskeln anzusteuern, da sie den Körper aufrichten und die Gelenke zentrieren sowie in der Spur halten. Der Kraftaufwand erfolgt dabei aus der entspannten umgebenden Muskulatur heraus, sodass der Körper von innen nach außen gekräftigt wird und nicht umgekehrt. Der Einfachheit halber wird dieses Prinzip im weiteren Verlauf und in den Workouts nur mit »Entspannung« bezeichnet.

Beispielübung für Entspannung – Sternum Drop

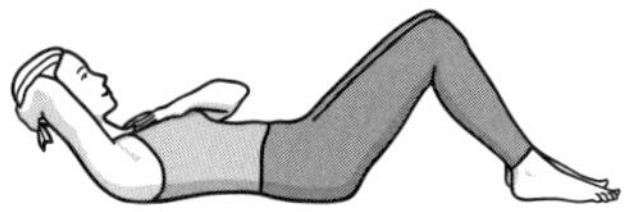

Lege dich auf den Rücken und stelle die Beine auf. Positioniere eine Hand hinter dem Kopf, die andere auf deinem Brustbein. Nun atme vorbereitend ein, mit dem Ausatmen lasse dein Brustbein schwer und entspannt sinken, so als würde dir ein Stein vom Herzen fallen. Erst dann beginnst du, Kopf, Hals- und Brustwirbelsäule in einem langen Bogen aufzurollen. Mit dem Einatmen legst du Brust- und Halswirbelsäule sowie den Kopf wieder ab, um mit dem Ausatmen erneut zu beginnen. Dadurch, dass du das Gewicht des Kopfes mit deiner Hand trägst, kannst du Hals, Nacken und auch das Kiefergelenk entspannen. Wichtig ist also, dass du dein Körpergewicht abgibst. Die Vorstellung des Loslassens kannst du als Wahrnehmungsübung in jeder Grundposition praktizieren, ohne überhaupt eine Bewegung auszuführen.

Prinzip 5: Schultergürtelorganisation

Durch das Organisieren des Schultergürtels werden in diesem Bereich Haltungsfehler korrigiert, die richtigen neuromuskulären Bewegungsabläufe gefestigt und somit die Körperwahrnehmung geschult. Denn aufgrund seines überwiegend myofaszial gesicherten Schultergelenks, dem eine knöcherne Führung, wie zum Beispiel im Hüftgelenk, fehlt, ist die Anfälligkeit für Verspannungen, Verklebungen und Blockaden enorm hoch. Eine Deplatzierung und Fixierung der Schulterblätter aufgrund von Muskelverspannungen und -verklebungen sind oft die Ursache von Beschwerden in Hals- und Brustwirbelsäule sowie in den Schultergelenken selbst. So wird den Schulterblättern und ihrer Schlüsselfunktion bei jeder Arm- und Rumpfbewegung mit diesem Prinzip besondere Aufmerksamkeit gewidmet. Wird der Arm also gehoben, sollte zwischen Brustkorb und Schultergürtel eine lockere Verbindung bestehen, damit der Arm frei beweglich ist. Beim Heben bis circa 60 Grad sinkt der untere Winkel des Schulterblattes (*Angulus inferior*) nach unten und innen zur Wirbelsäule, über 60 Grad rotiert das Schulterblatt seitlich nach außen und unten. Grundsätzlich gilt für eine ökonomische Bewegung des Schultergürtels das effektive Zusammenspiel von Beweglichkeit und angemessenem Krafteinsatz der beteiligten Gelenke.

Beispielübung für Schultergürtelorganisation – Floating Arms

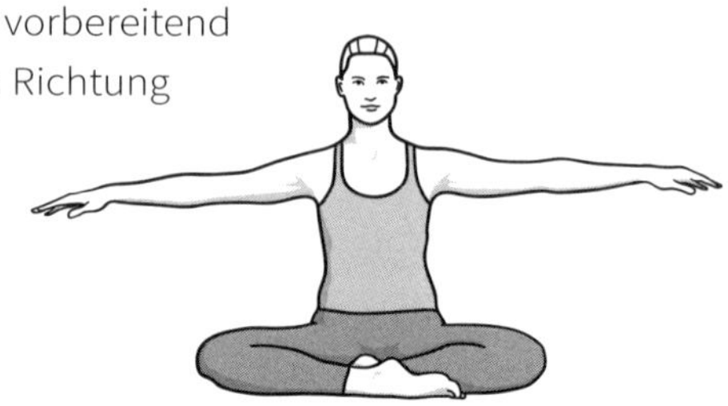

Setze dich in den Schneidersitz oder eine andere Sitzposition. Atme vorbereitend ein. Beginne mit dem Ausatmen, ziehe beide Schulterblätter aktiv in Richtung Becken und lasse die Arme bis maximal 90 Grad zu den Seiten aufsteigen. Mit der Einatmung hebst du das Brustbein sanft an, lässt dabei die Arme wieder sinken und beginnst erneut mit der Ausatmung. Halte während der gesamten Übung den Oberkörper aufgerichtet und die Wirbelsäule lang.

Prinzip 6: Bewegungslänge und -weite

Die Länge zwischen Scheitel und Steißbein sowie die Weite des Schulter- und Beckengürtels sind die Voraussetzung eines gut strukturierten Körpers. Platz in den Gelenken für eine bessere Range of Motion (ROM; Bewegungsumfang) bei gleichzeitiger Gelenkzentrierung sowie Abstand zwischen den einzelnen Wirbelkörpern verhindern Abnutzung und Verschleiß der Gelenkflächen. Die Vorstellung, dass der Kopf nach oben zur Decke zieht und die Füße in den Boden schieben, vermittelt dir das gute Gefühl einer aufrechten Haltung und somit einer vertikalen Länge. Als horizontale Weite betrachten wir den Schultergürtel. Die Vorstellung, dass die Schlüsselbeine durch die Schultern hindurchfließen, verleiht dir eine ausdruckstarke Präsenz. Ein regelrechtes »Aufspannen« des Körpers findet statt, das durch raumgreifende Bewegungen größtmögliche Bewegungsamplituden entstehen lässt. Der Einfachheit halber wird im weiteren Verlauf und in den Workouts dieses Prinzip nur als »Bewegungslänge« bezeichnet.

Beispielübung für Bewegungslänge – Spine Twist

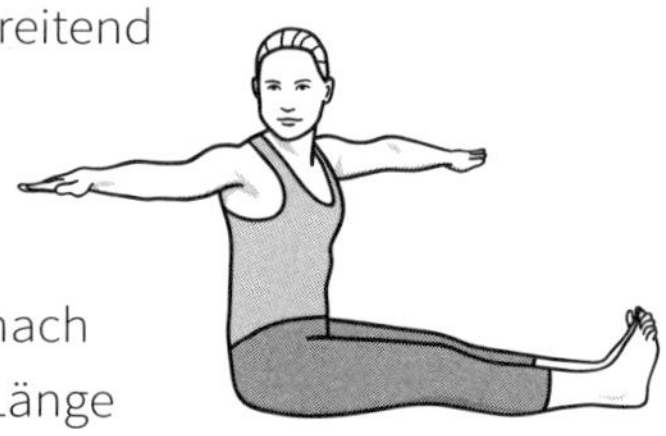

Setze dich aufrecht mit lang gestreckten Beinen auf deine Matte. Atme vorbereitend ein. Mit der Ausatmung lasse die Schulterblätter in Richtung Becken sinken (beachte dabei die Schultergürtelorganisation) und hebe die gestreckten Arme zur Seite an. Spanne dich in Länge und Weite auf, indem du die Fingerspitzen zu den Seiten, die Sitzbeinhöcker in den Boden und den Kopf nach oben zur Decke ziehst. Atme erneut ein, um mit der nächsten Ausatmung in Länge und Weite um die eigene Achse nach rechts zu rotieren. Mit der Einatmung drehst du dich wieder zurück zur Mitte, um mit der erneuten Ausatmung den Rumpf nach links zu rotieren. Dein Becken bleibt dabei ganz stabil. Es hilft, wenn du die Füße anziehst und die Fersen nach vorn schiebst.

Prinzip 7: Gelenkartikulation

So wie das Artikulieren im Sprachgebrauch für eine klar definierte Ausdrucksweise steht, bedeutet es in den Übungen, sich klar und deutlich zu bewegen. Im Mittelpunkt steht dabei die Wirbelsäule, die in unserem Körper die vertikale Achse darstellt und die das Gewicht von Kopf, Brustkorb und Becken mit den damit verbundenen Gliedmaßen tragen muss. Demzufolge ist die Bewegung der Wirbelsäule mit einer dadurch stabilisierenden Wirkung in hohem Maße von Bedeutung. Die kleinen, gelenknahen Muskeln, welche die einzelnen Wirbelkörper miteinander verbinden, werden elastisch gekräftigt, sodass geschmeidige Bewegungen der Wirbelsäule in alle Richtungen möglich sind. Gleichzeitig werden durch diese vielfältigen Bewegungen die Bandscheiben, welche eine Pufferfunktion haben, durch Druckbelastung und -entlastung genährt. Alle Bewegungsrichtungen sind der Wirbelsäule zugänglich: die Flexion und Lateralflexion sowie die Extension und Rotation. Wichtig dabei ist zu verstehen, dass wir die Wirbelsäule nicht »ausflachen« wollen, sondern die natürliche doppelt geschwungene S-Kurve beibehalten müssen. Denn einerseits dient sie zur gleichmäßigen Kräfteverteilung und hat Stütz- und Federfunktion beim Gehen und Laufen, andererseits verschaffen die Rundungen Platz für unsere inneren Organe. Aber auch unsere Extremitäten mit den Hüft-, Schulter-, Hand- und Fußgelenken können artikuliert werden. Betrachten wir beispielsweise den Fuß mit seinen 26 Knochen, die gelenkig miteinander verbunden sind, wird schnell deutlich, dass auch diese alle bewegt werden wollen, um so einwirkende Kräfte auf alle Gelenke gleichmäßig zu verteilen, sodass nicht einzelne Gelenkstrukturen exzessiv belastet werden.

Beispielübung für Gelenkartikulation – Bridging

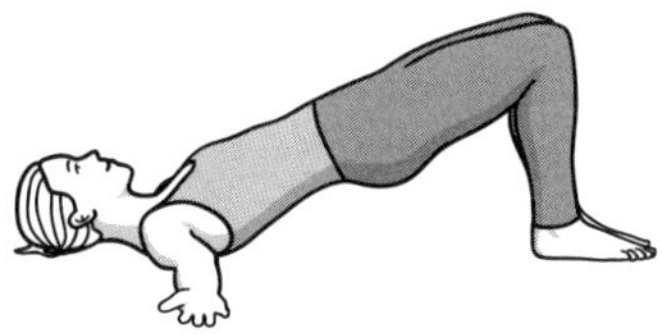

Lege dich mit aufgestellten Beinen auf den Rücken. Atme vorbereitend ein. Mit der Ausatmung beginnst du zunächst, dein Brustbein sinken zu lassen (beachte dabei das Prinzip Entspannung), um dann deine Wirbelsäule Wirbel für Wirbel aufzurollen. Beginne mit dem Steißbein, dann folgt das Kreuzbein, anschließend die Lendenwirbel von unten nach oben sowie die unteren Brustwirbel. Jetzt ruht dein Körpergewicht auf den Schulterblättern sowie den oberen Brustwirbeln (nicht bis zur Halswirbelsäule aufrollen). Atme erneut ein, um mit dem Ausatmen das Brustbein wieder sinken zu lassen und dann Wirbel für Wirbel wieder auf die Matte zurückzurollen.

Die Grundpositionen

Alle vorgestellten Übungen sind ihrer Grundposition entsprechend sortiert. Mit diesen Ausgangsstellungen beginnen und enden sie in der Regel. Voraussetzung für die richtige Ausführung der Übung ist es, die Grundposition exakt einzunehmen. Dabei bedienen wir uns hauptsächlich des Prinzips »Alignment«. Denn wenn schon zu Beginn der Übung die Ausgangsstellung falsch ist, schleichen sich Disbalancen ein, die womöglich eine bereits vorhandene Verspannung oder Blockade weiter verstärken würden. Das richtige Alignment geht also jeder Bewegung voran.

Der Stand

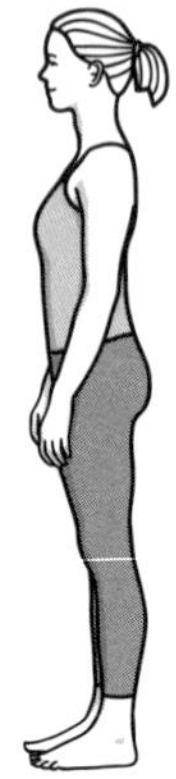

Die Füße stehen parallel, etwa einen Fußbreit nebeneinander, die Knie zeigen ungefähr in Richtung der zweiten Zehen. Das Becken ist neutral ausgerichtet, sodass Steißbein und Schambeinspitze zum Boden zeigen. Beide Sitzbeinhöcker befinden sich auf einer gedachten senkrechten Linie über den Fersen. Der Schultergürtel ruht auf dem Brustkorb und ist in seiner horizontalen Lage über dem Becken ausgerichtet. Der Kopf ruht auf dem oberen Ende der Wirbelsäule, die in einer langen, natürlichen doppelten S-Kurve vom obersten Halswirbel bis zum Steißbein verläuft. Der Körper ist exakt zur senkrechten Schwerkraftlinie ausgerichtet, sodass sich die einzelnen Bausteine, nämlich Kopf, Schultergürtel, Beckengürtel, Knie und Fußgelenke gegenseitig stützen und aufrichten. Die Arme hängen bei weitem Schultergürtel an den Seiten locker nach unten, wobei sich die Innenseiten der Ellenbogen anschauen.

Der Sitz

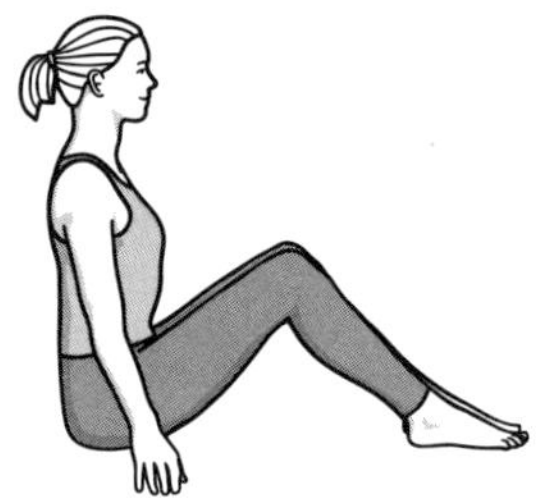

Im aufrechten Sitz bei langer Wirbelsäule haben beide Sitzbeinhöcker Kontakt zum Boden, sodass das Becken neutral ausgerichtet ist. Beide Hüftknochen zeigen dabei nach vorn. Der Schultergürtel ist über dem Becken positioniert, sodass sich die Schultern über den Hüften befinden. Die Beine sind gebeugt und aufgestellt. Du kannst aber auch eine andere Beinposition einnehmen, um die Hüftgelenke zu entlasten. Eventuell ist der Schneidersitz für dich angenehmer. Der Kopf sitzt mittig auf der Wirbelsäule, wobei das Kinn in einer Linie zum Brustbein ausgerichtet ist. Die Arme hängen an den Seiten locker herunter und die Schulterblätter sinken am hinteren Brustkorb nach unten in Richtung Becken.

Die Rückenlage

In der neutralen Rückenlage haben der Hinterkopf, die Brustwirbelsäule, das Kreuzbein und die Füße Kontakt zum Boden. Die Wirbelsäule ist in ihrer natürlichen S-Form ausgerichtet, sodass weder Lenden- noch Halswirbelsäule den Boden berühren. Du kannst dir ein kleines Luftkissen unter diesen Wirbelsäulenabschnitten vorstellen. Die Brustwirbelsäule bleibt ganz entspannt im Kontakt zum Boden; so kann auch der Brustkorb locker und schwer in die Matte einsinken. Die Füße sind flach aufgestellt und stehen parallel einen Fußbreit auseinander, sodass sie sich auf zwei nach vorn verlaufenden Linien zu den Sitzbeinhöckern befinden. Die Knie zeigen Richtung Fußspitzen. Die Arme liegen zu den Seiten ausgestreckt neben dem Rumpf; die Handinnenseiten sind nach oben gedreht, sodass der Schultergürtel in seiner gesamten Breite am Boden liegen kann. Der Nacken ist lang, die Nasenspitze zeigt zur Decke.

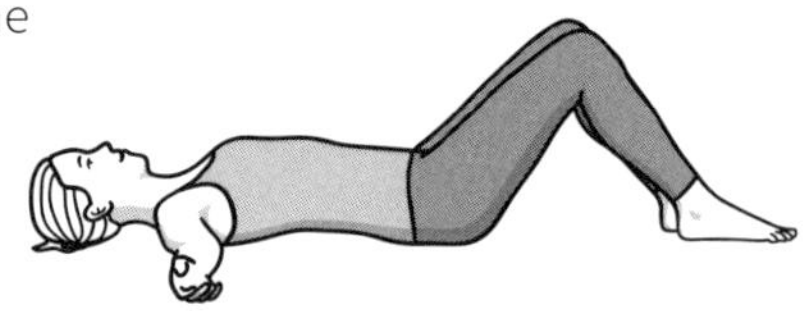

Die Seitenlage

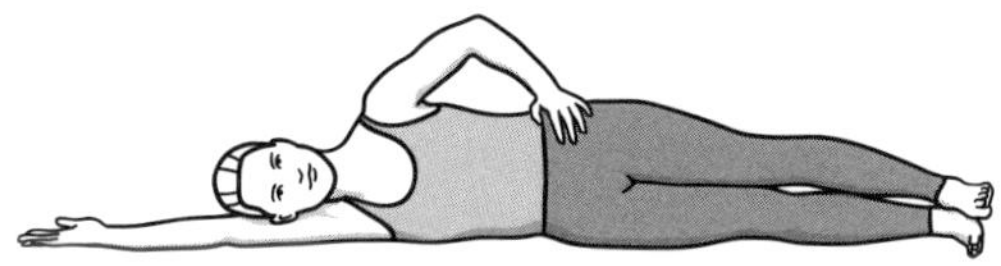

In der Seitenlage sind beide Hüftkochen übereinander ausgerichtet, sodass die Wirbelsäule von vorn betrachtet in einer geraden, waagerechten Linie verläuft. Die obere Hüfte kannst du in Richtung Füße lenken, sodass eine kleine Wölbung unter der Taille entsteht. Der Kopf ruht entspannt auf dem unteren Arm (eventuell auf einem gefalteten Handtuch), der in Verlängerung der Wirbelsäule am Boden liegt; die Beine sind lang gestreckt. Der Körper ist in seiner gesamten Länge so ausgerichtet, sodass Hinterkopf, Brustwirbelsäule, Kreuzbein und Fersen eine Wand berühren könnten. Der Blick ist nach vorn ausgerichtet.

Der Vierfüßlerstand

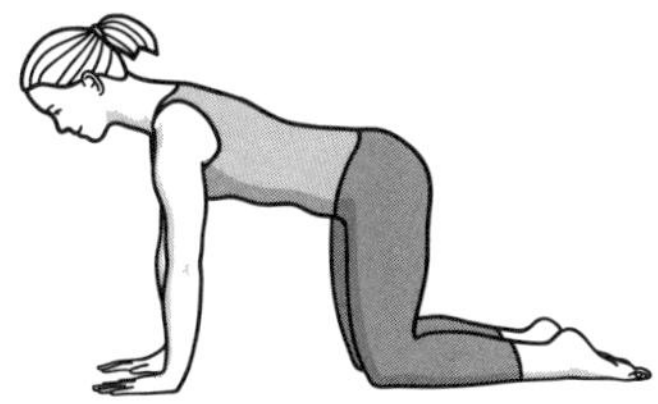

Im Vierfüßlerstand sind die Handteller unter den Schultergelenken platziert und die Knie unter den Hüftgelenken, sodass mit Schulter- und Hüftgelenken jeweils ein 90-Grad-Winkel gebildet wird. Die Wirbelsäule ist in der natürlich geschwungenen S-Kurve ausgerichtet, was eine leichte Rundung in der Brustwirbelsäule bedeutet und eine leichte Krümmung in der Lendenwirbelsäule. Das Brustbein wird sanft in Richtung Brustwirbelsäule angehoben und die Sitzbeinhöcker werden nach hinten gelenkt. Die Schulterblätter ziehen weit nach außen, die Ellenbogeninnenseiten zeigen zueinander. Der Scheitel zieht in der Verlängerung der Halswirbelsäule nach vorn, der Blick ist zum Boden gerichtet, das Steißbein zieht weit nach hinten.

Die Bauchlage

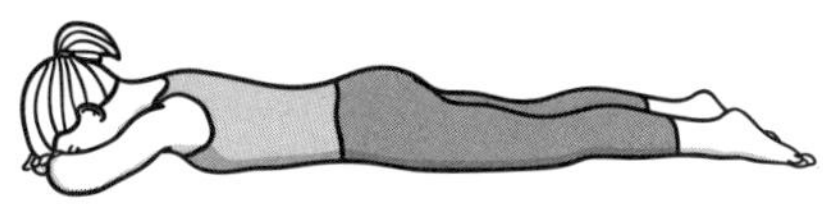

Auf dem Bauch liegend sind die Arme zu den Seiten hin angewinkelt, sodass die Stirn auf den Handrücken ruhen kann. Die Schulterblätter ziehen in Richtung Becken und weg von der Wirbelsäule, sodass Länge in der Halswirbelsäule und Weite im Schultergürtel entstehen kann. Das Becken liegt in neutraler Position entspannt am Boden, mit Gewicht auf dem Schambein. Die Sitzbeinhöcker werden zu den Fersen gelenkt, die Beine sind gestreckt und parallel ausgerichtet.

Die Ruheposition (Rest Position)

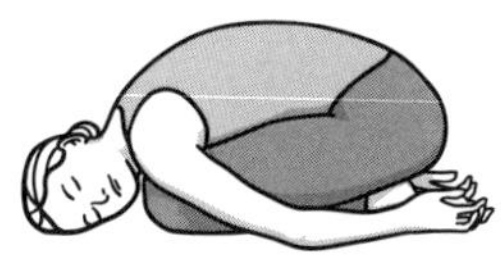

Diese Position kann immer eingenommen werden, wenn eine kleine Pause benötigt wird. Vor allem tut sie als Ausgleichsbewegung für alle Extensionsübungen gut. Dafür begib dich einfach in eine kleine Päckchenform, indem du dich auf die Knie setzt, das Becken auf die Unterschenkel ablegst und die Wirbelsäule in ihrer Rundung über den Oberschenkeln ruhen kann. Der Kopf liegt auf einer Seite und die Arme befinden sich entspannt neben den Beinen. Atme mehrmals ein und aus und spüre, wie dabei der Brustkorb von den Oberschenkeln empfangen wird.

Aufbau des Pilatestrainings

Damit du dich voll und ganz auf dein Workout konzentrieren kannst, ist es wichtig, sich Zeit zu nehmen, in Ruhe auf der Pilatesmatte anzukommen und auch das Training mit Ruhe wieder abzuschließen. Nur so wird sich ein nachhaltiger Effekt erzielen lassen, da Körper, Geist und Seele gemeinsam am Training beteiligt sind.

Starte mit dem »Coming In«

Bevor du loslegst, nimm dir einige Momente Zeit, um dich auf deinen Atem zu konzentrieren. Das kannst du im Stand, im Sitzen oder in der Rückenlage tun. Komme dabei mehr und mehr zur Ruhe, lasse all deine Gedanken vorbeiziehen und konzentriere dich ausschließlich auf dich und deinen Körper. In Gedanken kannst du die sieben Prinzipien durchgehen und sie direkt anwenden. So setzt du direkt und unmittelbar neuromuskuläre Bewegungsabläufe in Gang, die dir das Anwenden der Prinzipien während der Übungen dann erleichtern werden. Auch kannst du schon einfache und sanfte Bewegungen ausführen, die dir guttun, zum Beispiel aus dem Stand die Wirbelsäule vom Kopf her nach unten abrollen und vom Steißbein her wieder aufrollen. Du kannst auch die Arme zur Decke heben und dich recken und strecken, die Schultern locker kreisen lassen oder mit anderen sanften Dehnungen deinen Körper auf das Workout vorbereiten. Tu alles, wonach dir ist, aber mit Wach- und Achtsamkeit.

Das Workout

Alle Workouts sind so aufgebaut, dass sie unterschiedliche Themen, Längen (15, 20 und 30 Minuten) und Schwierigkeitsgrade (1 bis 3) haben. Wenn du ein längeres Training bevorzugst, dann kannst du einfach die angegebene Wiederholungszahl erhöhen oder zwei Workouts deiner Wahl zusammenstellen. So hast du noch mehr Vielfalt und die Möglichkeit, ein Training individuell nach deinem aktuellen Befinden zu gestalten. Wichtig ist allerdings, dass du nicht unendlich viele Wiederholungen einer einzelnen Übung ausführst, da dann Konzentration und Aufmerksamkeit verloren gehen. Eine Grundregel im Pilates lautet »Bewegungsqualität kommt vor Quantität«. Einzelne Bewegungsblöcke dürfen sich gern wiederholen, aber es wäre wenig sinnvoll, den »Roll Up« 20-mal hintereinander zu praktizieren, da die letzten Wiederholungen wahrscheinlich wenig präzise ausgeführt würden. Ein langes Pilatesworkout ist dann effektiv, wenn es vielseitig, abwechslungsreich und kurzweilig ist.

Übergänge

Das Besondere beim Pilates ist der Bewegungsfluss. Der wird durch sogenannte »Transitions« geschaffen, die einzelne Übungen miteinander verbinden. So bietet es sich an, beispielsweise den »Roll Up« im Sitz zu beenden, um dann mit dem »Spine Stretch« fortzufahren. Oder aus der Seitenlage rechts direkt in den »Mermaid«-Sitz zu gelangen, wobei dann die Füße nach links ausgerichtet sind. Auch kannst du eine Übung in der Mitte des Bewegungsablaufes beenden, um dann in einem fließenden Übergang in die nächste Übung zu gelangen, zum Beispiel wie in Workout 37 »Umkehrübungen zur Anregung des

Blutkreislaufs« (Seite 90/91), Übung 10: In der Mitte des »Teasers«, wenn die Beine hochgestreckt sind, komme direkt in die Ausgangsstellung zum »Twist«. Um im »Twist« dann auf die andere Seite zu gelangen, wechsele in der Seitstützposition und starte dann die Übung auf der entsprechend anderen Seite. Der Wechsel von einer Grundposition in die nächste wird durch solche Übergänge erleichtert. Oft wird ein Workout mit der Übung »Roll Down« begonnen oder beendet. Steht sie am Anfang eines Workouts, dann schließt du die Übung ab, wenn du in der Vorbeuge bist, um dann beispielsweise in den Vierfüßlerstand zu gelangen. Steht sie am Ende eine Workouts, dann beendest du das Training natürlich im Stand.

Beende das Training mit dem »Coming Back«

Am Schluss deines Trainings nimm dir ebenfalls Zeit. So kannst du nach einem anstrengenden Workout den Atem wieder zur Ruhe kommen lassen und in den Körper hineinspüren. Nimm wahr, wie er sich jetzt anfühlt, und erlebe das berauschende Gefühl, etwas richtig Gutes getan zu haben. Denn Pilates ist Glückstraining! Es werden sprichwörtlich Glückshormone ausgeschüttet, die dein Wohlbefinden steigern und gute Laune fördern. Das solltest du dir nicht entgehen lassen.

Die Übungsbeschreibungen

Um die Übungsbeschreibungen möglichst einfach und übersichtlich zu gestalten, sind sie kurz und knapp gehalten. Dennoch passiert unglaublich viel innerhalb deines Körpers, bevor du mit den Übungen beginnst und eine Bewegung äußerlich sichtbar wird. Ich nenne das die »innere Impulskette«. Wenn du die Pilatesprinzipien kennst, weißt du, worauf es bei der Ausführung hauptsächlich ankommt. Die Einatmungsphasen zum Beispiel dienen meist der Vorbereitung auf die kommende Bewegung, denn zum größten Teil findet die aktive Bewegung mit der Ausatmung statt. Auch wird die Ausatemphase häufig zum Ansteuern der anderen Prinzipien genutzt; mit der Ausatmung aktivierst du Bauch- und/oder Beckenbodenmuskulatur, ziehst die Schulterblätter zum Becken, entspannst, ziehst dich in die Länge und Weite, nimmst das korrekte Alignment ein oder rollst deine Wirbelsäule auf oder ab. Je komplexer allerdings die Übungen und die Kombinationen werden, desto mehr wird auch die Einatmungsphase für aktive Bewegung genutzt, denn dann steht der Trainingsfluss im Vordergrund.

Varianten und Hinweise

Für ein noch abwechslungsreicheres Repertoire werden in einigen Übungen auch Varianten vorgeschlagen, die entweder die Bewegung vereinfachen oder den Fokus der Übung verändern sollen. Beim »Spine Stretch«, »Spine Twist« oder »Saw« zum Beispiel bieten die beiden alternativen Sitzpositionen Variante 1 und Variante 2 eine Erleichterung an, da die Hüftbeuger entspannen können. In der Übung »Shoulder Bridge I, Variante«, in der das Becken auf dem Boden bleibt, liegt der Fokus der Übung auf der Dehnung der Beinrückseite bei neutraler Beckenposition. In den illustrierten Bildern neben den Workout-Tabellen wird dennoch die Ursprungsübung dargestellt. Die Hinweise verdeutlichen zusätzlich, was bei der Ausführung der Übung besonders wichtig ist.

Die Workouts

2

1 Sanftes Erwachen am Morgen

Trainingsdauer: 15 Minuten

1 2 3

	Übungen	Grundposition	Vorrangige Prinzipien	Wiederholungen	Seite
1	Breathing	Sitz	Atmung, Entspannung	6	121
2	Floating Arms	Sitz	Schultergürtelorganisation, Entspannung	6	121
3	Abduction I	Seitenlage rechts	Alignment, Zentrierung	6	135
4	Abduction II	Seitenlage rechts	Alignment, Zentrierung	6	135
5	Puppet Arms	Rückenlage	Entspannung, Gelenkartikulation	3 pro Seite	125
6	Arm Circles	Rückenlage	Entspannung, Schultergürtelorganisation	3 in jede Richtung	125
7	Sternum Drop	Rückenlage	Entspannung, Gelenkartikulation	6	125
8	Bridging	Rückenlage	Gelenkartikulation, Entspannung	4	128
9	Assisted Roll Up	Rückenlage	Gelenkartikulation, Zentrierung	4	127
10	Abduction I	Seitenlage links	Alignment, Zentrierung	6	135
11	Abduction II	Seitenlage links	Alignment, Zentrierung	6	135
12	Cobra	Bauchlage	Gelenkartikulation, Schultergürtelorganisation	4	140
13	Mad Cat Stretch	Vierfüßlerstand	Gelenkartikulation, Zentrierung	4	137
14	Roll Down, im Stand beenden	Stand	Gelenkartikulation, Zentrierung	2	120

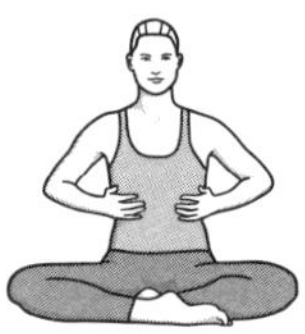

1 Breathing

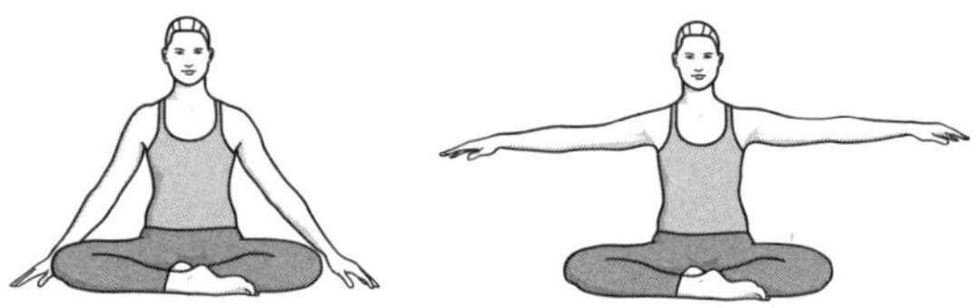

2 Floating Arms

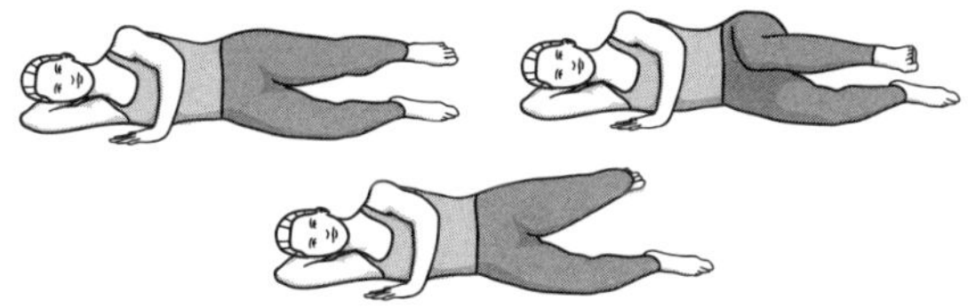

3 Abduction I

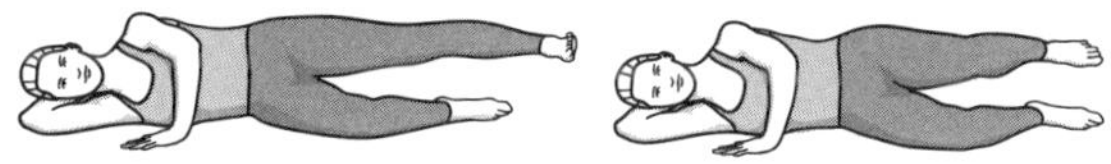

4 Abduction II

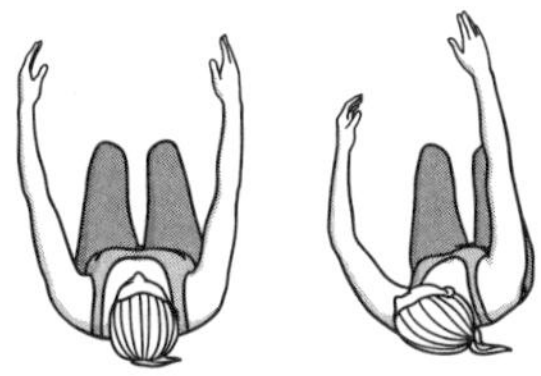

5 Puppet Arms

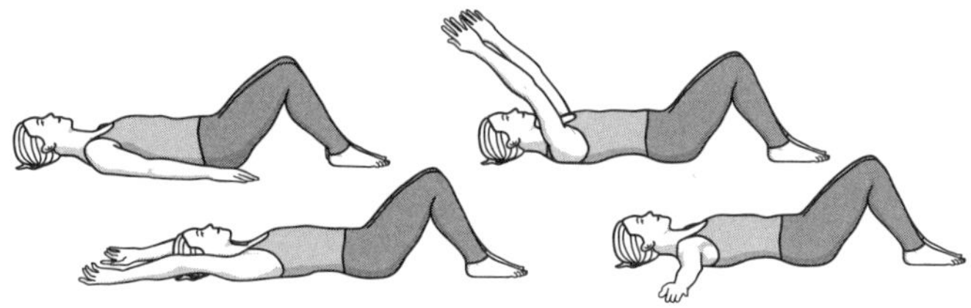

6 Arm Circles

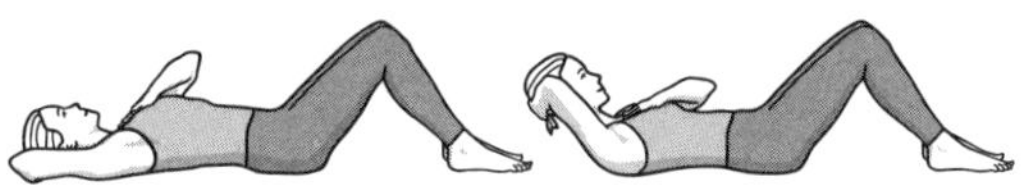

7 Sternum Drop

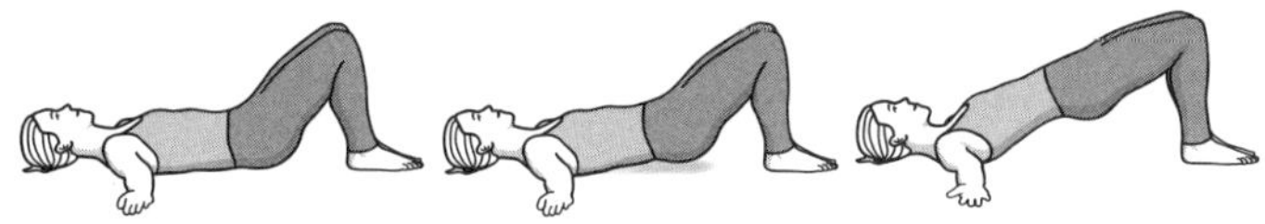

8 Bridging

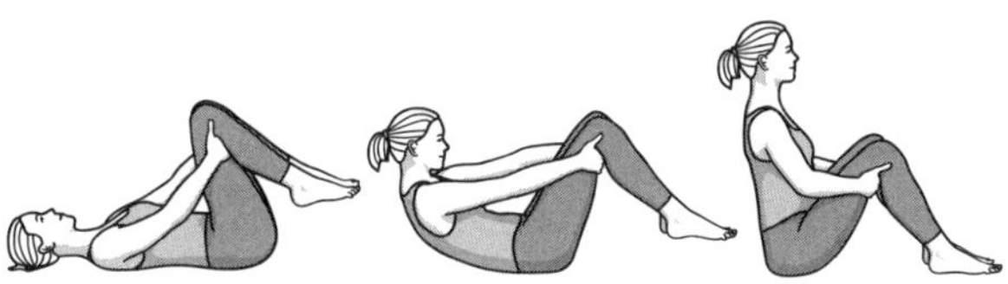

9 Assisted Roll Up

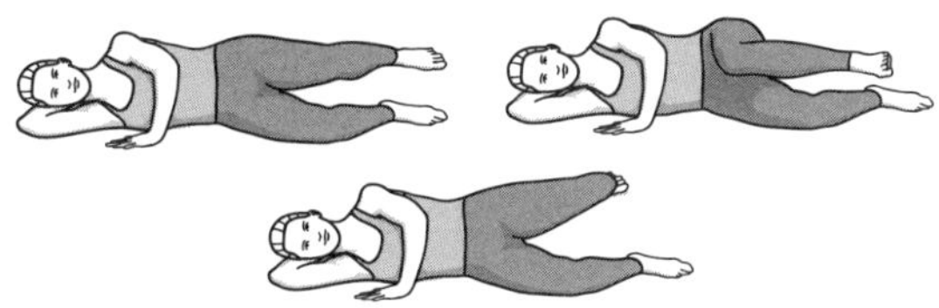

10 Abduction I

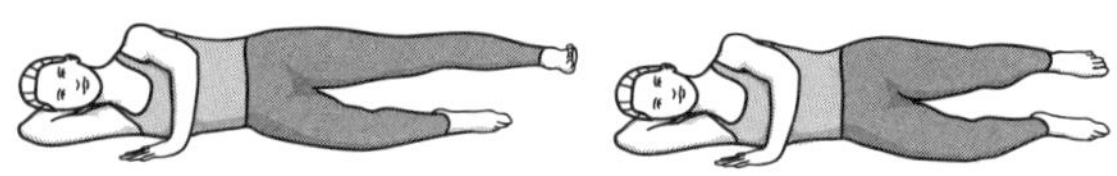

11 Abduction II

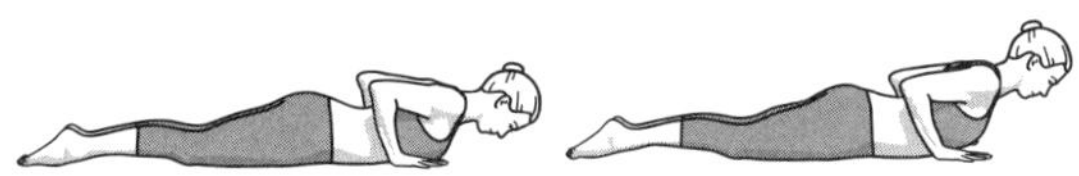

12 Cobra

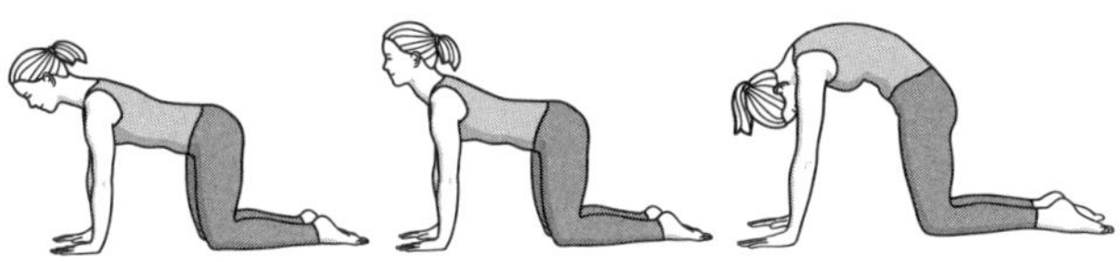

13 Mad Cat Stretch

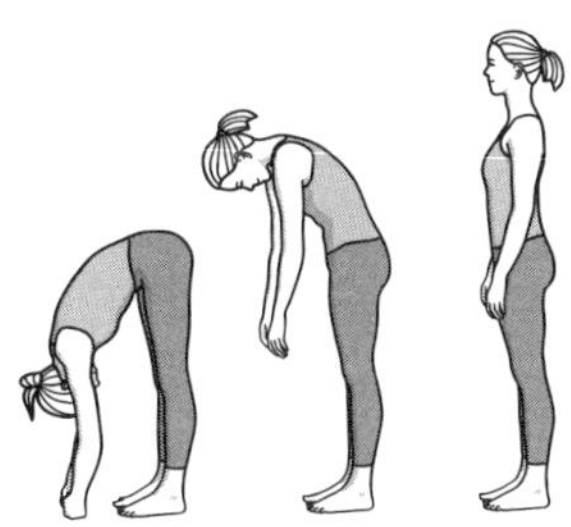

14 Roll Down

2 Zur Ruhe kommen am Abend

Trainingsdauer: 15 Minuten

1 2 3

	Übungen	Grundposition	Vorrangige Prinzipien	Wiederholungen	Seite
1	Roll Down	Stand	Gelenkartikulation, Zentrierung	2	120
2	Breathing	Sitz	Atmung, Entspannung	4	121
3	Assisted Roll Up	Rückenlage	Gelenkartikulation, Zentrierung	3	127
4	Low Abs I	Rückenlage, rechtes Bein	Zentrierung, Entspannung	4	126
5	Thigh Circles	Rückenlage, rechtes Bein	Zentrierung, Gelenkartikulation	4 pro Seite	126
6	Abduction I	Seitenlage links	Zentrierung, Alignment	6	135
7	Cobra	Bauchlage	Gelenkartikulation, Schultergürtelorganisation	4	140
8	Übungen 4 bis 6 auf der anderen Seite wiederholen, dann mit Übung 9 fortfahren.				
9	Puppet Arms	Rückenlage	Entspannung, Gelenkartikulation	4 pro Seite	125
10	Bridging	Rückenlage	Entspannung, Gelenkartikulation	3	128

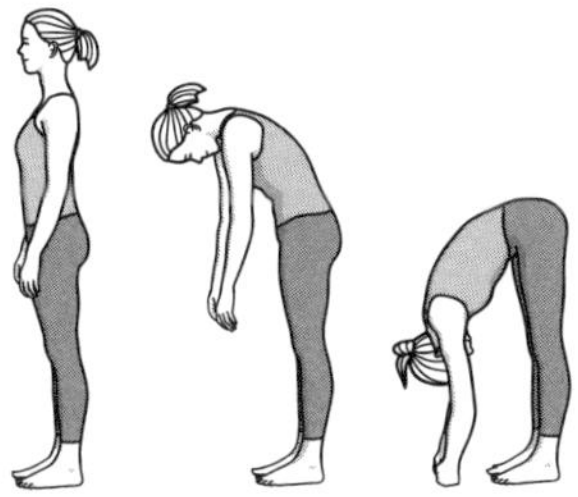

1 Roll Down

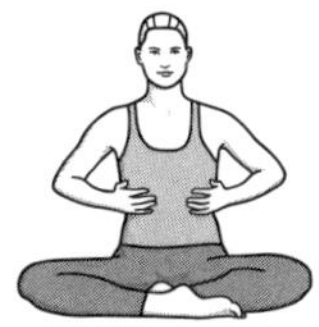

2 Breathing

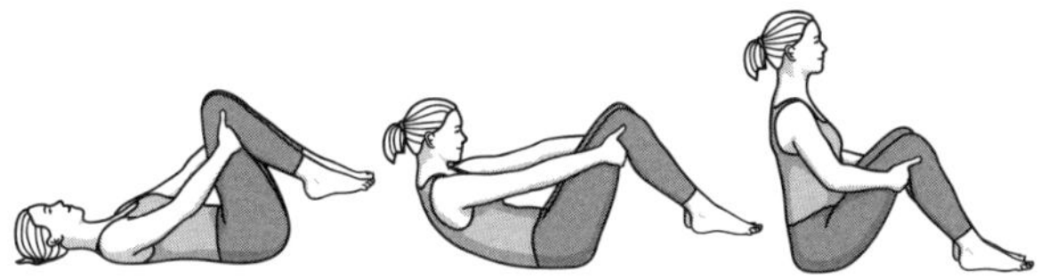

3 Assisted Roll Up

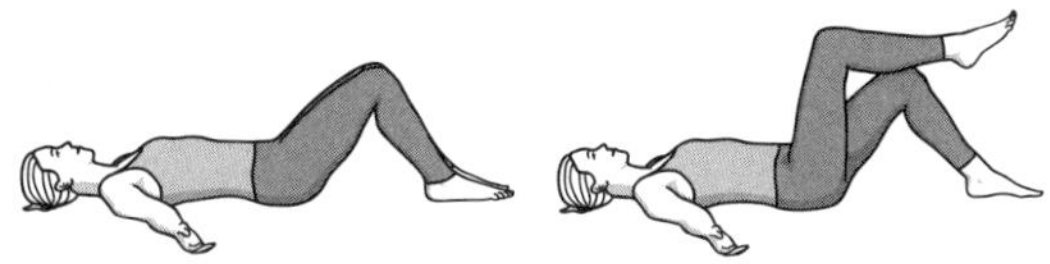

4 Low Abs I

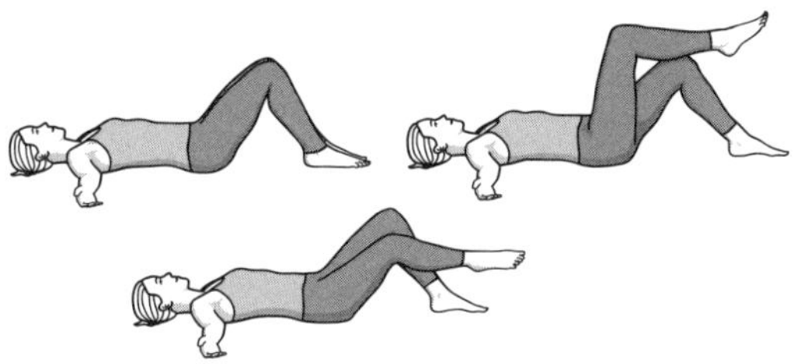

5 Thigh Circles

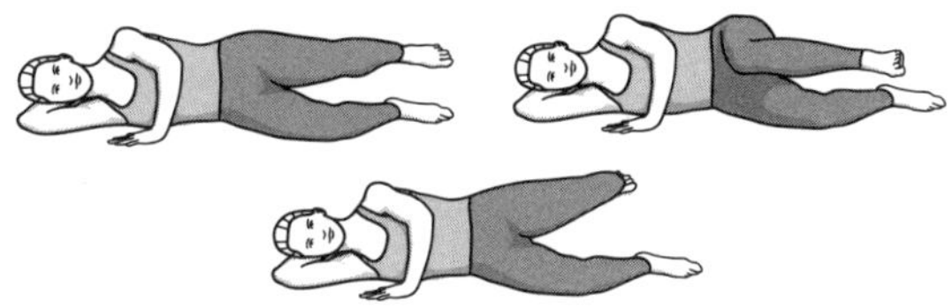

6 Abduction I

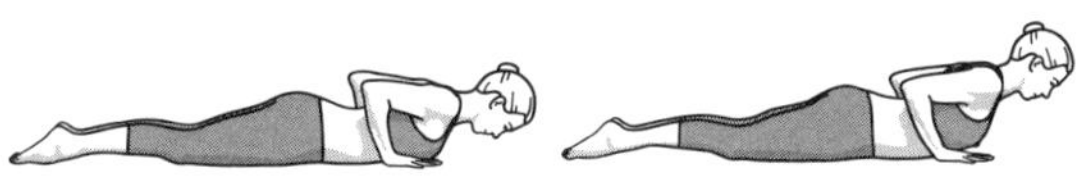

7 Cobra

8 Übungen 4 bis 6 auf der anderen Seite wiederholen, dann mit Übung 9 fortfahren.

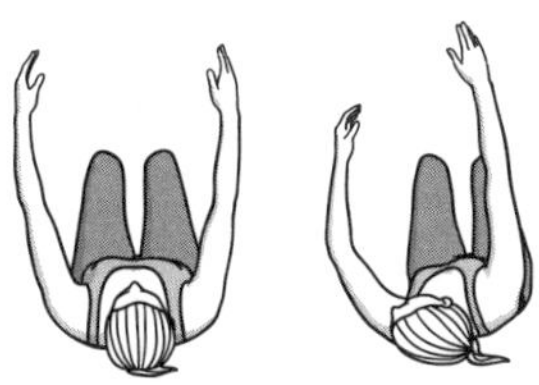

9 Puppet Arms

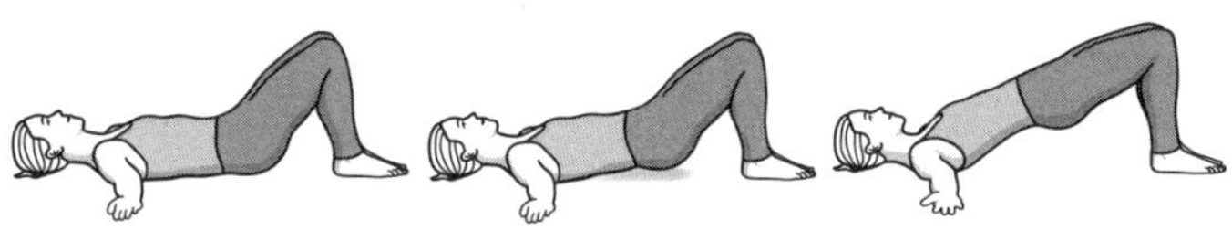

10 Bridging

3 Lockere Schultern, entspannter Nacken

Trainingsdauer: 15 Minuten

1 2 3

	Übungen	Grundposition	Vorrangige Prinzipien	Wiederholungen	Seite
1	Sternum Drop	Rückenlage	Entspannung, Gelenkartikulation	6	125
2	Puppet Arms	Rückenlage	Entspannung, Gelenkartikulation	10	125
3	Bridging	Rückenlage	Entspannung, Gelenkartikulation	6	128
4	Arm Circles	Rückenlage	Schultergürtelorganisation	6	125
5	Assisted Roll Up	Rückenlage	Gelenkartikulation, Zentrierung	4	127
6	Floating Arms	Sitz	Schultergürtelorganisation, Entspannung	6	121
7	Mermaid	Sitz, rechts und links	Schultergürtelorganisation, Gelenkartikulation	4 pro Seite	124
8	Mad Cat Stretch	Vierfüßlerstand	Alignment, Schultergürtelorganisation	6	137
9	Cobra	Bauchlage	Schultergürtelorganisation, Gelenkartikulation	4	140
10	Single Leg Kick	Bauchlage	Schultergürtelorganisation, Gelenkartikulation	8 pro Seite	141
11	Rest Position		Atmung, Entspannung		13

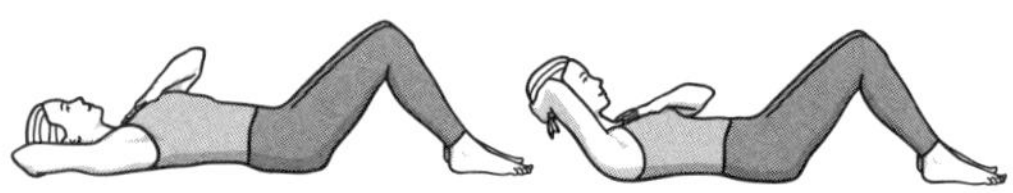

1 Sternum Drop

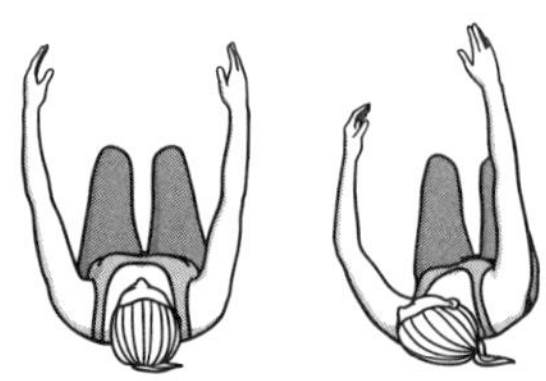

2 Puppet Arms

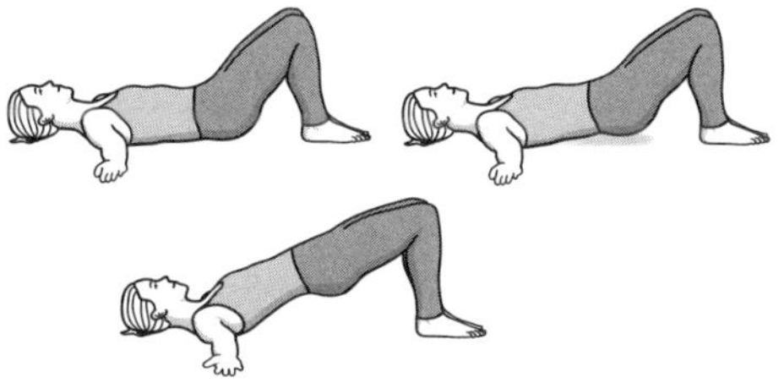

3 Bridging

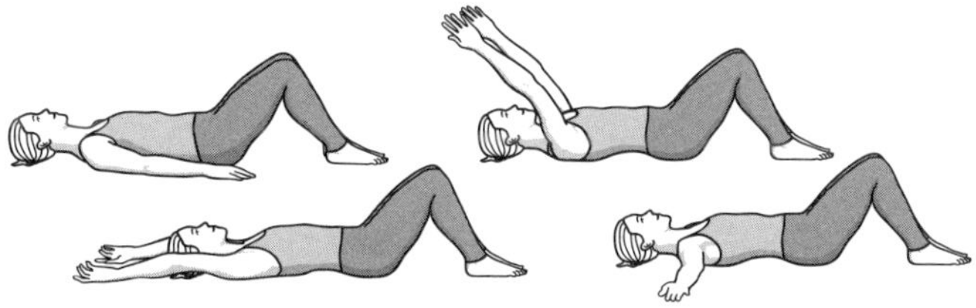

4 Arm Circles

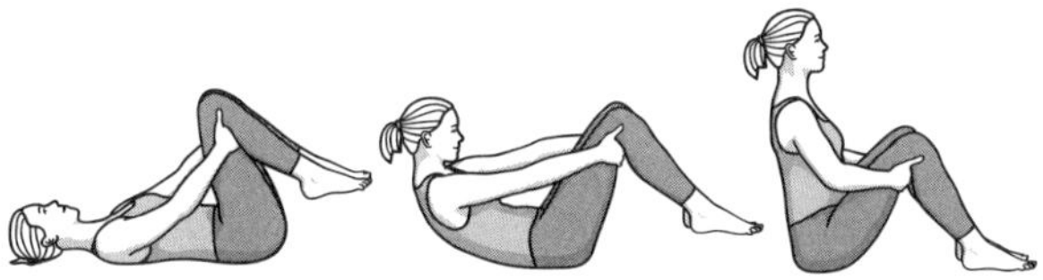

5 Assisted Roll Up

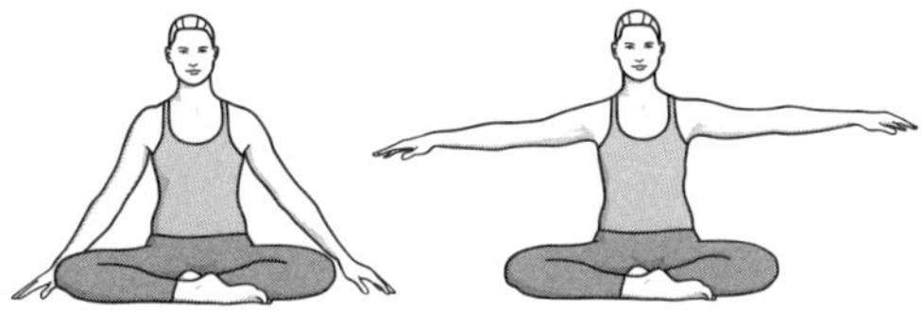

6 Floating Arms

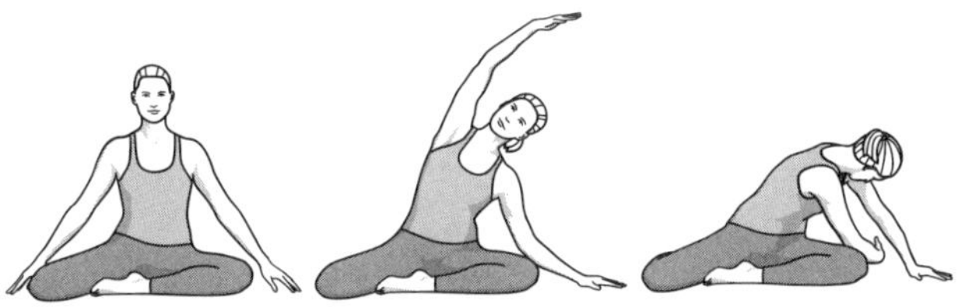

7 Mermaid

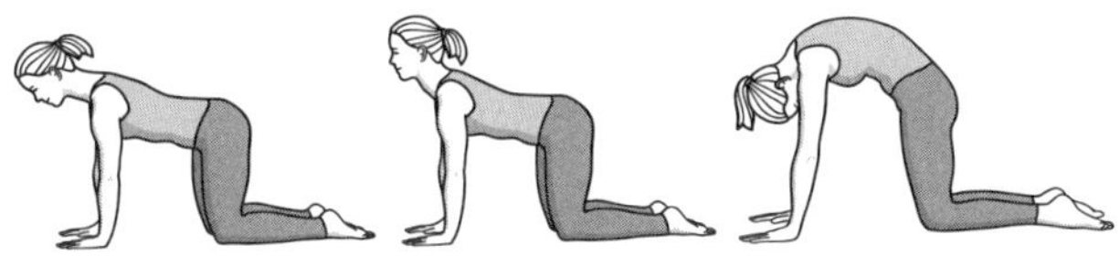

8 Mad Cat Stretch

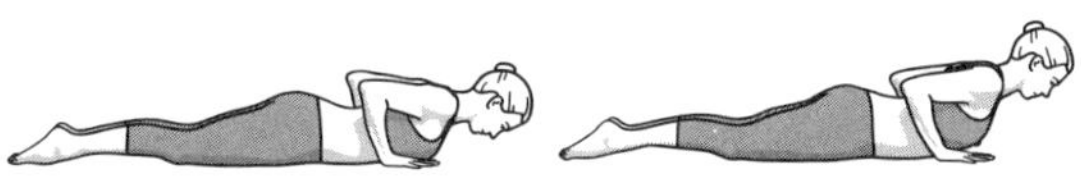

9 Cobra

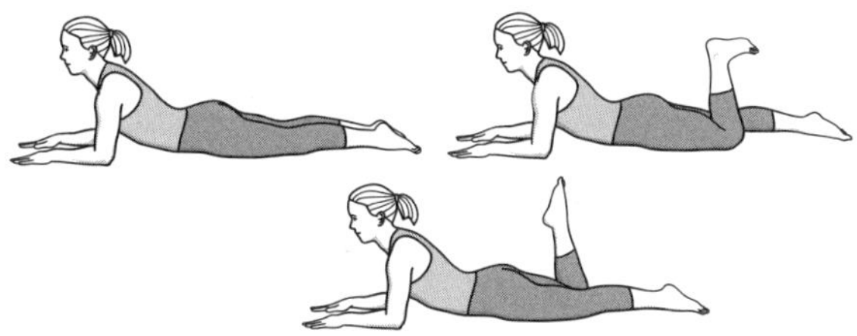

10 Single Leg Kick

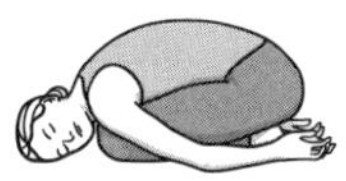

11 Rest Position

4 Sanfter Einstieg ins Training

Trainingsdauer: 15 Minuten

1 2 3

	Übungen	Grundposition	Vorrangige Prinzipien	Wiederholungen	Seite
1	Breathing	Sitz	Atmung, Entspannung	6	121
2	Curl Down	Sitz	Zentrierung, Gelenkartikulation	6	121
3	Assisted Roll Up	Rückenlage	Entspannung, Gelenkartikulation	6	127
4	Puppet Arms	Rückenlage	Entspannung, Gelenkartikulation	6 pro Seite	125
5	Sternum Drop	Rückenlage	Entspannung, Gelenkartikulation	6	125
6	Arm Circles	Rückenlage	Entspannung, Schultergürtelorganisation	4 pro Richtung	125
7	Thigh Circles, Variante 1	Rückenlage	Entspannung, Gelenkartikulation	6 pro Richtung	126
8	Bridging	Rückenlage	Entspannung, Gelenkartikulation	6	128
9	Abduction I	Seitenlage rechts	Alignment, Gelenkartikulation	6	135
10	Thigh Circles	Rückenlage	Zentrierung, Gelenkartikulation	6 pro Seite	126
11	Abduction I	Seitenlage links	Alignment, Gelenkartikulation	6	135
12	Single Leg Kick	Bauchlage	Bewegungslänge, Gelenkartikulation	8 pro Seite	141
13	Rest Position		Atmung, Entspannung		13

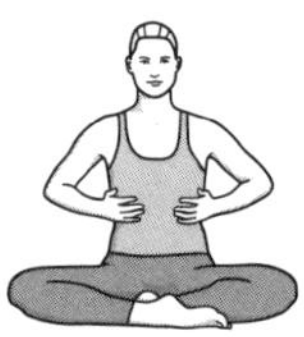

1 Breathing

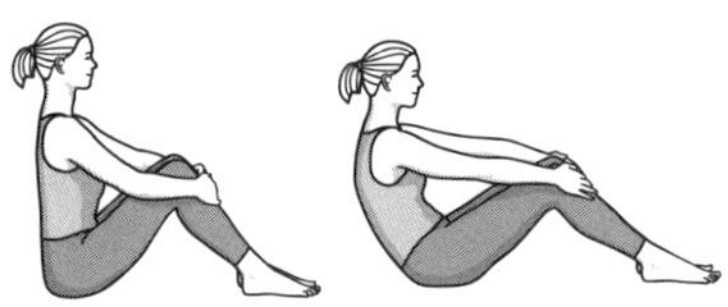

2 Curl Down

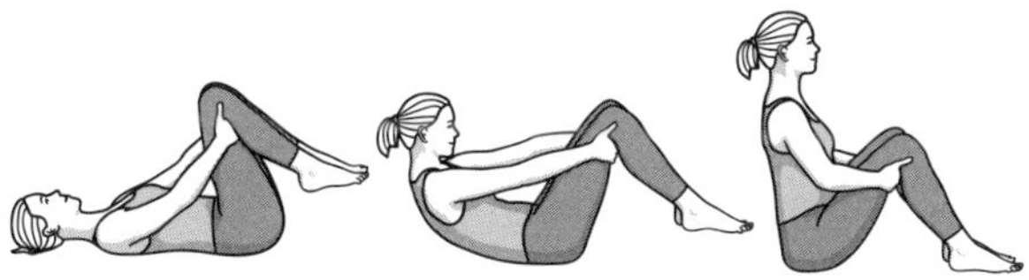

3 Assisted Roll Up

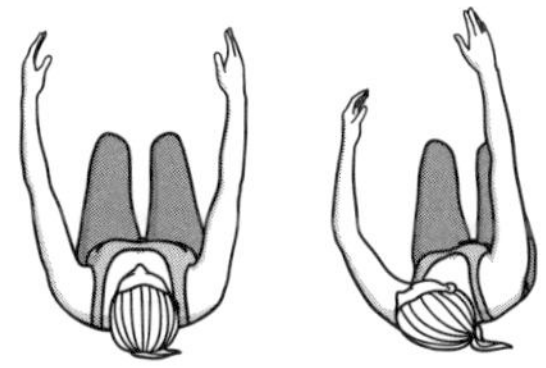

4 Puppet Arms

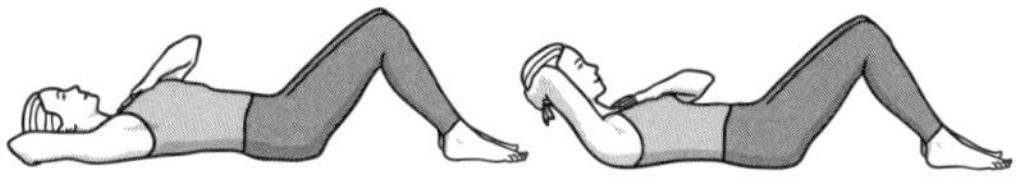

5 Sternum Drop

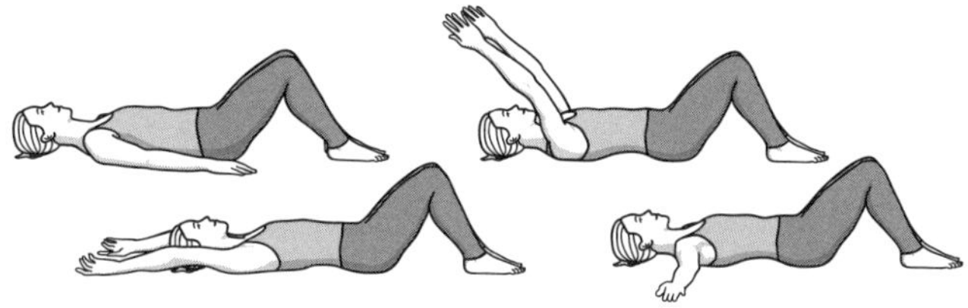

6 Arm Circles

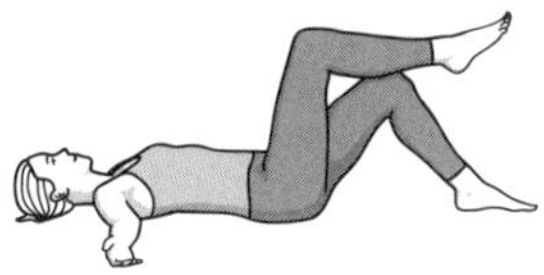

7 Thigh Circles, Variante 1

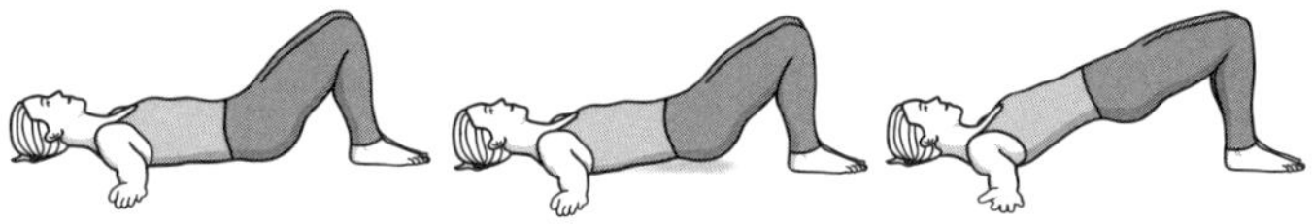

8 Bridging

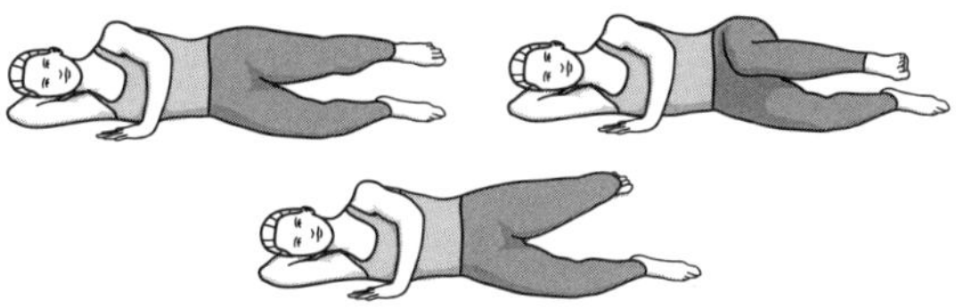

9 Abduction I

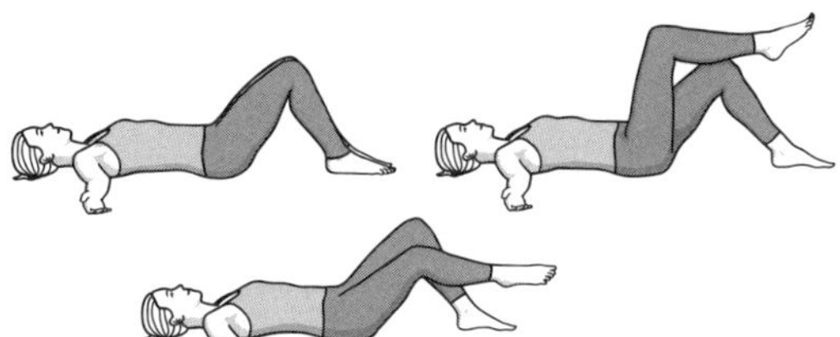

10 Thigh Circles

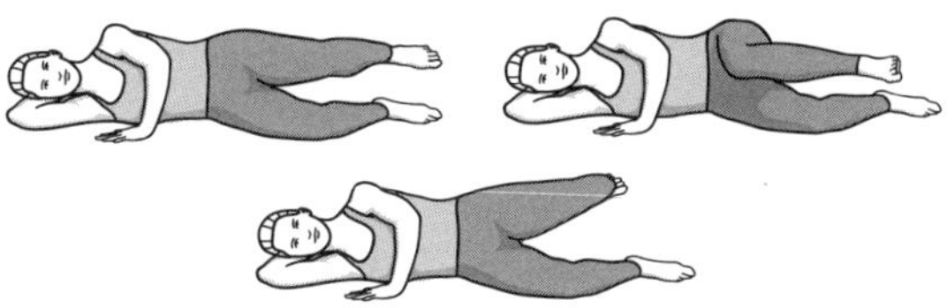

11 Abduction I

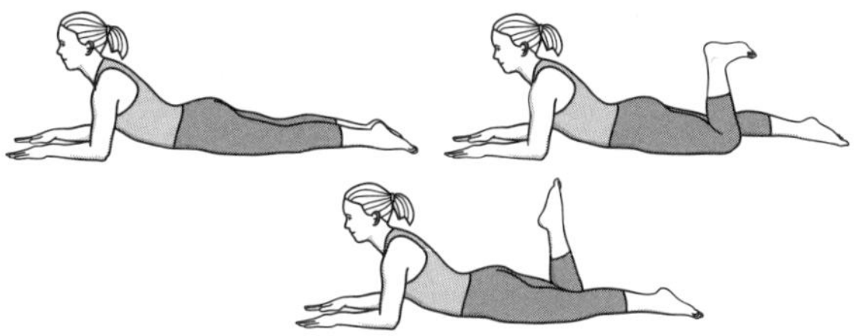

12 Single Leg Kick

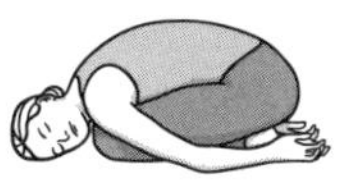

13 Rest Position

5 Entspannung für zwischendurch

Trainingsdauer: 15 Minuten

1 2 3

	Übungen	Grundposition	Vorrangige Prinzipien	Wiederholungen	Seite
1	Roll Down	Stand	Atmung, Gelenkartikulation	3	120
2	Sternum Drop	Rückenlage	Atmung, Gelenkartikulation	8	125
3	Bridging	Rückenlage	Atmung, Gelenkartikulation	6	128
4	Thigh Circles	Rückenlage	Alignment, Gelenkartikulation	4 pro Richtung und Seite	126
5	Low Abs I	Rückenlage	Zentrierung, Gelenkartikulation	4 pro Seite	126
6	Puppet Arms	Rückenlage	Entspannung, Gelenkartikulation	6 pro Seite	125
7	Assisted Roll Up	Sitz	Bewegungslänge, Gelenkartikulation	6	127
8	Breathing	Sitz	Atmung, Bewegungslänge	6	121
9	Floating Arms	Sitz	Schultergürtelorganisation, Bewegungslänge	4 pro Richtung	121
10	Mad Cat Stretch	Vierfüßlerstand	Alignment, Gelenkartikulation	6	137
11	Rest Position		Atmung, Entspannung		13

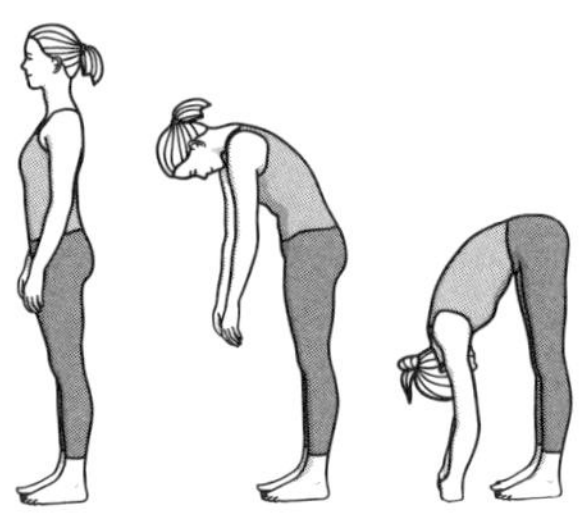

1 Roll Down

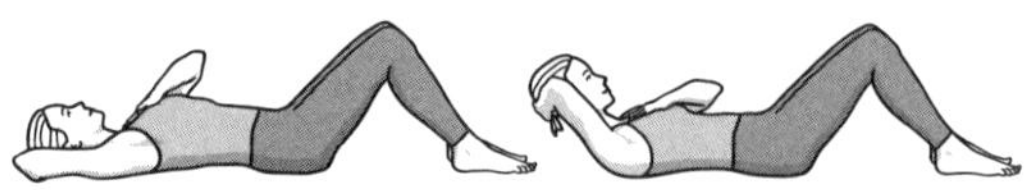

2 Sternum Drop

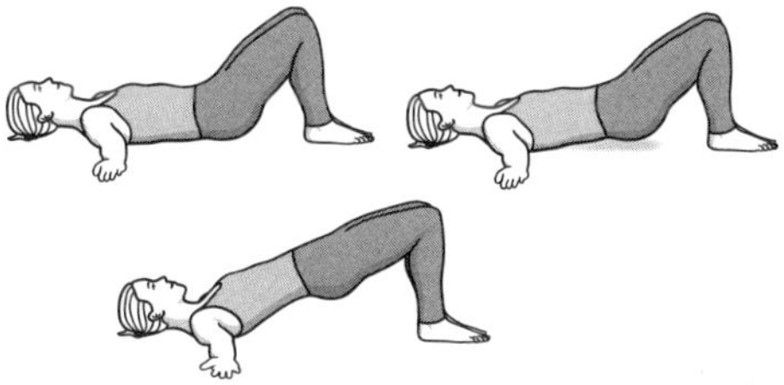

3 Bridging

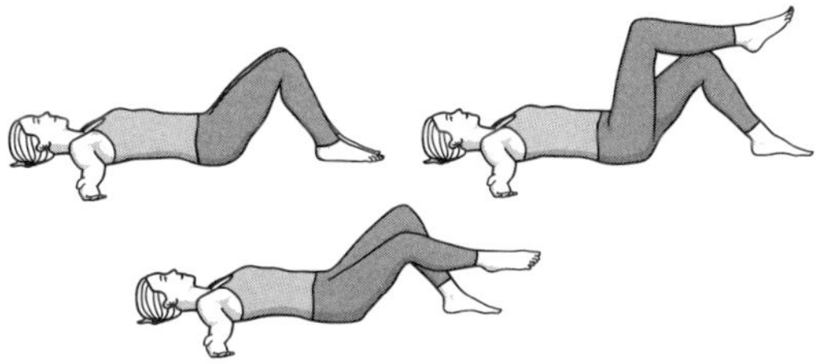

4 Thigh Circles

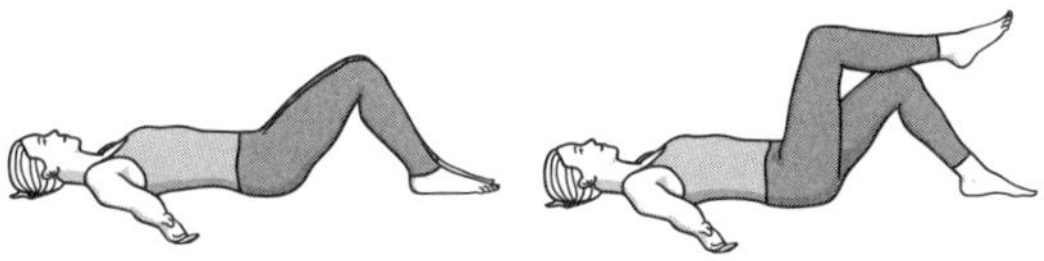

5 Low Abs I

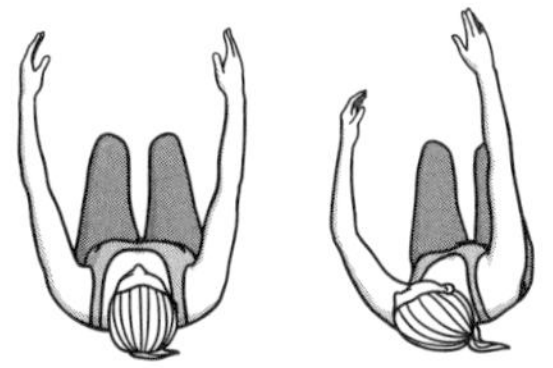

6 Puppet Arms

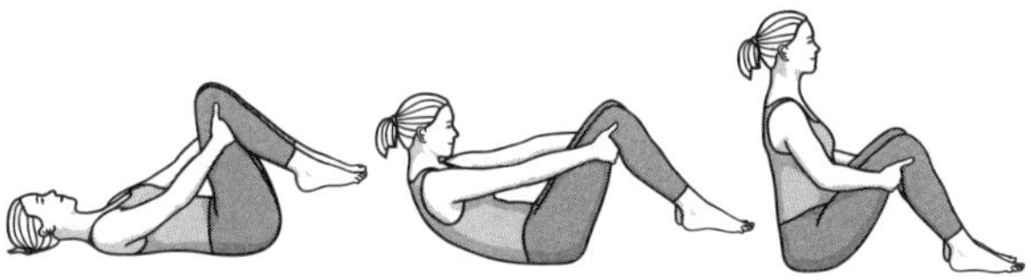

7 Assisted Roll Up

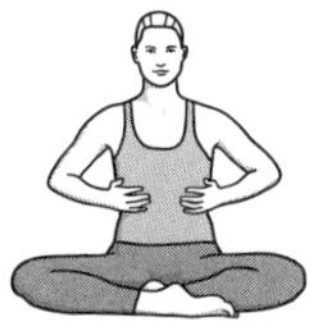

8 Breathing

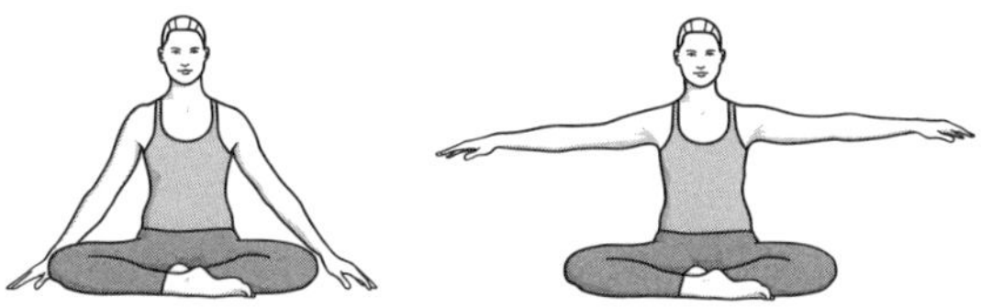

9 Floating Arms

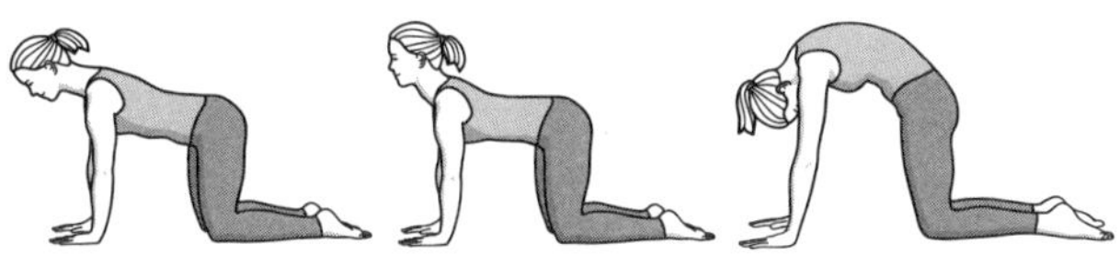

10 Mad Cat Stretch

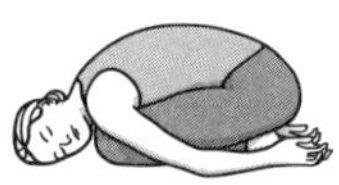

11 Rest Position

6 Mühelos in die Bewegung finden

Trainingsdauer: 20 Minuten

	Übungen	Grundposition	Vorrangige Prinzipien	Wdh.	Sätze	Seite
1	Bridging	Rückenlage	Zentrierung, Gelenkartikulation	6		128
2	Sternum Drop, Variante	Sitz	Zentrierung, Gelenkartikulation	6		125
3	Hundreds, Variante 1	Rückenlage	Atmung, Zentrierung	5	5	128
4	Low Abs I	Rückenlage	Alignment, Zentrierung	4 pro Seite		126
5	Low Abs II	Rückenlage	Alignment, Zentrierung	6		126
6	Arm Circles	Rückenlage	Atmung, Schultergürtelorganisation	4 pro Richtung		125
7	Roll Up, Variante 1	Rückenlage	Zentrierung, Gelenkartikulation	4		127
8	Rolling Like A Ball	Rückenlage	Zentrierung, Gelenkartikulation	4		122
9	Mad Cat Stretch	Vierfüßlerstand	Alignment, Gelenkartikulation	6		137
10	Front Support	Vierfüßlerstand	Zentrierung, Bewegungslänge	3 pro Seite		138
11	Single Leg Kick	Bauchlage	Zentrierung, Schultergürtelorganisation	6 pro Seite		141
12	Diving	Bauchlage	Schultergürtelorganisation, Bewegungslänge	4	2	140
13	Cobra	Bauchlage	Schultergürtelorganisation, Gelenkartikulation	4		140
14	Up Stretch	Vierfüßlerstand	Schultergürtelorganisation, Bewegungslänge	4		138
15	Roll Down, im Stand beenden	Stand	Bewegungslänge, Gelenkartikulation	2		120

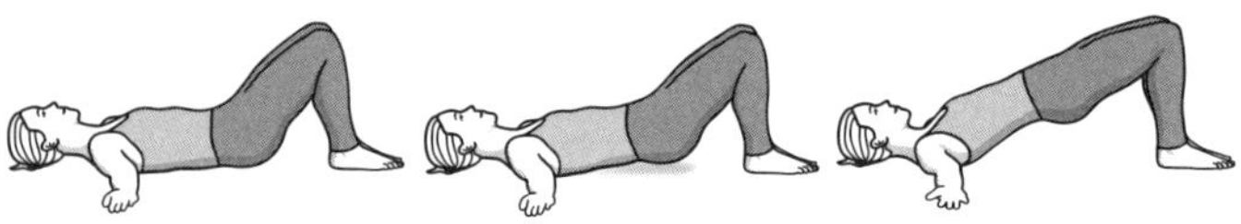

1 Bridging

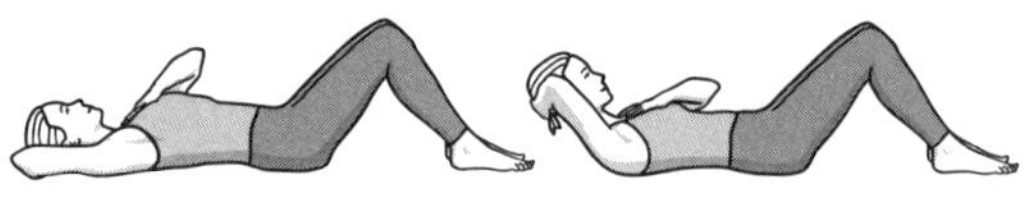

2 Sternum Drop, Variante

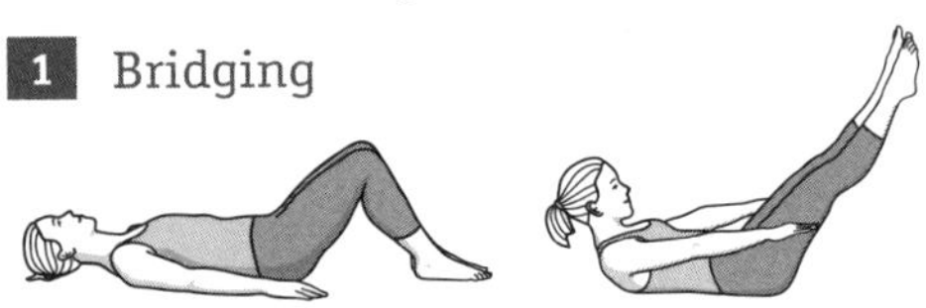

3 Hundreds, Variante 1

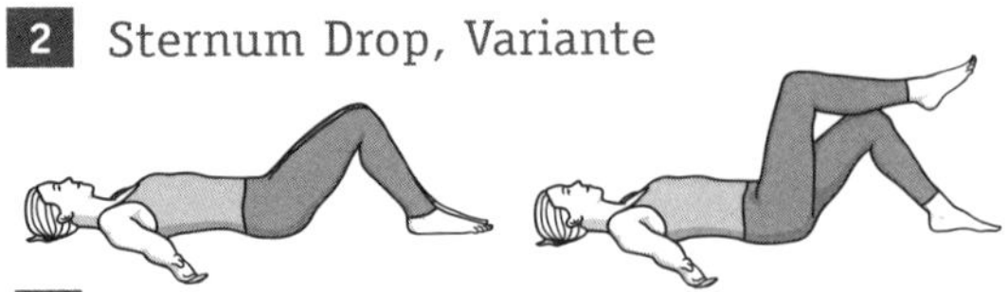

4 Low Abs I

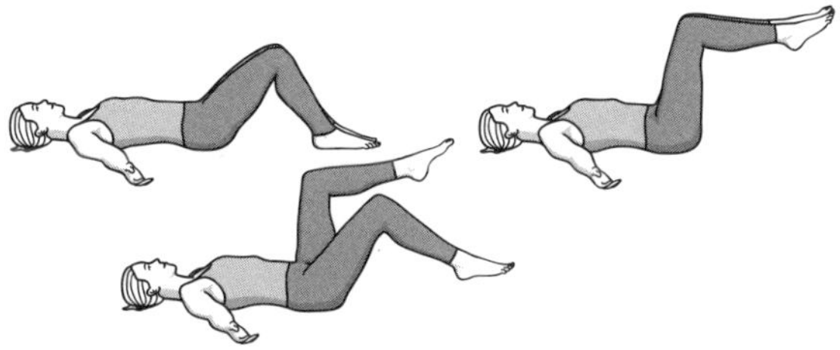

5 Low Abs II

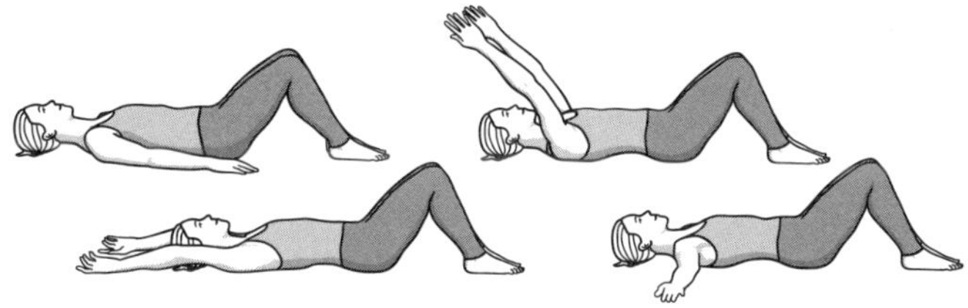

6 Arm Circles

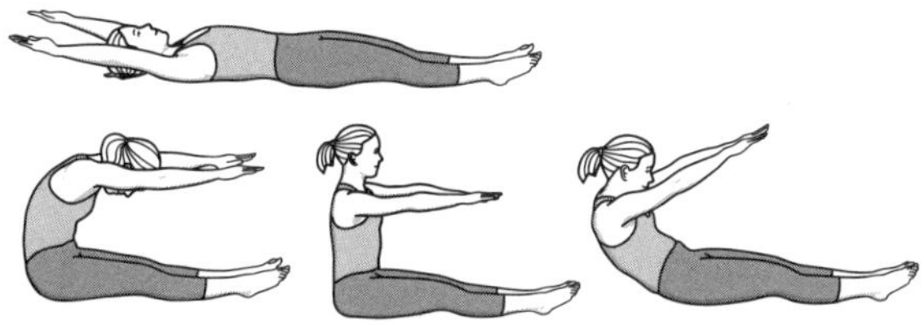

7 Roll Up, Variante 1

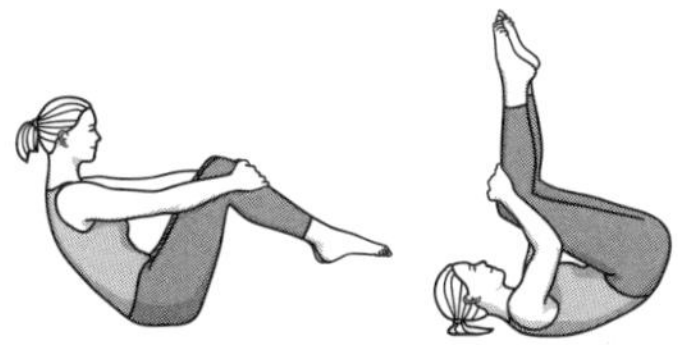

8 Rolling Like A Ball

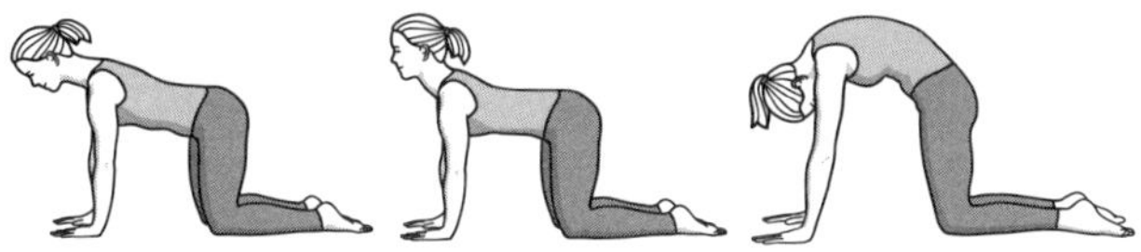

9 Mad Cat Stretch

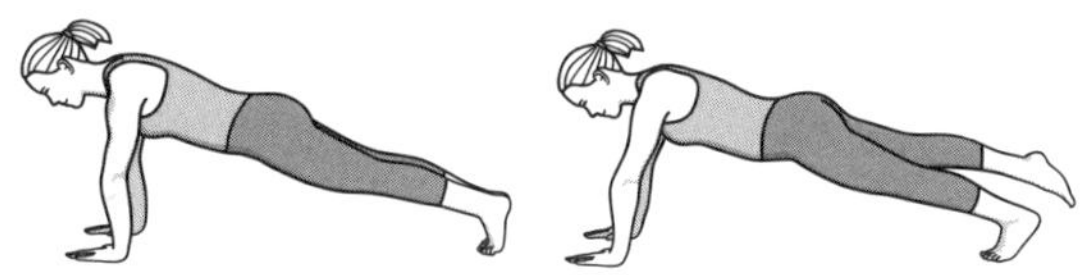

10 Front Support

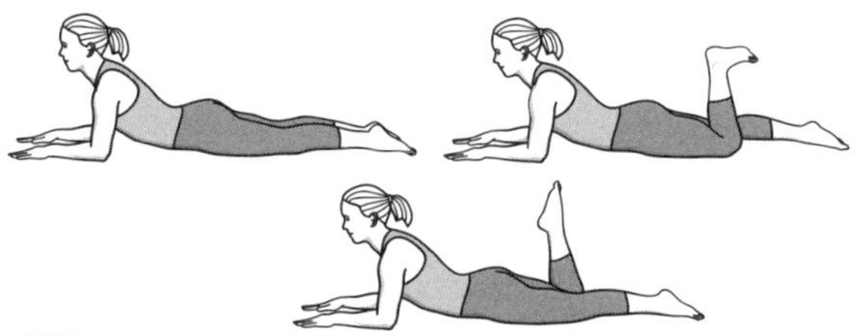

11 Single Leg Kick

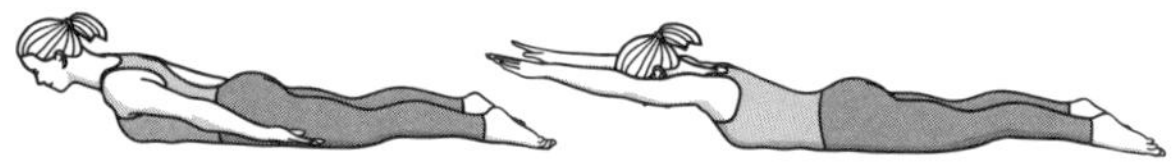

12 Diving

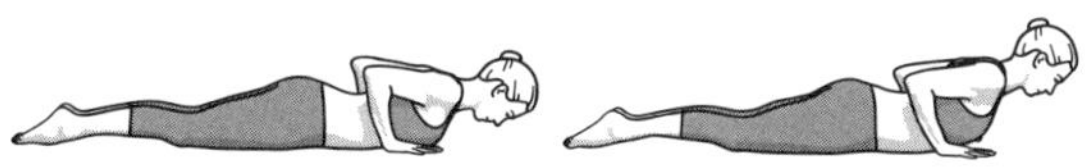

13 Cobra

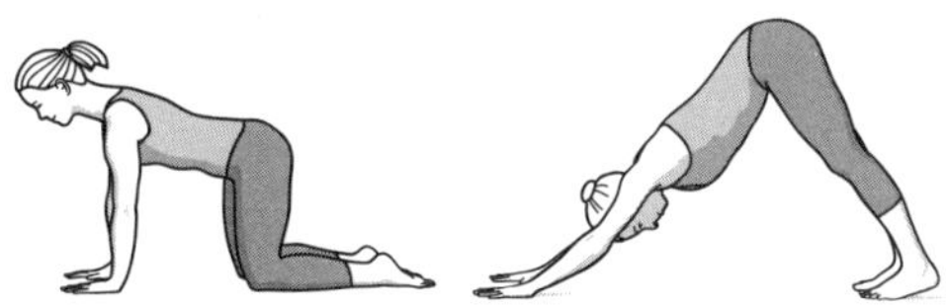

14 Up Stretch

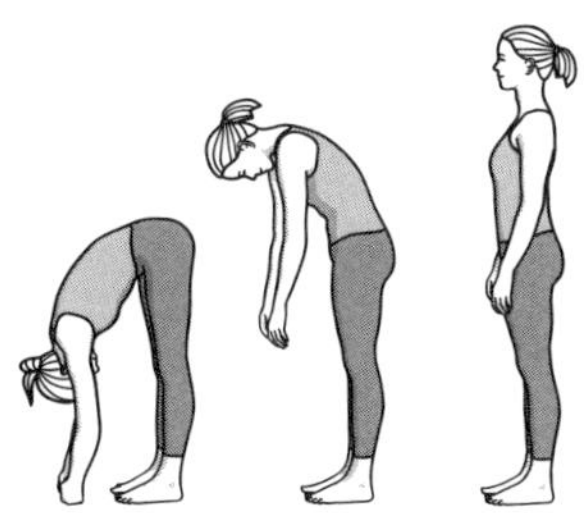

15 Roll Down

7 Energie tanken in der Mittagspause

Trainingsdauer: 20 Minuten

1 2 3

	Übungen	Grundposition	Vorrangige Prinzipien	Wiederholungen	Seite
1	Roll Down	Stand	Bewegungslänge, Gelenkartikulation	4	120
2	Rest Position		Atmung, Entspannung		13
3	Abduction I	Seitenlage rechts	Alignment, Gelenkartikulation	8	135
4	Abduction II	Seitenlage rechts	Alignment, Bewegungslänge	8	135
5	Side Kick Series I Turnout	Seitenlage rechts	Zentrierung, Gelenkartikulation	8	136
6	Mermaid	Sitz, Füße nach links	Bewegungslänge, Gelenkartikulation	3	124
7	Spine Stretch, Variante 1	Sitz	Alignment, Gelenkartikulation	4	123
8	Spine Twist, Variante 1	Sitz	Bewegungslänge, Gelenkartikulation	4 pro Seite	123
9	Cobra	Bauchlage	Schultergürtelorganisation	6	140
10	Single Leg Kick	Bauchlage	Schultergürtelorganisation, Bewegungslänge	8 pro Seite	141
11	Übungen 3 bis 6 auf der anderen Seite wiederholen, dann mit Übung 12 fortfahren.				
12	Stretching Dog	Vierfüßlerstand	Alignment, Bewegungslänge	6	137
13	Spine Wave	Vierfüßlerstand	Bewegungslänge, Gelenkartikulation	4	137
14	Breathing	Sitz	Atmung, Alignment	6	121

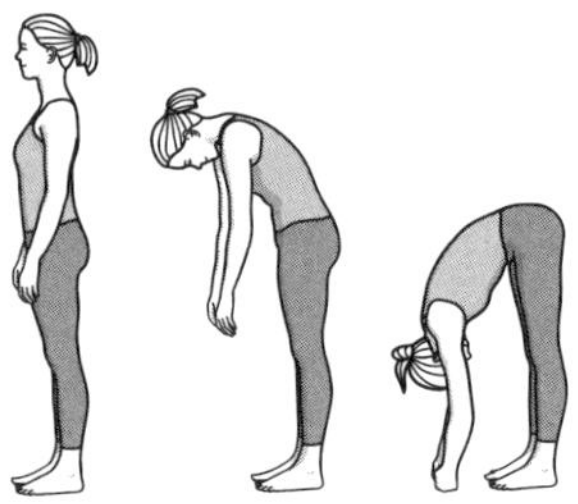

1 Roll Down

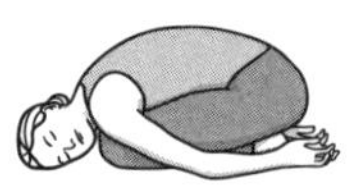

2 Rest Position

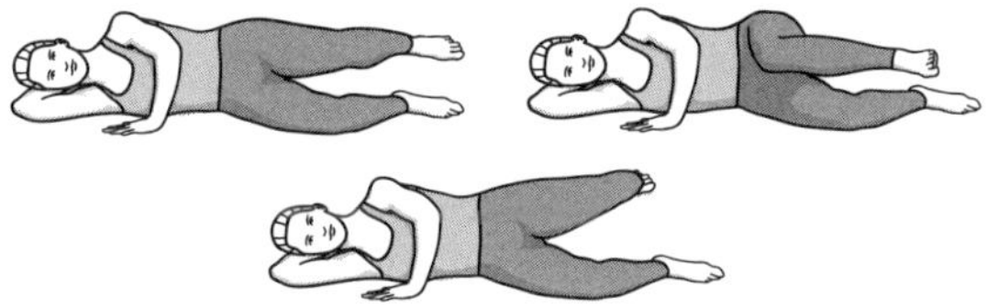

3 Abduction I

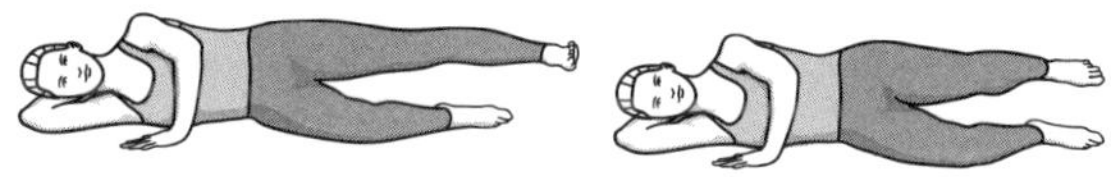

4 Abduction II

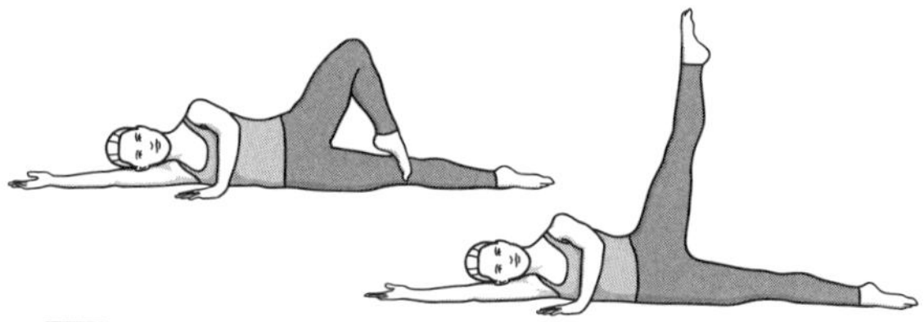

5 Side Kick Series I Turnout

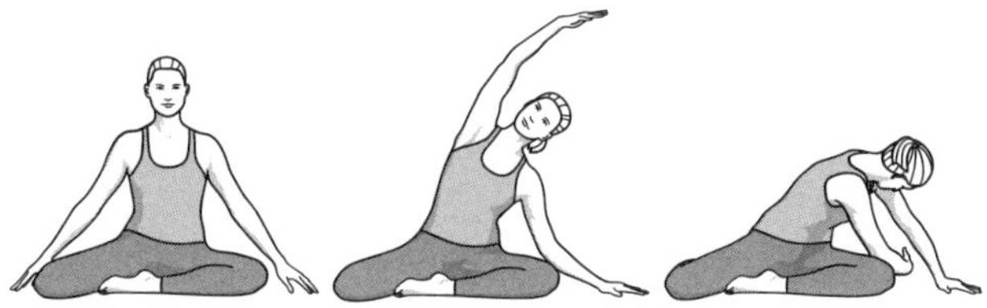

6 Mermaid

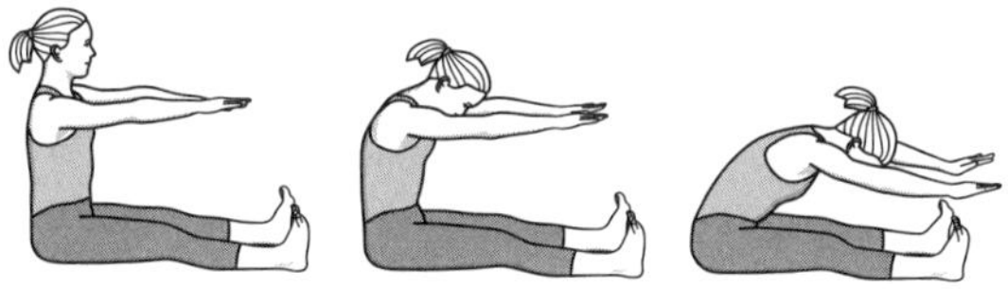

7 Spine Stretch, Variante 1

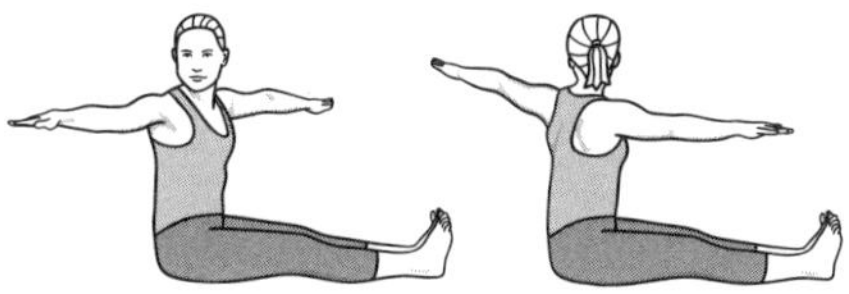

8 Spine Twist, Variante 1

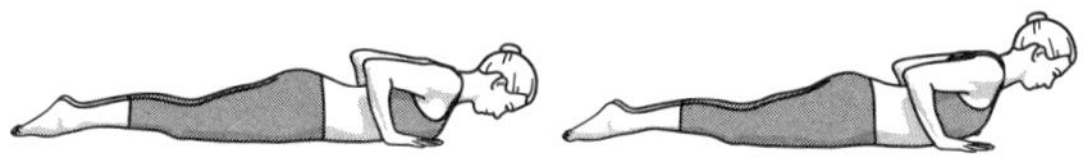

9 Cobra

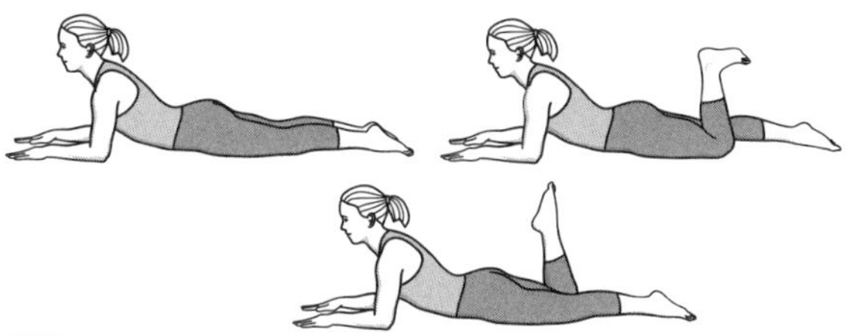

10 Single Leg Kick

11 Übungen 3 bis 6 auf der anderen Seite wiederholen, dann mit Übung 12 fortfahren.

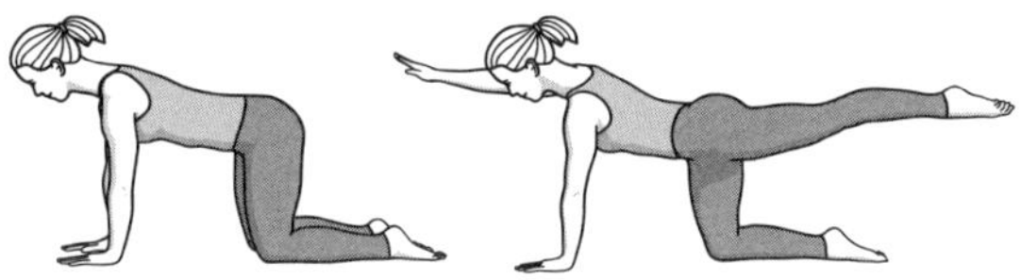

12 Stretching Dog

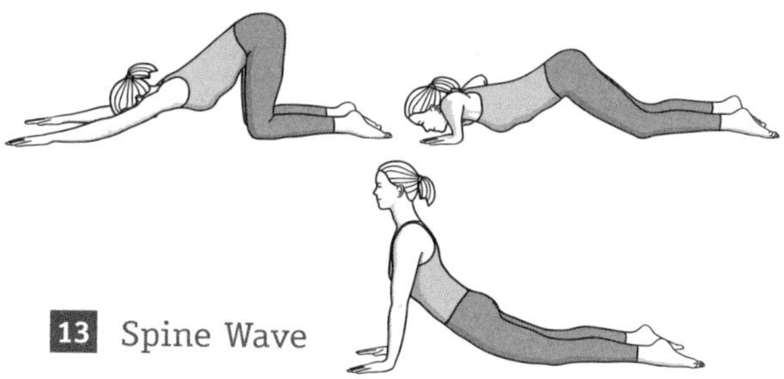

13 Spine Wave

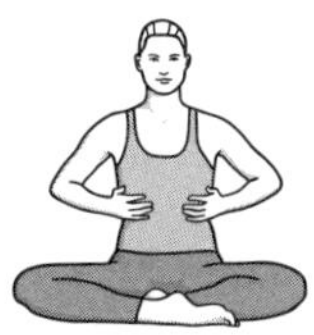

14 Breathing

8 Ausgleichsprogramm für sitzende Tätigkeiten

Trainingsdauer: 30 Minuten

1 2 3

	Übungen	Grundposition	Vorrangige Prinzipien	Wdh.	Sätze	Seite
1	Roll Down	Stand	Alignment, Gelenkartikulation	3		120
2	Mad Cat Stretch	Vierfüßlerstand	Alignment, Zentrierung	6		137
3	Stretching Dog	Vierfüßlerstand	Schultergürtelorganisation, Bewegungslänge	4 pro Seite		137
4	Floating Arms	Sitz	Alignment, Schultergürtelorganisation	8		121
5	Curl Down	Sitz	Zentrierung, Bewegungslänge	8		121
6	Roll Up, Variante 2	Rückenlage	Zentrierung, Gelenkartikulation	3 pro Seite		127
7	Arm Circles	Rückenlage	Schultergürtelorganisation, Gelenkartikulation	4 pro Richtung		125
8	Shoulder Bridge I	Rückenlage	Zentrierung, Bewegungslänge	4 pro Seite	2	128
9	Abduction II	Seitenlange rechts	Alignment, Bewegungslänge	8		135
10	Side Kick Series I Parallel	Seitenlage rechts	Zentrierung, Bewegungslänge	8		135
11	Swimmer, Variante	Bauchlage	Schultergürtelorganisation, Bewegungslänge	4 pro Seite		142
12	Cobra	Bauchlage	Schultergürtelorganisation, Gelenkartikulation	6		140
13	Single Leg Kick	Bauchlage	Schultergürtelorganisation, Gelenkartikulation	8 pro Seite		141
14	Übungen 9 und 10 auf der anderen Seite wiederholen, dann mit Übung 11 fortfahren.					
15	Up Stretch	Vierfüßlerstand	Schultergürtelorganisation, Bewegungslänge	4		138
16	Front Support	Vierfüßlerstand	Schultergürtelorganisation, Bewegungslänge	4 pro Seite		138
17	Roll Down, im Stand beenden	Stand	Zentrierung, Gelenkartikulation	3		120

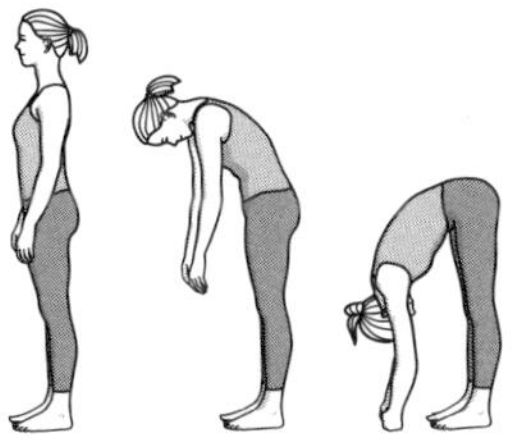

1 Roll Down

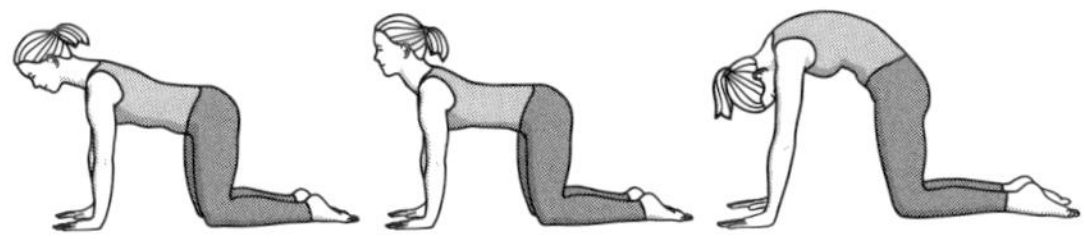

2 Mad Cat Stretch

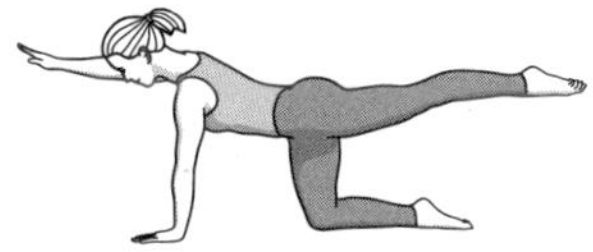

3 Stretching Dog

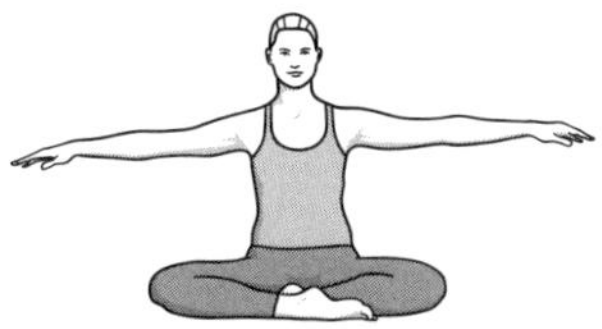

4 Floating Arms

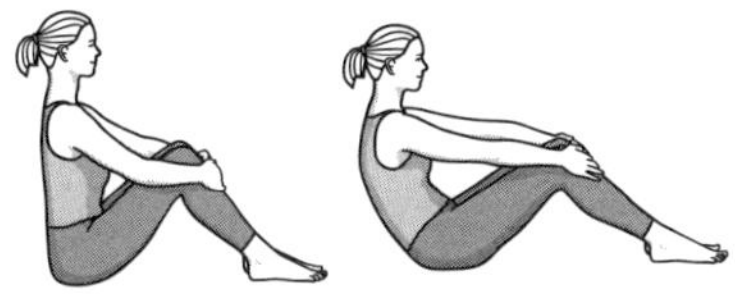

5 Curl Down

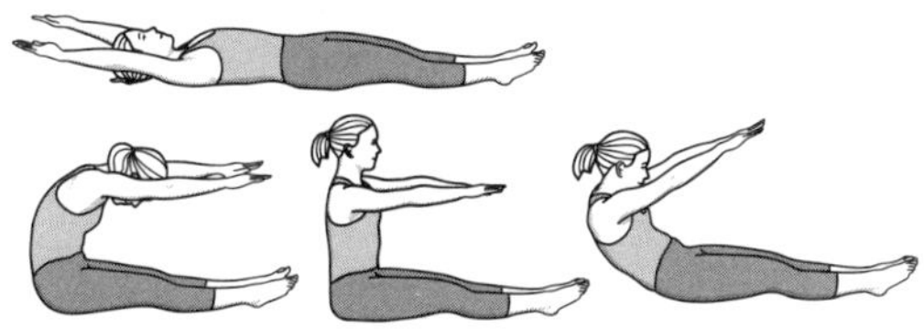

6 Roll Up, Variante 2

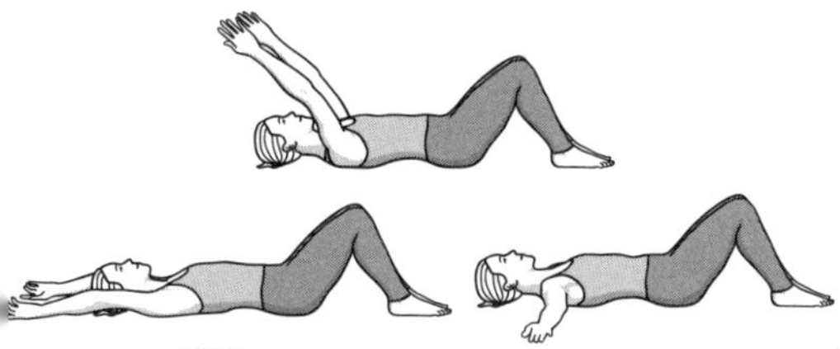

7 Arm Circles

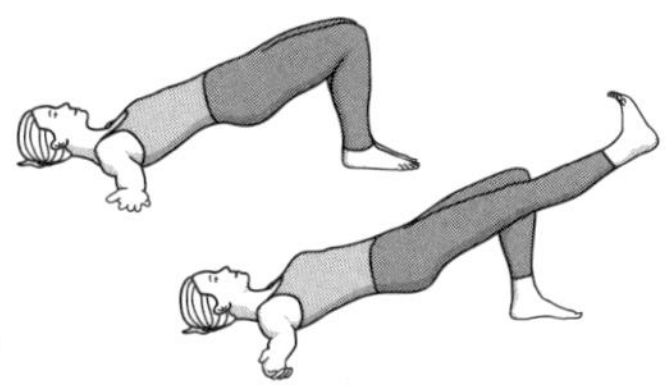

8 Shoulder Bridge I

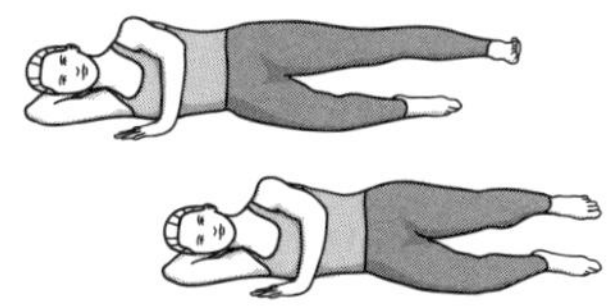

9 Abduction II

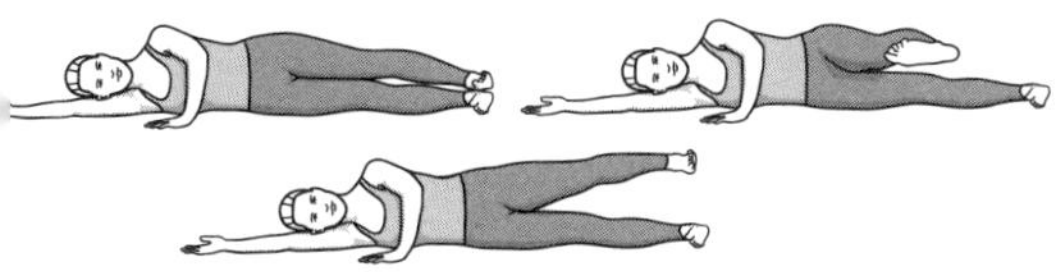

10 Side Kick Series I Parallel

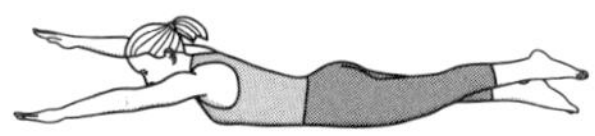

11 Swimmer, Variante

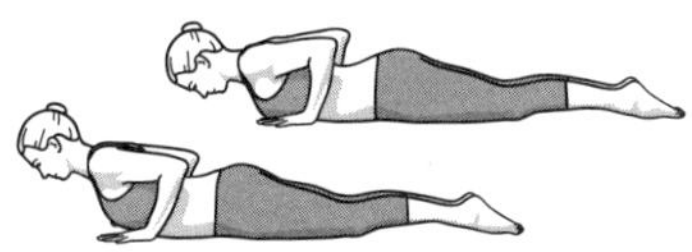

12 Cobra

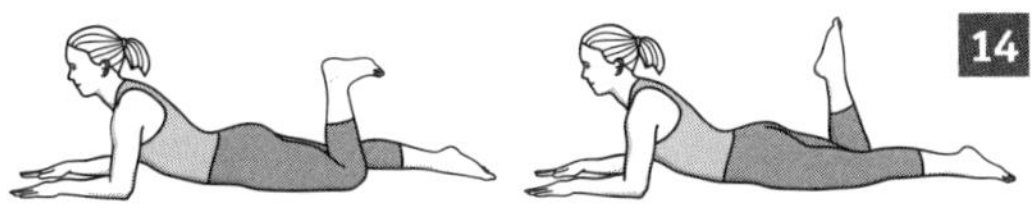

13 Single Leg Kick

14 Übungen 9 und 10 auf der anderen Seite wiederholen, dann mit Übung 11 fortfahren.

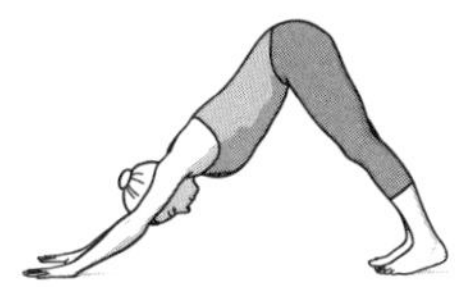

15 Up Stretch

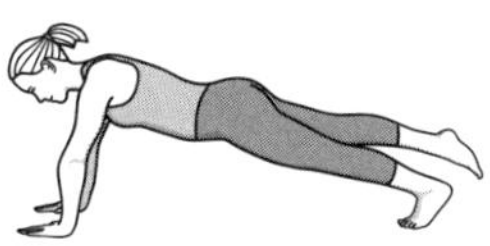

16 Front Support

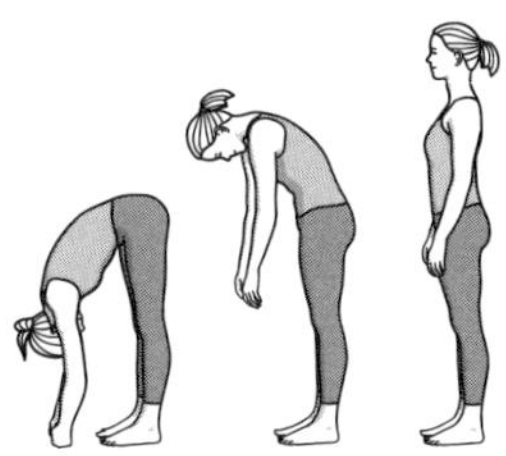

17 Roll Down

9 Energie für den Tag

Trainingsdauer: 20 Minuten

1 **2** 3

	Übungen	Grundposition	Vorrangige Prinzipien	Wdh.	Sätze	Seite
1	Sternum Drop	Rückenlage	Entspannung, Gelenkartikulation	6		125
2	Bridging	Rückenlage	Gelenkartikulation, Entspannung	4		128
3	Arm Circles	Rückenlage	Schultergürtelorganisation	3 in jede Richtung		125
4	Low Abs II	Rückenlage	Atmung, Zentrierung	6		126
5	Hundreds	Rückenlage	Atmung, Zentrierung	10	10	128
6	Abduction II	Seitenlage rechts	Alignment, Zentrierung	6		135
7	Side Kick Series I Turnout	Seitenlage rechts	Alignment, Gelenkartikulation	6		136
8	Cobra	Bauchlage	Gelenkartikulation, Schultergürtelorganisation	4		140
9	Single Leg Kick	Bauchlage	Atmung, Schultergürtel-organisation	4 pro Seite	2	141
10	Abduction II	Seitenlage links	Alignment, Zentrierung	6		135
11	Side Kick Series I Turnout	Seitenlage links	Alignment, Gelenkartikulation	6		136
12	Roll Up	Rückenlage	Zentrierung, Gelenkartikulation	3		127
13	Up Stretch	Vierfüßlerstand	Bewegungslänge	4		138
14	Roll Down, im Stand beenden	Stand	Gelenkartikulation, Zentrierung	2		120

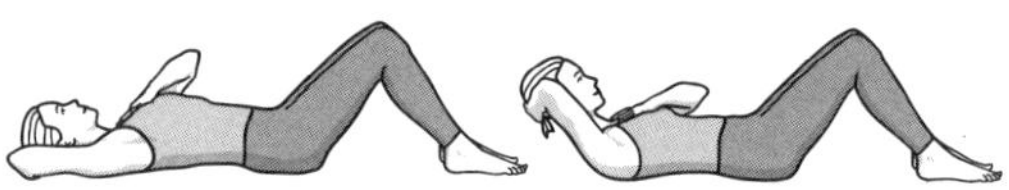

1 Sternum Drop

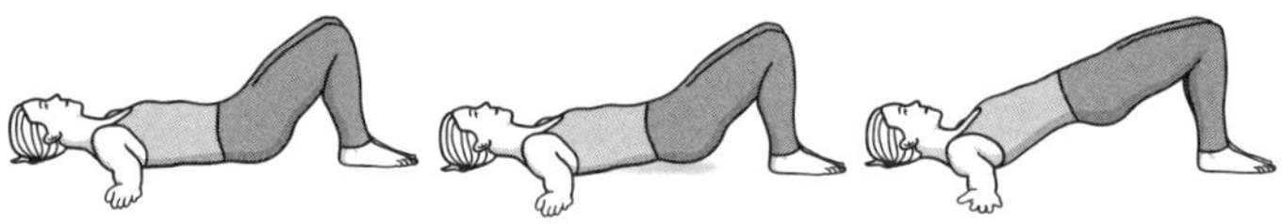

2 Bridging

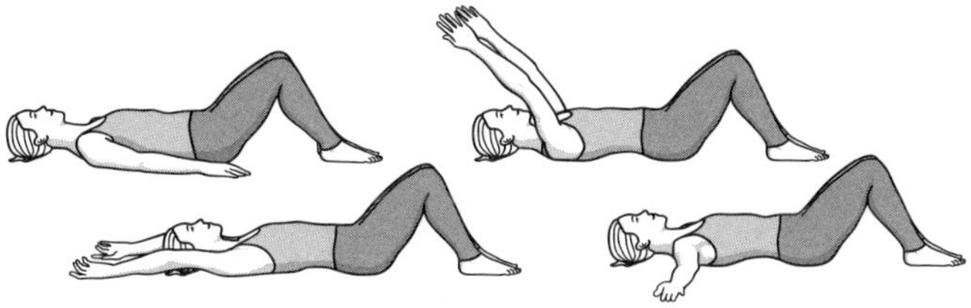

3 Arm Circles

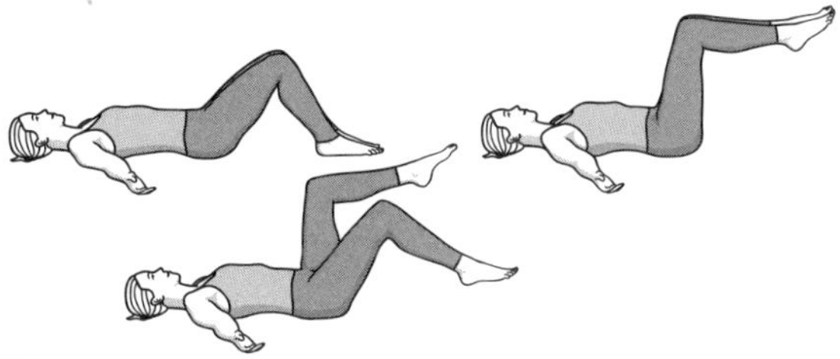

4 Low Abs II

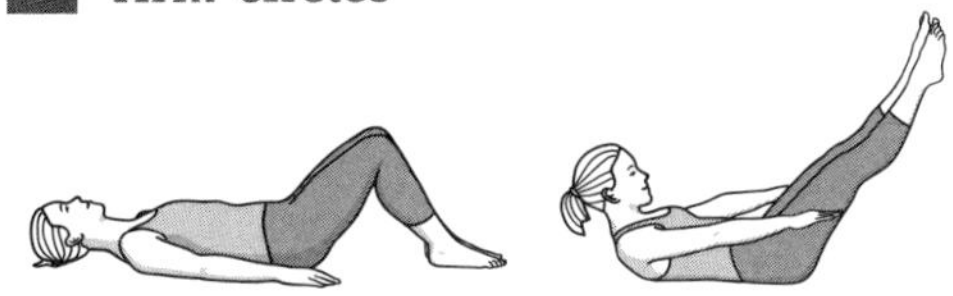

5 Hundreds

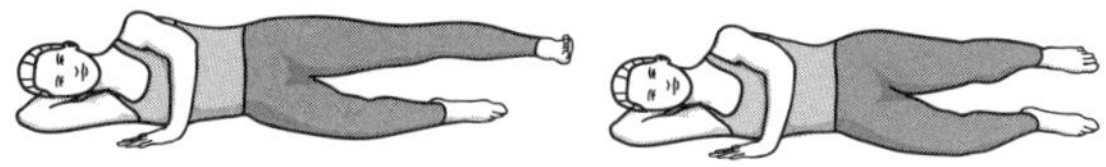

6 Abduction II

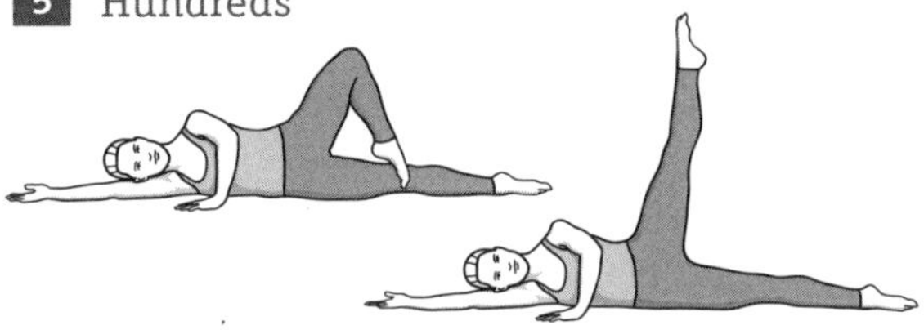

7 Side Kick Series I Turnout

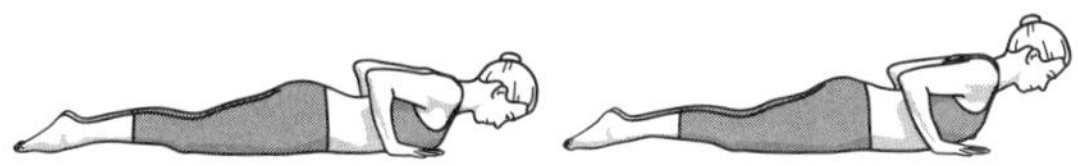

8 Cobra

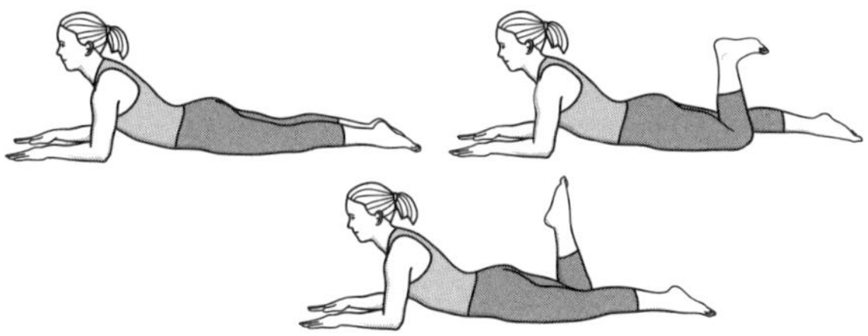

9 Single Leg Kick

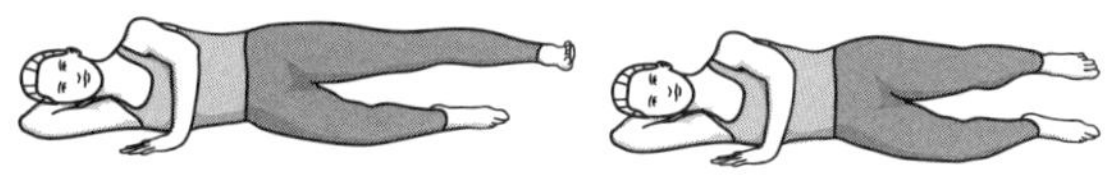

10 Abduction II

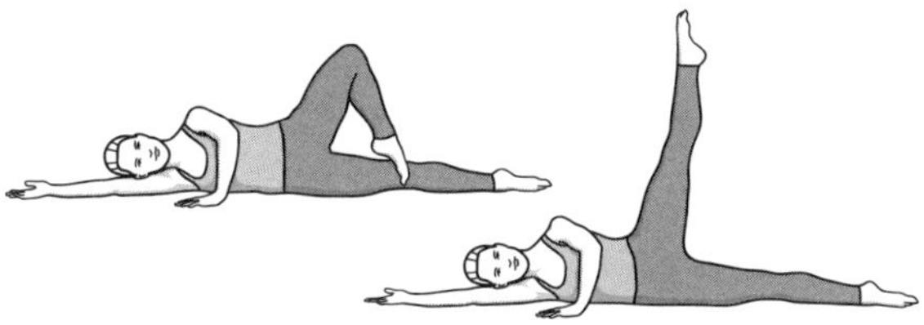

11 Side Kick Series I Turnout

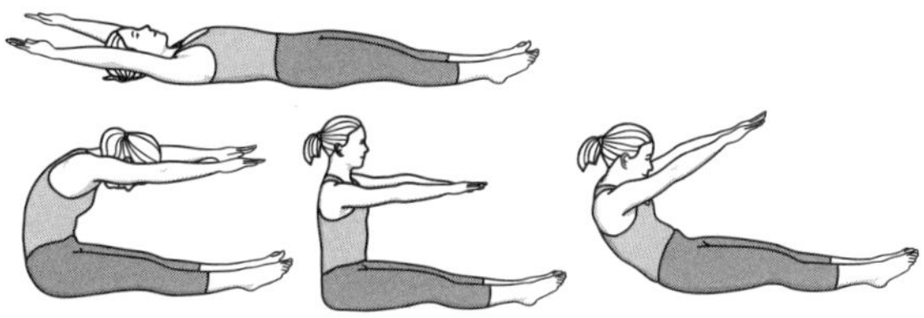

12 Roll Up

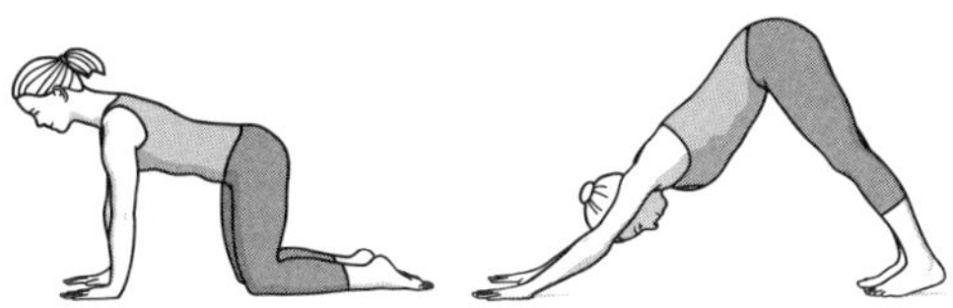

13 Up Stretch

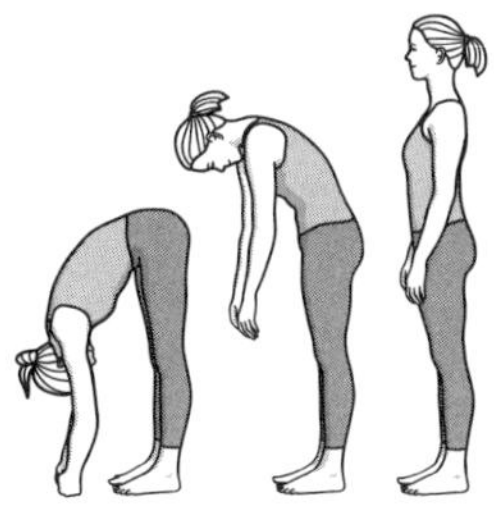

14 Roll Down

10 Energie für einen aktiven Abend

Trainingsdauer: 20 Minuten

1 2 3

	Übungen	Grundposition	Vorrangige Prinzipien	Wiederholungen	Seite
1	Roll Down	Stand	Bewegungslänge, Gelenkartikulation	3	120
2	Mad Cat Stretch	Vierfüßlerstand	Bewegungslänge, Gelenkartikulation	6	137
3	Stretching Dog	Vierfüßlerstand	Alignment, Bewegungslänge	4 pro Seite	137
4	Spine Wave	Vierfüßlerstand	Bewegungslänge, Gelenkartikulation	3	137
5	Diving	Bauchlage	Schultergürtelorganisation, Bewegungslänge	4	140
6	Side Kick Series I Parallel	Seitenlage rechts	Alignment, Bewegungslänge	8	135
7	Shoulder Bridge I	Rückenlage	Bewegungslänge, Gelenkartikulation	4 pro Seite	128
8	Double Leg Stretch	Rückenlage	Zentrierung, Schultergürtelorganisation	4	131
9	Side Kick Series I Parallel	Seitenlage links	Alignment, Bewegungslänge	8	135
10	Swimmer, Variante	Bauchlage	Zentrierung, Bewegungslänge	4 pro Seite	142
11	Cobra	Bauchlage	Schultergürtelorganisation, Bewegungslänge	4	140
12	Up Stretch	Vierfüßlerstand	Bewegungslänge, Gelenkartikulation	3	138
13	Roll Down, im Stand beenden	Stand	Zentrierung, Gelenkartikulation	1	120

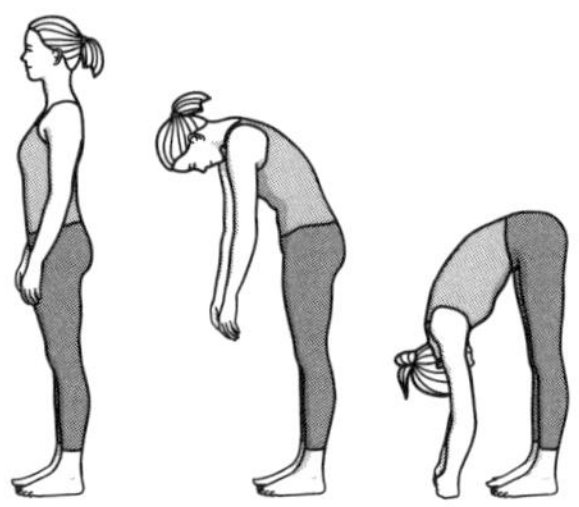

1 Roll Down

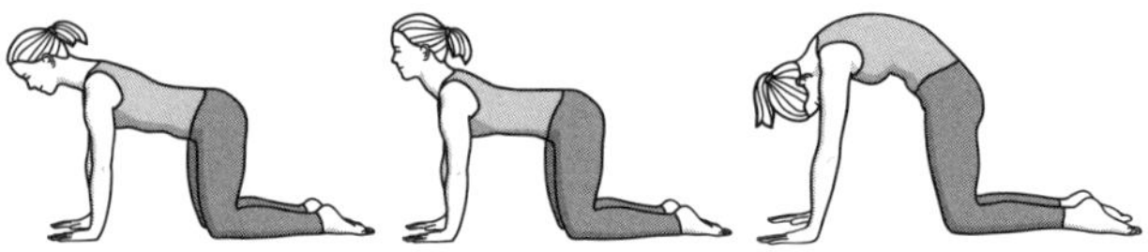

2 Mad Cat Stretch

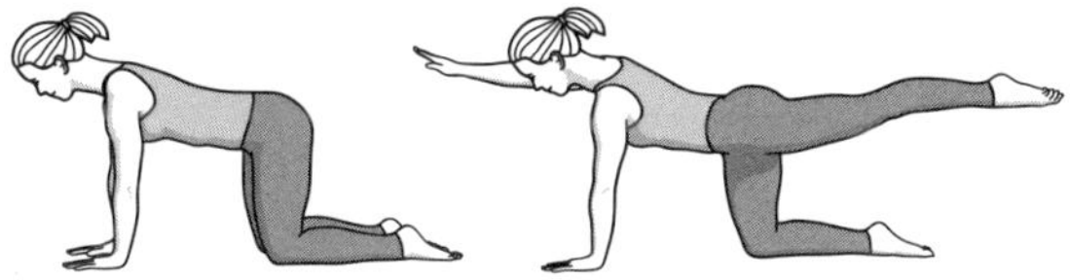

3 Stretching Dog

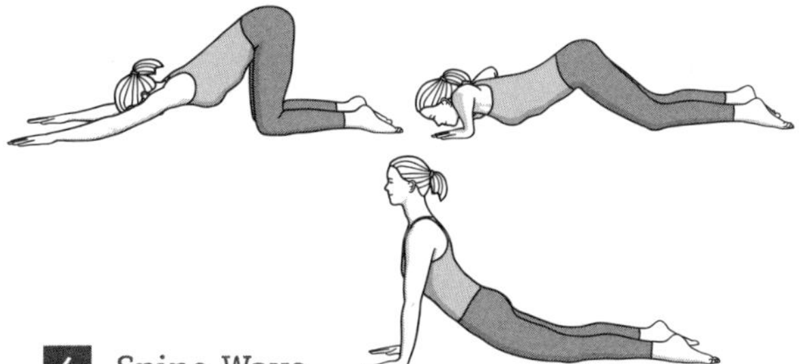

4 Spine Wave

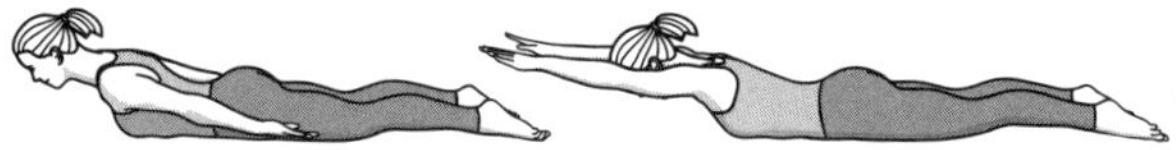

5 Diving

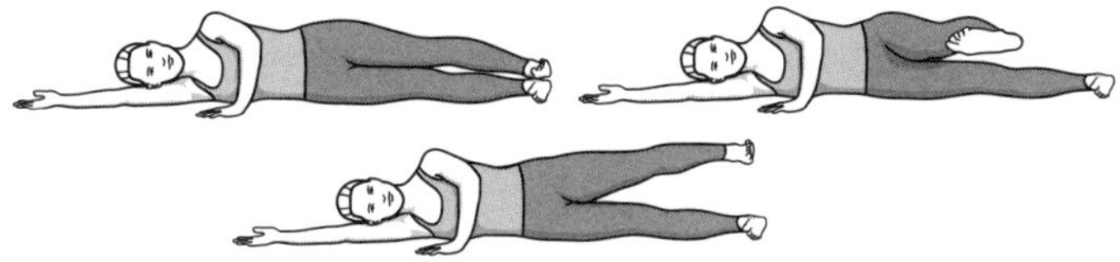

6 Side Kick Series I, Parallel

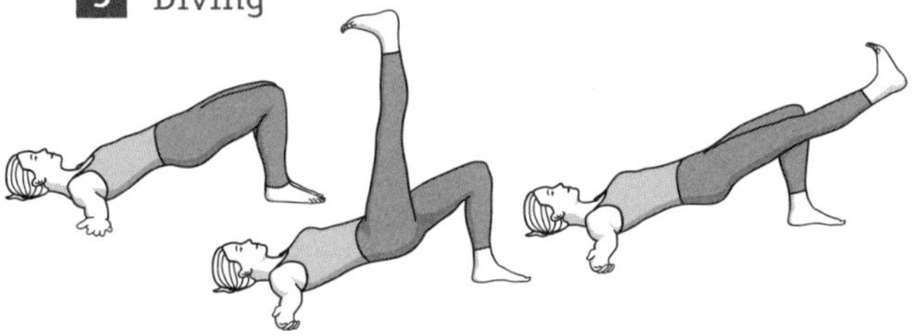

7 Shoulder Bridge I

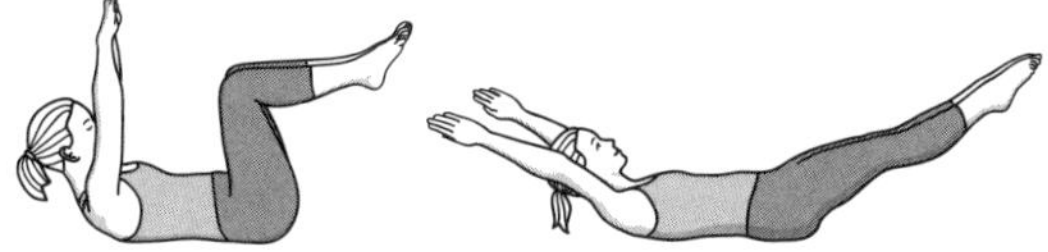

8 Double Leg Stretch

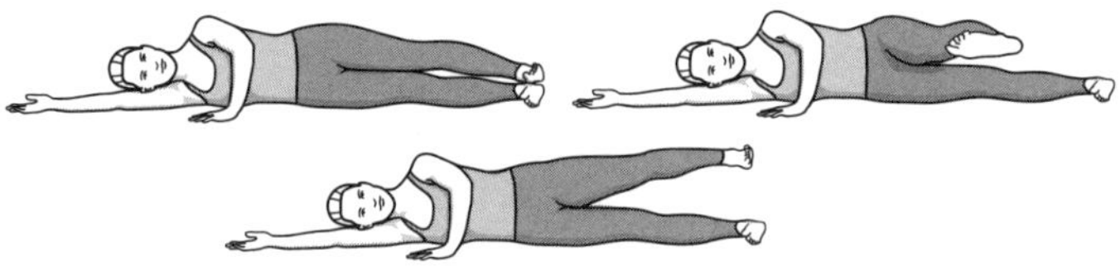

9 Side Kick Series I, Parallel

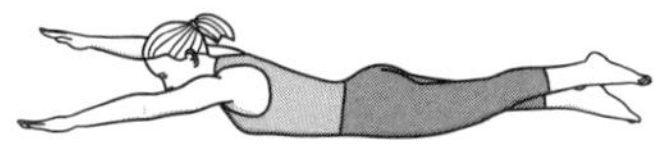

10 Swimmer, Variante

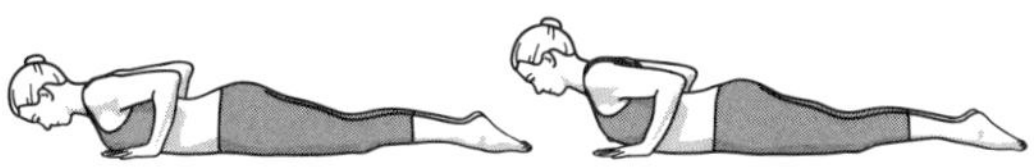

11 Cobra

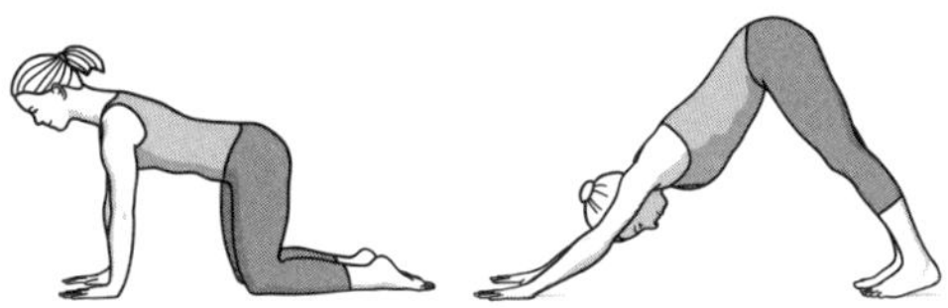

12 Up Stretch

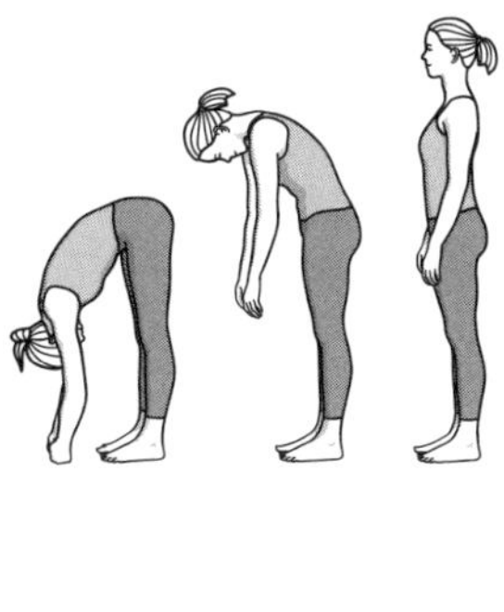

13 Roll Down

11 Stützkraft für den Schultergürtel aufbauen

Trainingsdauer: 15 Minuten

1 2 3

	Übungen	Grundposition	Vorrangige Prinzipien	Wdh.	Sätze	Seite
1	Breathing	Sitz	Atmung, Zentrierung	6		121
2	Floating Arms	Sitz	Atmung, Schultergürtelorganisation	8		121
3	Mad Cat Stretch	Vierfüßlerstand	Schultergürtelorganisation, Bewegungslänge	6		137
4	Push Up, Variante	Vierfüßlerstand	Zentrierung, Schultergürtelorganisation	3		138
5	Single Leg Kick	Bauchlage	Schultergürtelorganisation, Gelenkartikulation	8 pro Seite		141
6	Side Kick Series II	Seitenlage rechts	Schultergürtelorganisation, Bewegungslänge	8		136
7	Cobra	Bauchlage	Schultergürtelorganisation, Gelenkartikulation	4		140
8	Side Kick Series II	Seitenlage links	Schultergürtelorganisation, Bewegungslänge	8		136
9	Diving	Bauchlage	Schultergürtelorganisation, Bewegungslänge	6	2	140
10	Mad Cat Stretch	Vierfüßlerstand	Schultergürtelorganisation, Bewegungslänge	6		137
11	Rest Position		Atmung, Entspannung			13

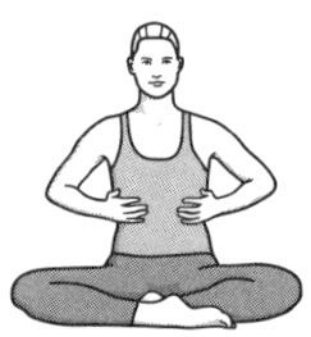

1 Breathing

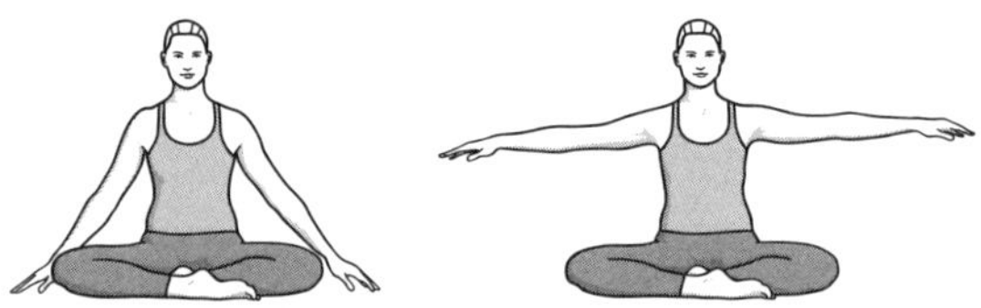

2 Floating Arms

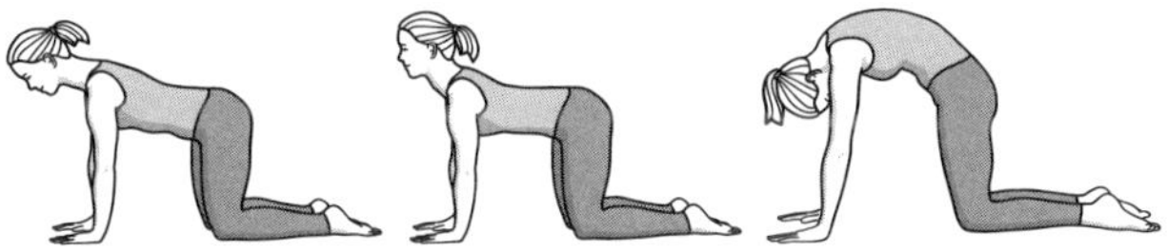

3 Mad Cat Stretch

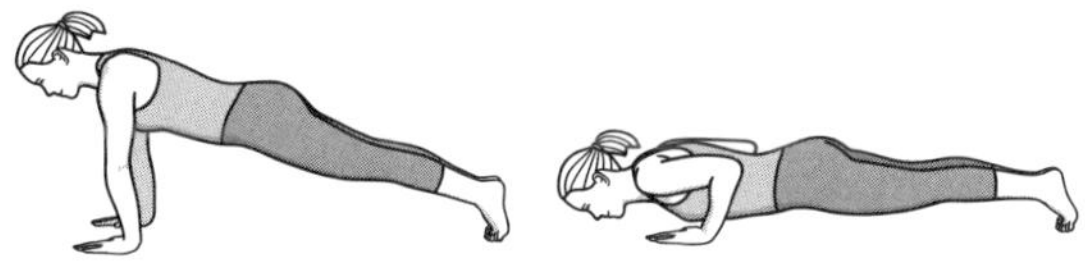

4 Push Up, Variante

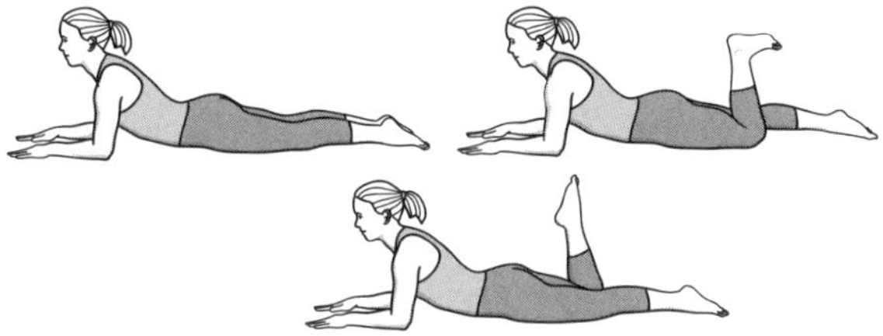

5 Single Leg Kick

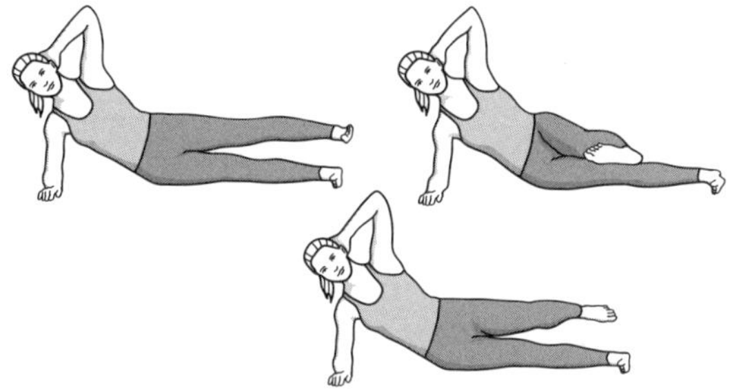

6 Side Kick Series II

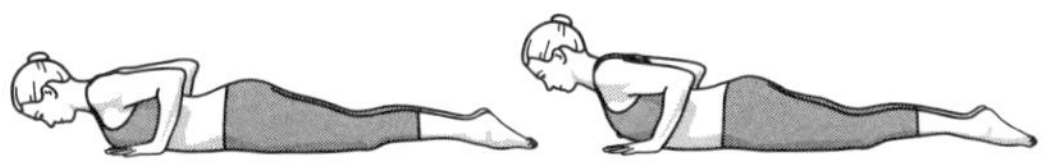

7 Cobra

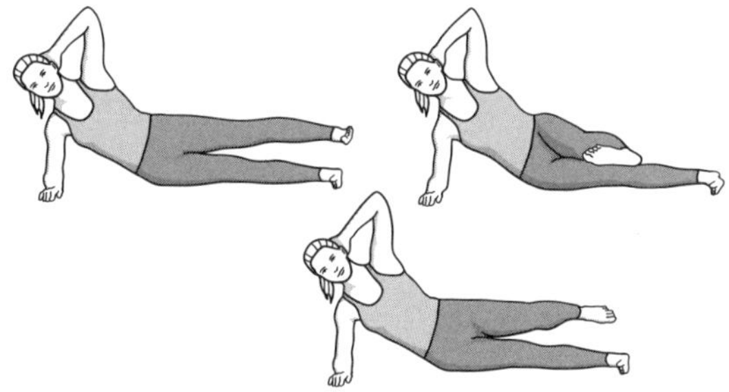

8 Side Kick Series II

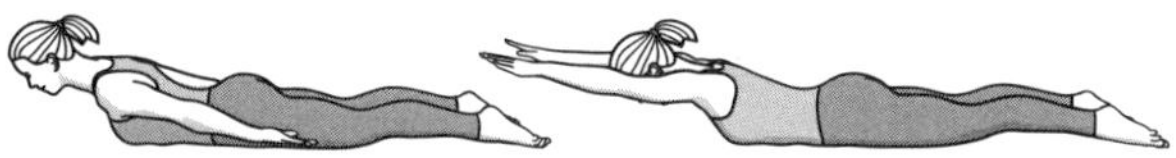

9 Diving

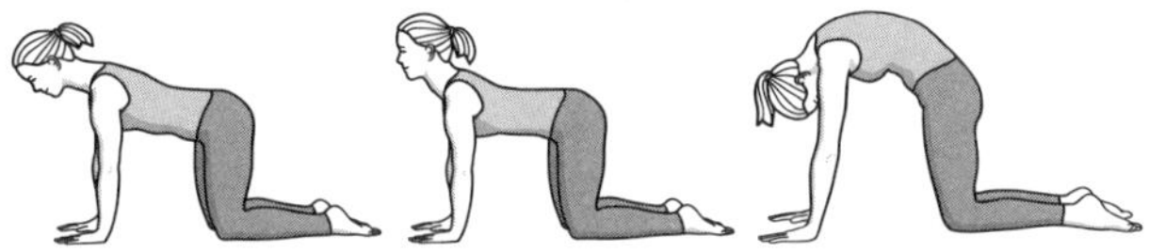

10 Mad Cat Stretch

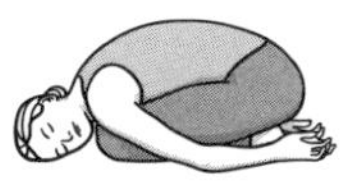

11 Rest Position

12 Stützkraft intensiv

Trainingsdauer: 20 Minuten

1 2 **3**

	Übungen	Grundposition	Vorrangige Prinzipien	Wiederholungen	Seite
1	Mad Cat Stretch	Vierfüßlerstand	Bewegungslänge, Gelenkartikulation	4	137
2	Up Stretch	Vierfüßlerstand	Schultergürtelorganisation, Bewegungslänge	4	138
3	Front Support	Vierfüßlerstand	Schultergürtelorganisation, Bewegungslänge	4 pro Seite	138
4	Star II	Vierfüßlerstand, rechts	Zentrierung, Bewegungslänge	2	140
5	Kneeling Side Kick	Vierfüßlerstand, rechts	Alignment, Bewegungslänge		139
6	Übungen 4 und 5 auf der anderen Seite wiederholen, dann mit Übung 7 fortfahren.				
7	Spine Wave	Vierfüßlerstand	Bewegungslänge, Gelenkartikulation	4	137
8	Single Leg Kick	Bauchlage	Schultergürtelorganisation, Gelenkartikulation	8 pro Seite	141
9	Side Kick Series II	Seitenlage rechts	Alignment, Zentrierung	4	136
10	Cobra	Bauchlage	Schultergürtelorganisation, Gelenkartikulation	4	140
11	Side Kick Series II	Seitenlage, links	Zentrierung, Alignment	4	136
12	Back Support	Sitz	Schultergürtelorganisation, Bewegungslänge	3 pro Seite	124
13	Spine Stretch	Sitz	Entspannung, Gelenkartikulation	3	123
14	Breathing	Sitz	Atmung, Entspannung	6	121

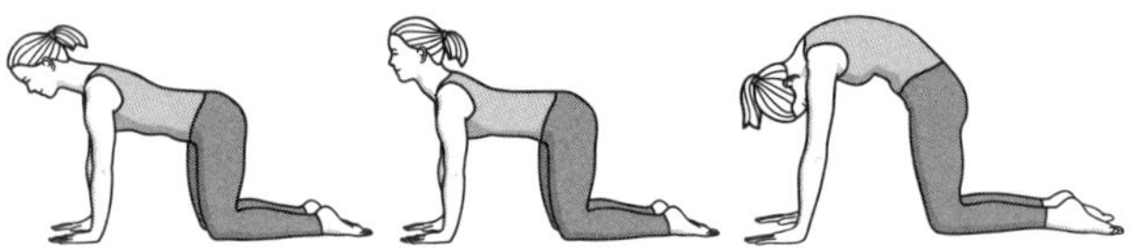

1 Mad Cat Stretch

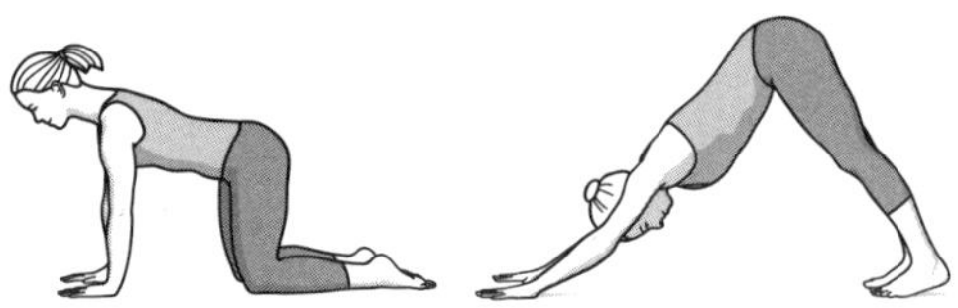

2 Up Stretch

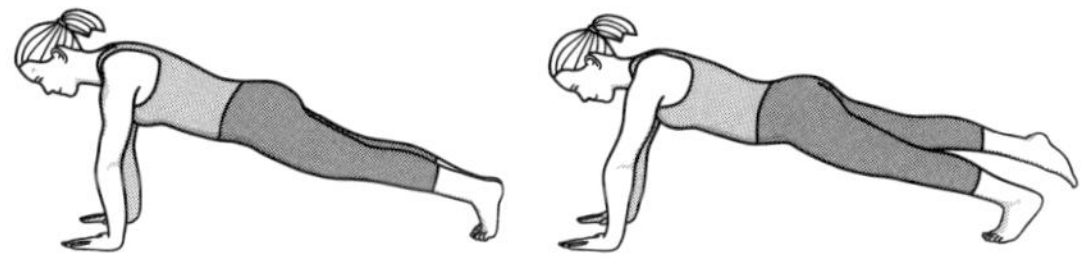

3 Front Support

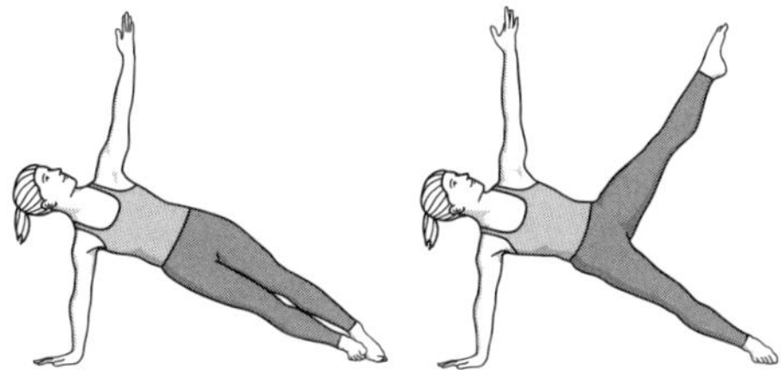

4 Star II

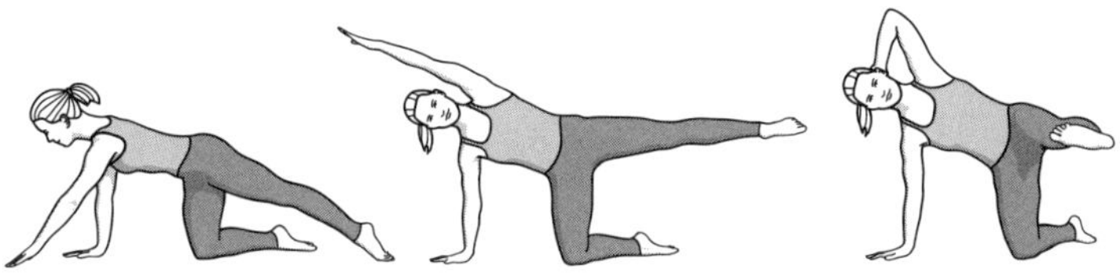

5 Kneeling Side Kick

6 Übungen 4 und 5 auf der anderen Seite wiederholen, dann mit Übung 7 fortfahren.

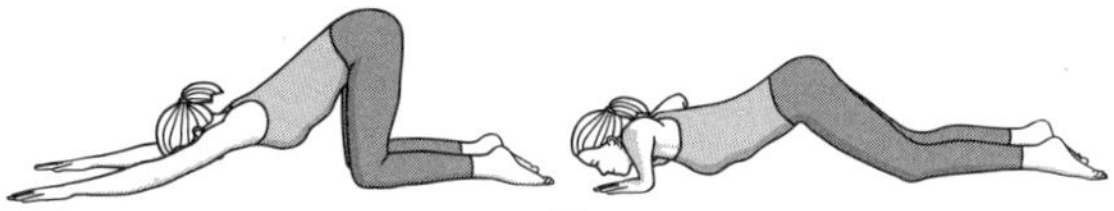

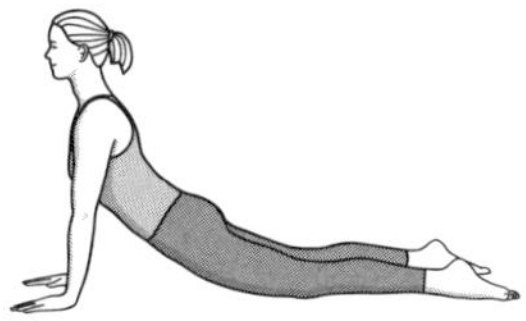

7 Spine Wave

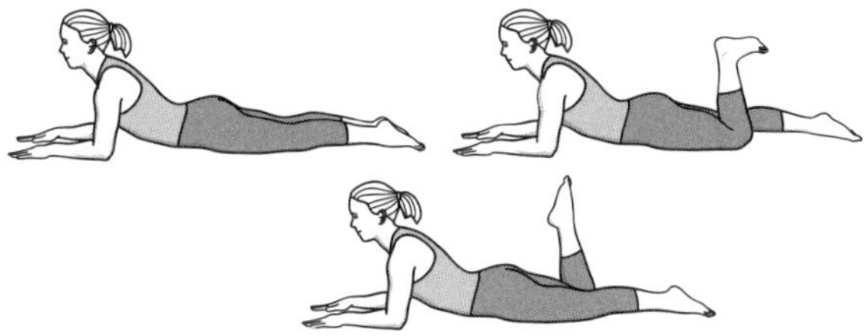

8 Single Leg Kick

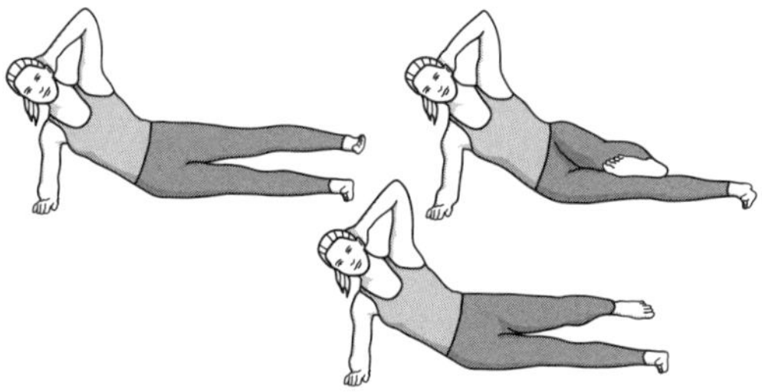

9 Side Kick Series II

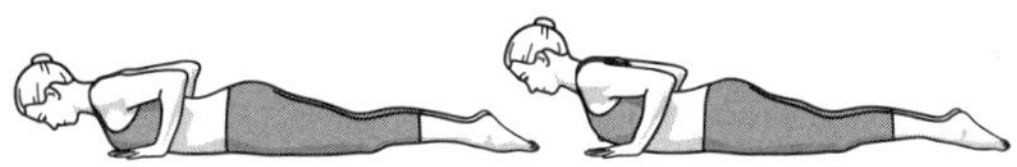

10 Cobra

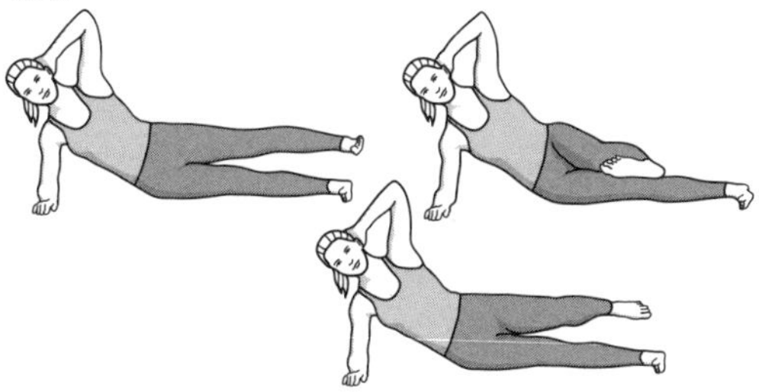

11 Side Kick Series II

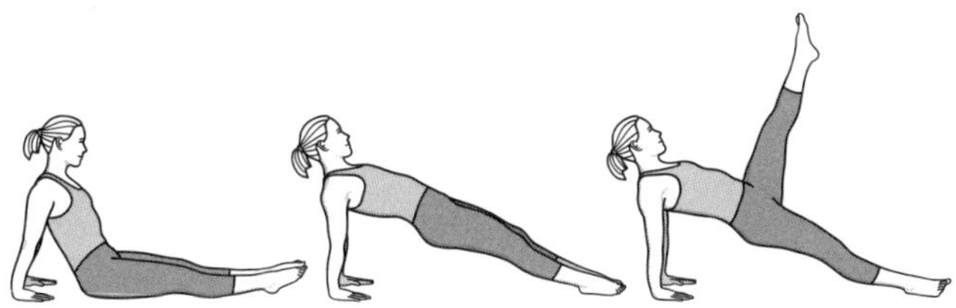

12 Back Support

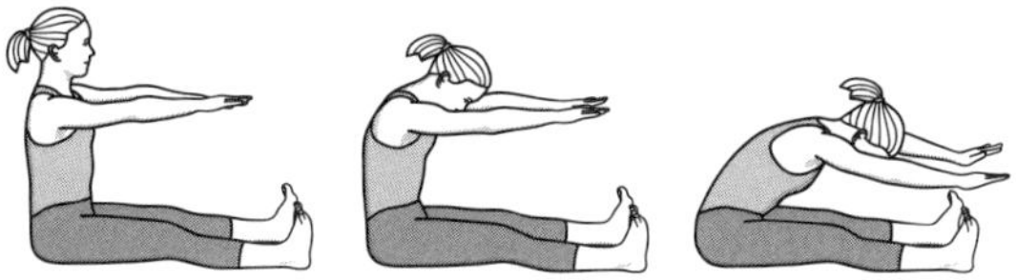

13 Spine Stretch

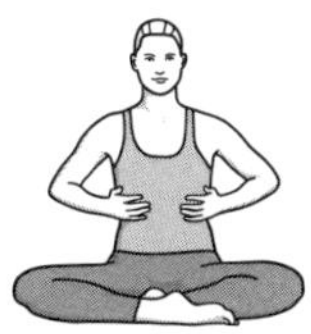

14 Breathing

13 Mehr Stabilität bei Seitstützübungen

Trainingsdauer: 30 Minuten

1 2 **3**

	Übungen	Grundposition	Vorrangige Prinzipien	Wiederholungen	Seite
1	Floating Arms	Sitz	Schultergürtelorganisation, Bewegungslänge	8	121
2	Spine Stretch	Sitz	Zentrierung, Gelenkartikulation	4	123
3	Spine Twist	Sitz	Schultergürtelorganisation, Bewegungslänge	4 pro Seite	123
4	Mermaid	Sitz, Füße nach rechts	Schultergürtelorganisation, Gelenkartikulation	4	124
5	Abduction II	Seitenlage links	Zentrierung, Bewegungslänge	8	135
6	Side Kick Series II	Seitenlage links	Schultergürtelorganisation, Bewegungslänge	8	136
7	Twist	Sitz, Füße nach rechts	Alignment Schultergürtelorganisation	3	124
8	Front Support	Vierfüßlerstand	Zentrierung, Schultergürtelorganisation	4 pro Seite	138
9	Übungen 4 bis 7 auf der anderen Seite wiederholen, dann mit Übung 8 und 10 fortfahren.				
10	Star II	Vierfüßlerstand rechts	Alignment, Schultergürtelorganisation	1	140
11	Kneeling Side Kick	Vierfüßlerstand rechts	Alignment, Schultergürtelorganisation	6	139
12	Stretching Dog	Vierfüßlerstand	Zentrierung, Schultergürtelorganisation	4 pro Seite	137
13	Übungen 10 und 11 auf der anderen Seite wiederholen, dann mit Übung 12 und 14 fortfahren.				
14	Arabesque	Vierfüßlerstand	Schultergürtelorganisation, Bewegungslänge	3 pro Seite	139
15	Rest Position		Atmung, Entspannung		13

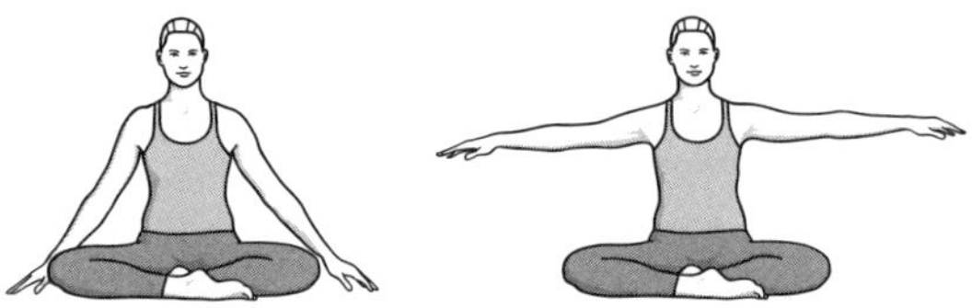

1 Floating Arms

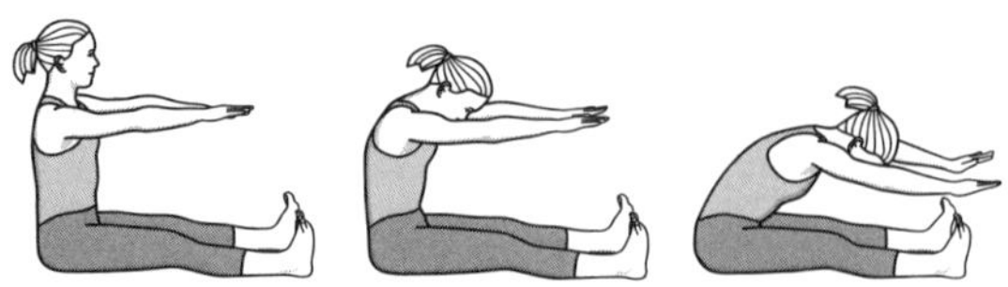

2 Spine Stretch

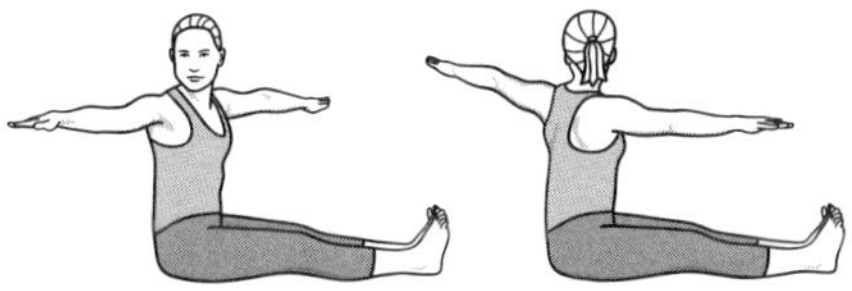

3 Spine Twist

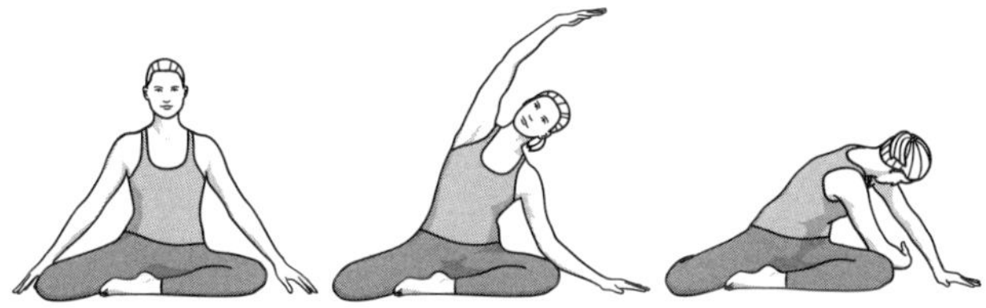

4 Mermaid

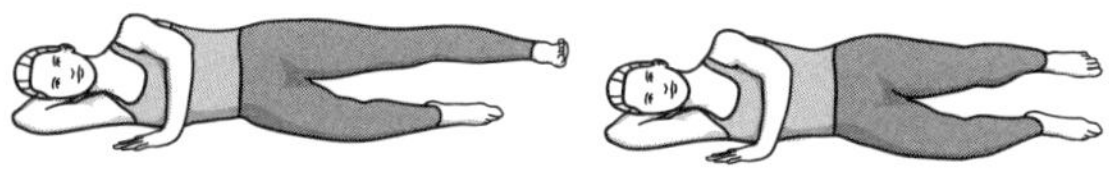

5 Abduction II

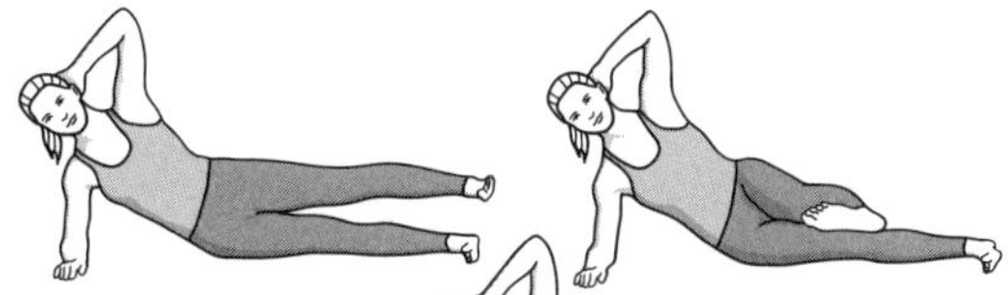
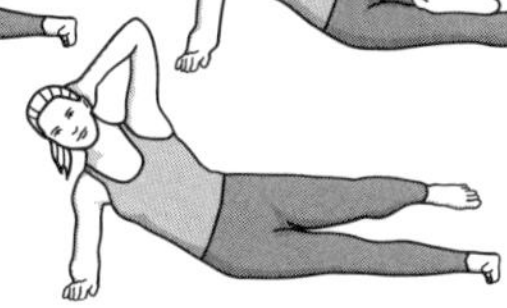

6 Side Kick Series II

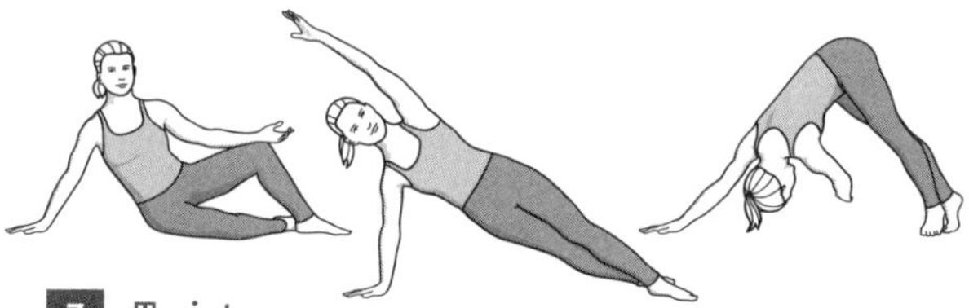

7 Twist

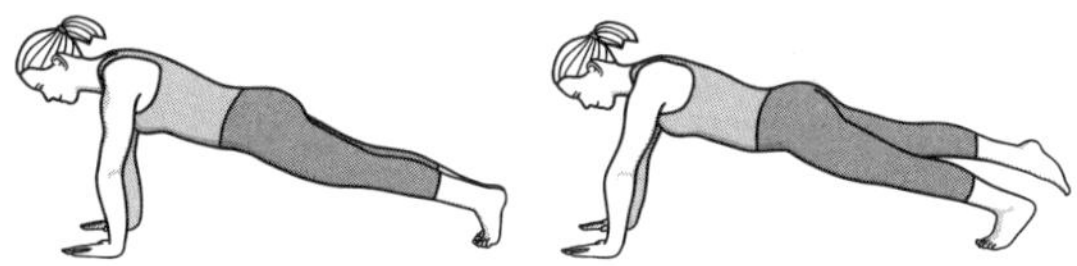

8 Front Support

9 Übungen 4 bis 7 auf der anderen Seite wiederholen, dann mit Übung 8 und 10 fortfahren.

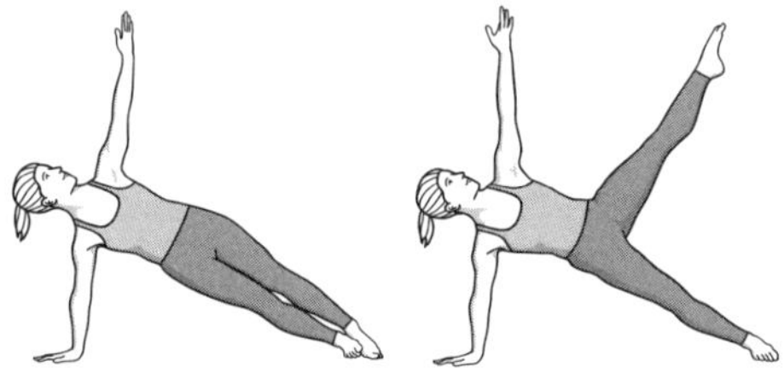

10 Star II

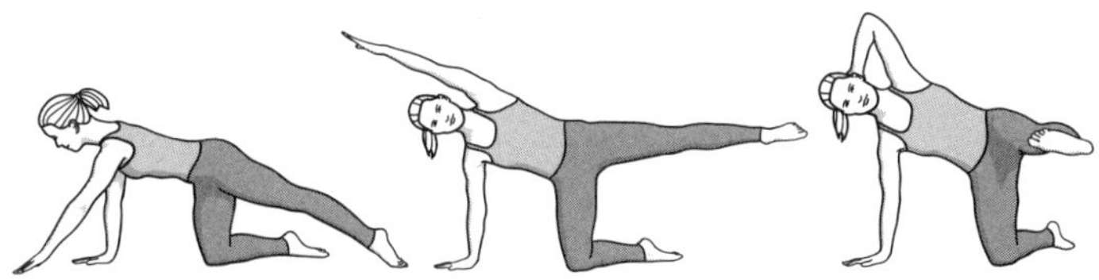

11 Kneeling Side Kick

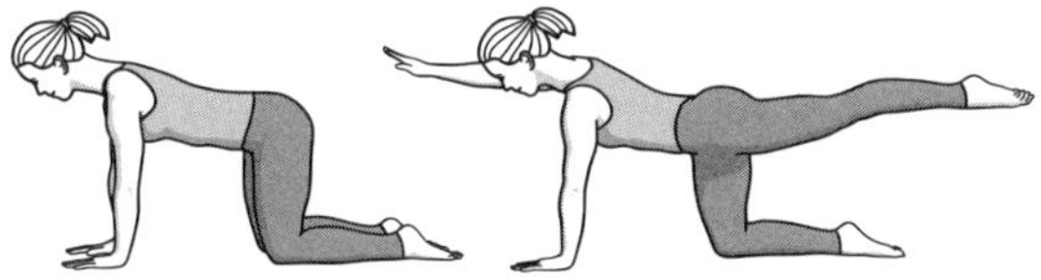

12 Stretching Dog

13 Übungen 10 und 11 auf der anderen Seite wiederholen, dann mit Übung 12 und 14 fortfahren.

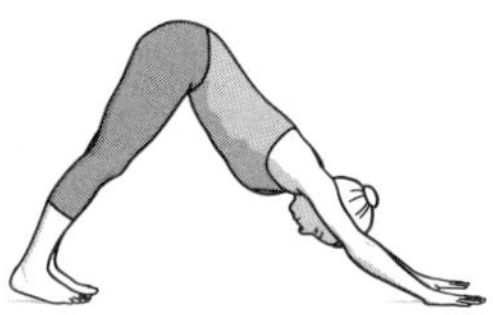
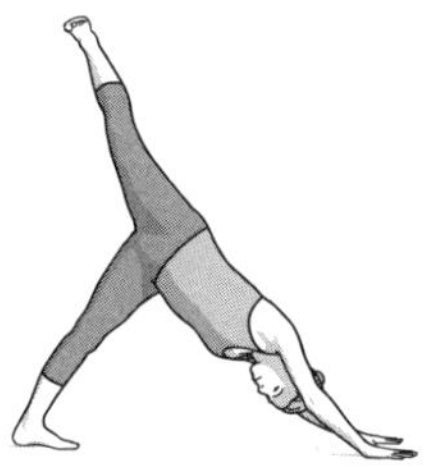

14 Arabesque

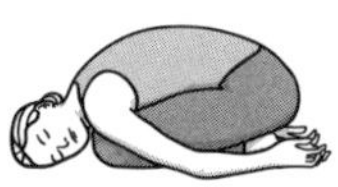

15 Rest Position

14 Eine starke Körpermitte für Einsteiger

Trainingsdauer: 20 Minuten

1 2 3

	Übungen	Grundposition	Vorrangige Prinzipien	Wiederholungen	Seite
1	Curl Down	Sitz	Zentrierung, Gelenkartikulation	4	121
2	Low Abs I	Rückenlage	Alignment, Zentrierung	4 pro Seite	126
3	Low Abs II	Rückenlage	Alignment, Zentrierung	8	126
4	Thigh Circles	Rückenlage	Zentrierung, Gelenkartikulation	4 pro Seite	126
5	Bridging	Rückenlage	Zentrierung, Gelenkartikulation	6	128
6	Sternum Drop	Rückenlage	Entspannung, Zentrierung	6	125
7	Assisted Roll Up	Rückenlage	Gelenkartikulation, Zentrierung	3	127
8	Single Leg Stretch	Rückenlage	Atmung, Zentrierung	5	130
9	Roll Up, Variante 2	Rückenlage	Zentrierung, Gelenkartikulation	6	127
10	Spine Stretch, Variante 1	Sitz	Zentrierung, Gelenkartikulation	4	123
11	Abduction II	Seitenlage rechts und links	Zentrierung, Alignment	8 pro Seite	135
12	Stretching Dog, Variante 2	Vierfüßlerstand	Zentrierung, Alignment	4 pro Seite	137
13	Cobra	Bauchlage	Zentrierung, Schultergürtelorganisation	6	140
14	Swimmer, Variante	Bauchlage	Zentrierung, Bewegungslänge	3 pro Diagonale	142
15	Rest Position		Entspannung		13

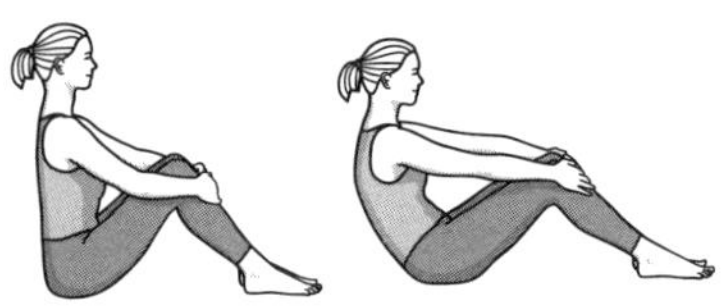

1 Curl Down

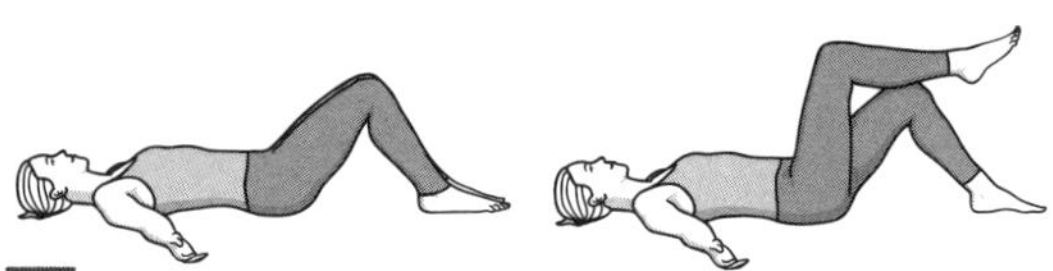

2 Low Abs I

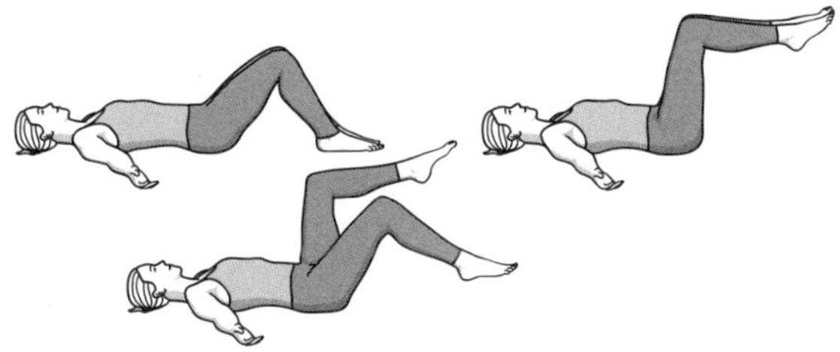

3 Low Abs II

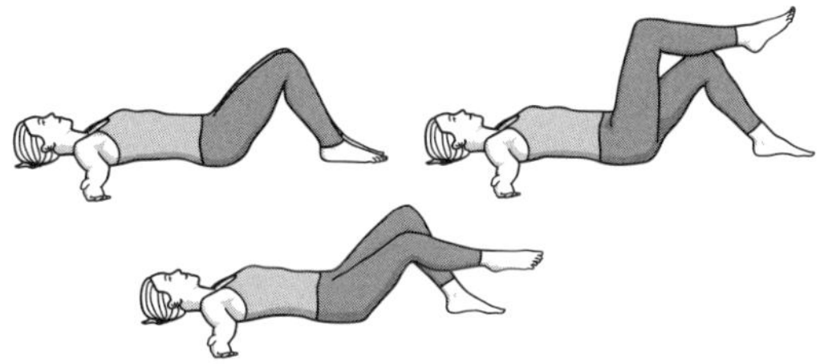

4 Thigh Circles

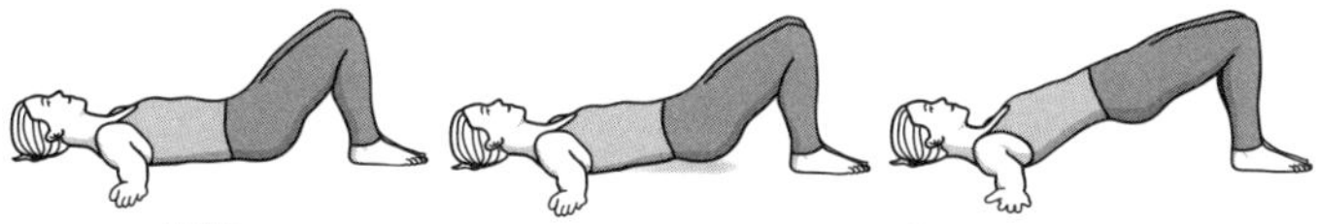

5 Bridging

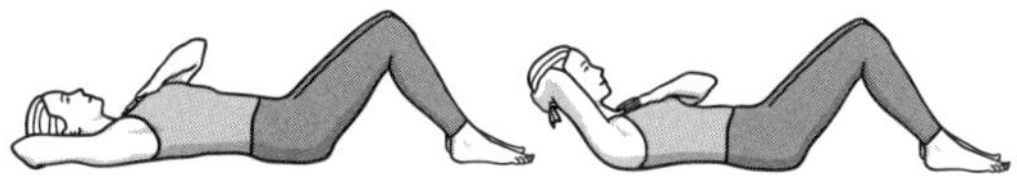

6 Sternum Drop

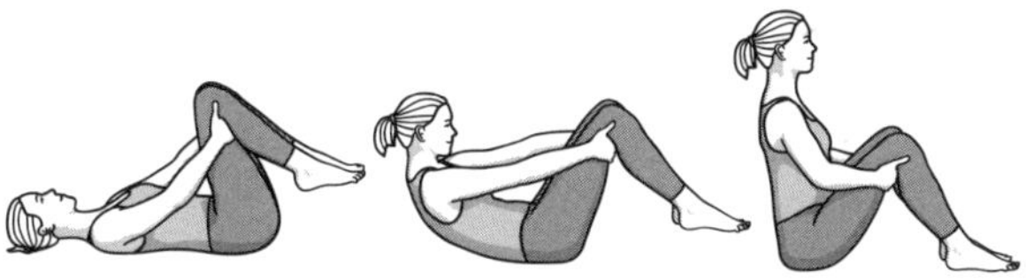

7 Assisted Roll Up

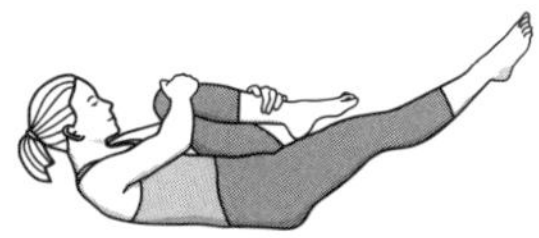

8 Single Leg Stretch

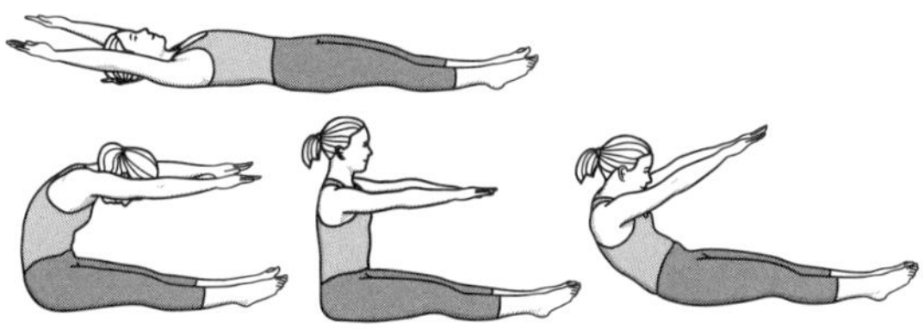

9 Roll Up, Variante 2

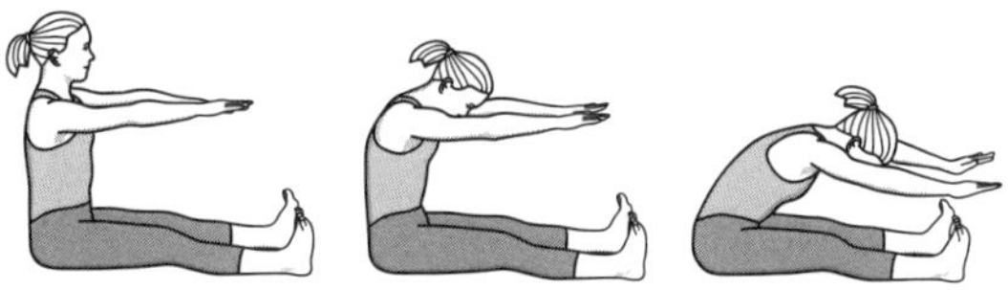

10 Spine Stretch, Variante 1

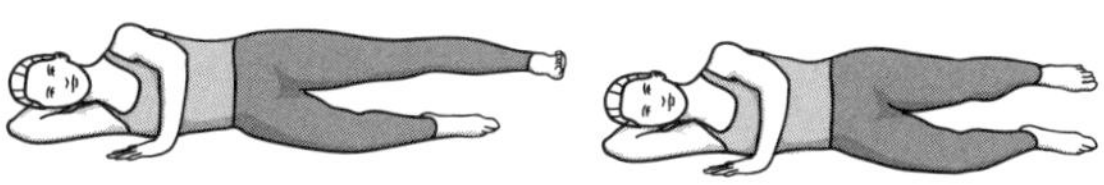

11 Abduction II

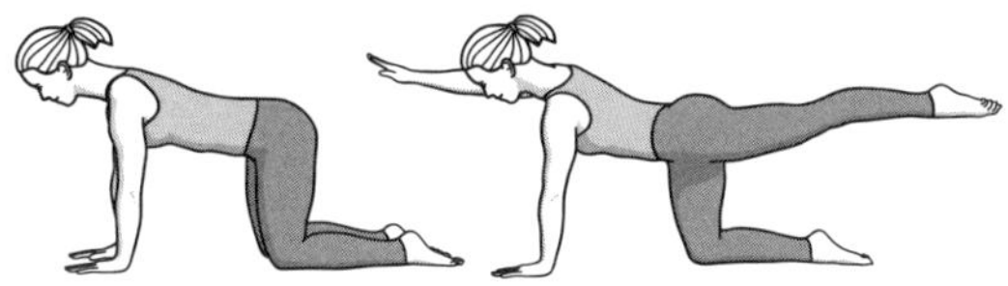

12 Stretching Dog, Variante 2

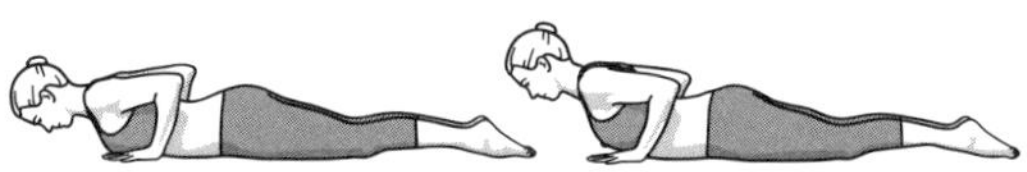

13 Cobra

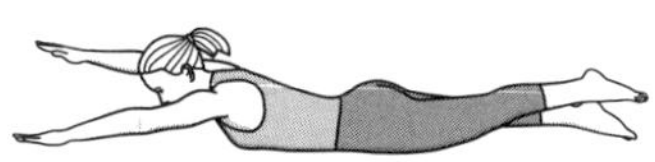

14 Swimmer, Variante

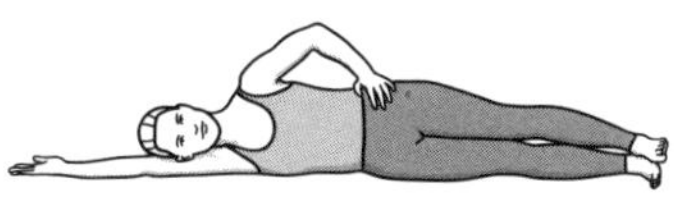

15 Rest Position

15 Eine starke Körpermitte für Fortgeschrittene

Trainingsdauer: 20 Minuten

1 **2** 3

	Übungen	Grundposition	Vorrangige Prinzipien	Wdh.	Sätze	Seite
1	Curl Down	Sitz	Zentrierung, Gelenkartikulation	4		121
2	Low Abs II	Rückenlage	Alignment, Zentrierung	4 pro Seite		126
3	Leg Circles I	Rückenlage	Gelenkartikulation, Zentrierung	6 pro Seite		129
4	Bridging	Rückenlage	Zentrierung, Gelenkartikulation	4		128
5	Shoulder Bridge I	Rückenlage	Gelenkartikulation, Zentrierung	4 pro Seite	2	128
6	Hundreds, Variante 1	Rückenlage	Atmung, Zentrierung		5	128
7	Roll Up, Variante 1	Rückenlage	Gelenkartikulation, Zentrierung	3		127
8	Single Leg Stretch with Rotation	Rückenlage	Gelenkartikulation, Zentrierung	6 pro Seite		130
9	Straight Leg Curl Up	Rückenlage	Gelenkartikulation, Zentrierung	6		130
10	Side Kick Series I Parallel	Seitenlage rechts	Zentrierung, Bewegungslänge	8		135
11	Double Leg Kick	Bauchlage	Zentrierung, Gelenkartikulation	6		141
12	Swimmer	Bauchlage	Zentrierung, Bewegungslänge	5	2	142
13	Up Stretch	Vierfüßlerstand	Zentrierung, Alignment	3		138
14	Front Support	Vierfüßlerstand	Zentrierung, Schultergürtel Organisation	4 pro Seite	2	138
15	Roll Down, im Stand beenden	Stand	Zentrierung, Gelenkartikulation	1		120

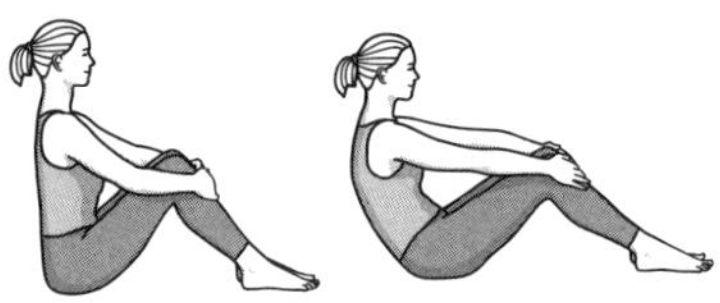

1 Curl Down

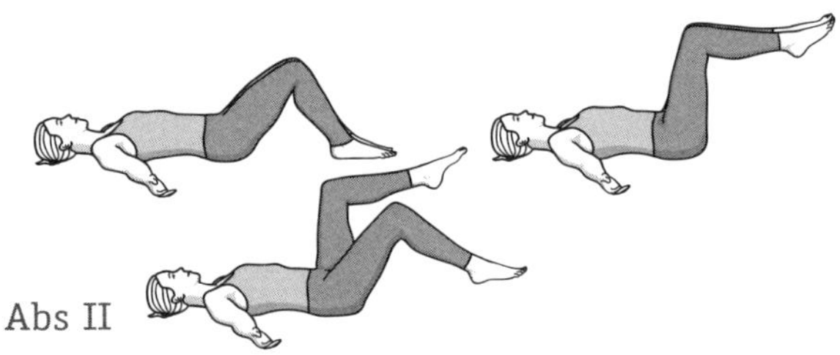

2 Low Abs II

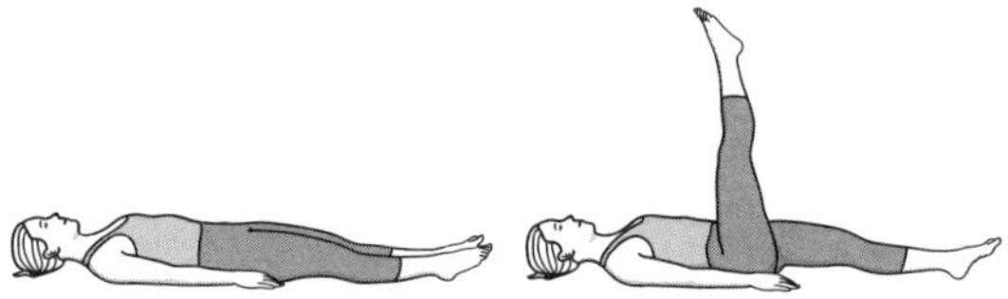

3 Leg Circles I

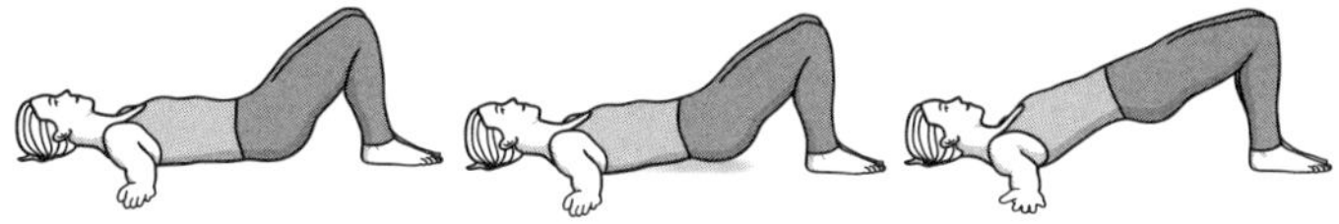

4 Bridging

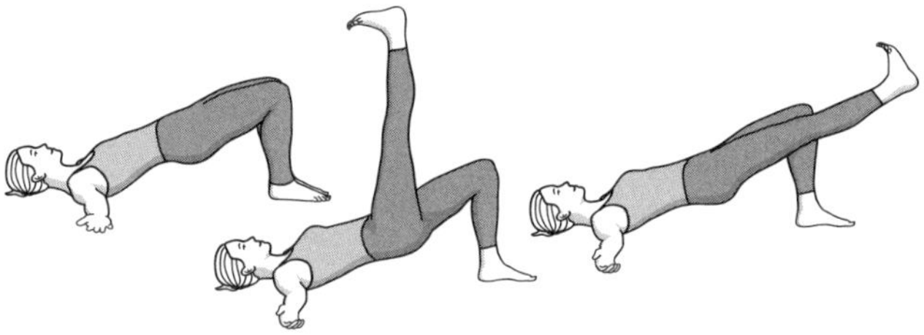

5 Shoulder Bridge I

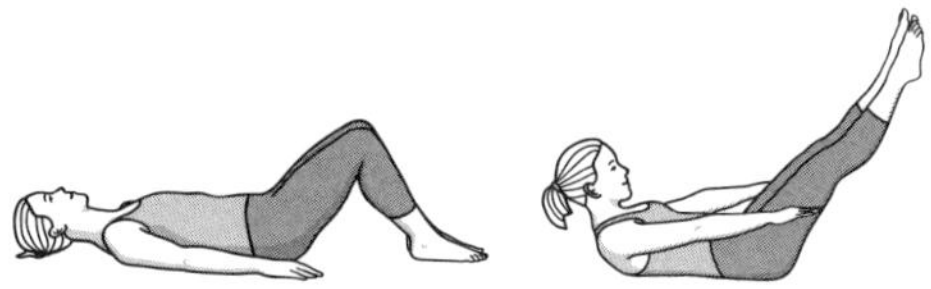

6 Hundreds, Variante 1

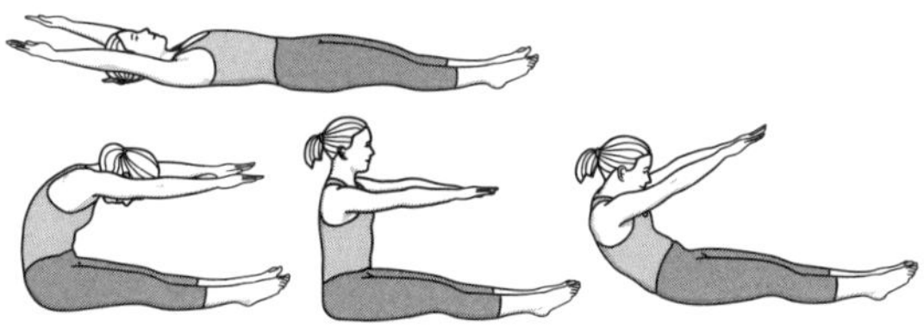

7 Roll Up, Variante 1

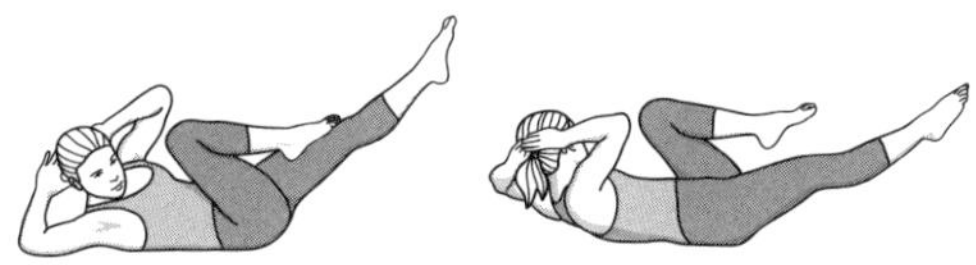

8 Single Leg Stretch with Rotation

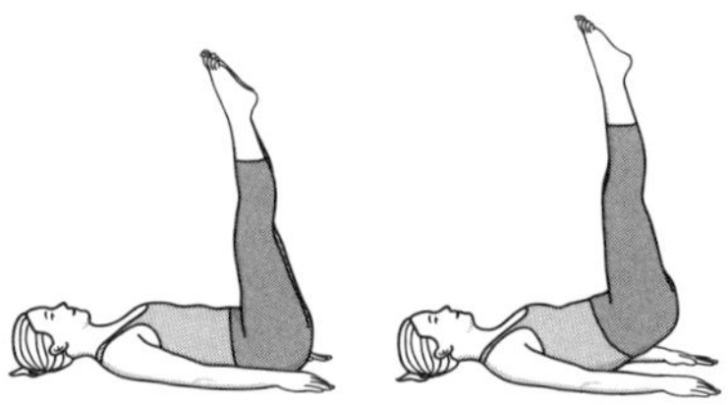

9 Straight Leg Curl Up

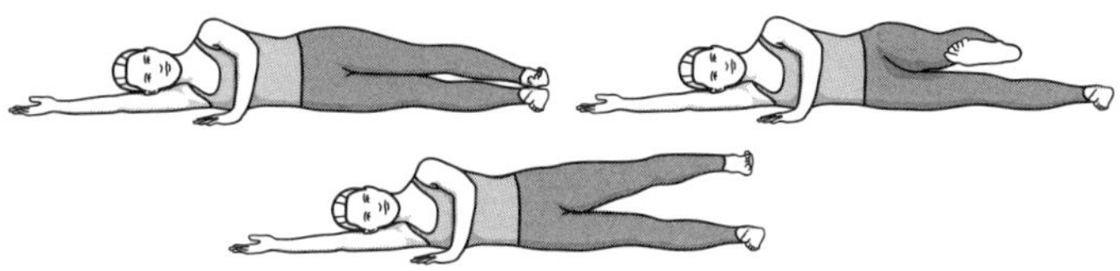

10 Side Kick Series I Parallel

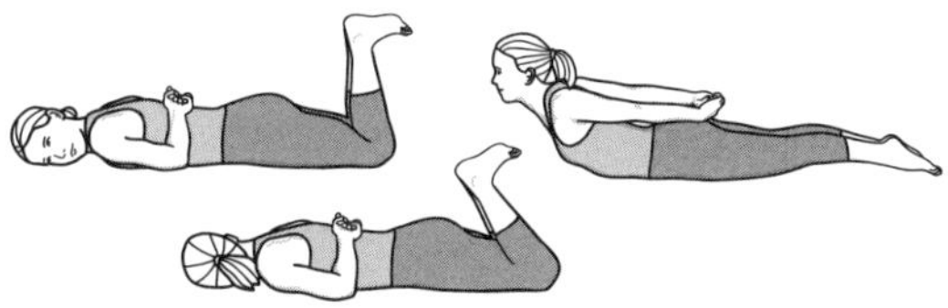

11 Double Leg Kick

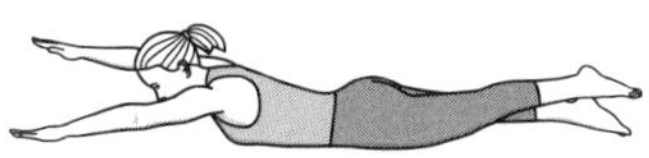

12 Swimmer

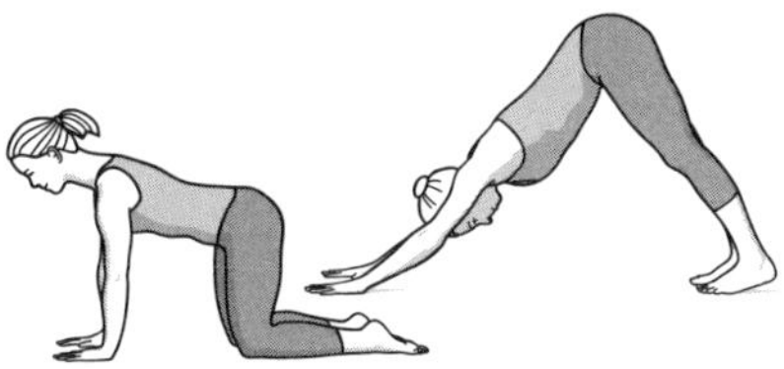

13 Up Stretch

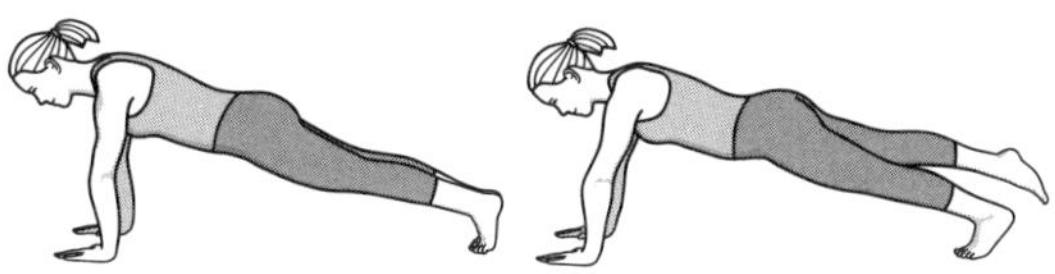

14 Front Support

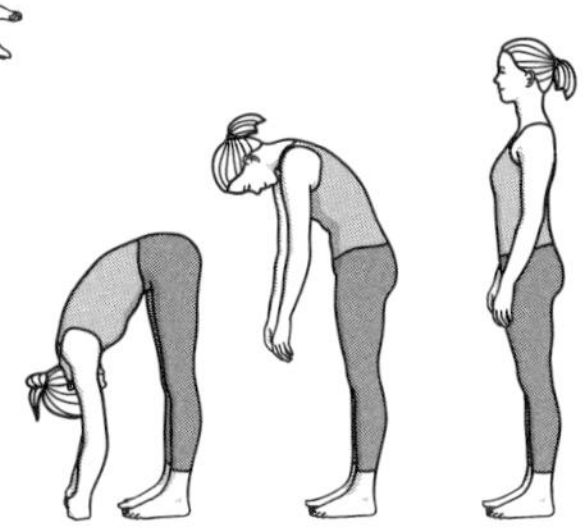

15 Roll Down, im Stand beenden

16 Eine starke Körpermitte für Profis

Trainingsdauer: 20 Minuten

1 2 3

	Übungen	Grundposition	Vorrangige Prinzipien	Wdh.	Sätze	Seite
1	Low Abs II	Rückenlage	Alignment, Zentrierung	4 pro Seite		126
2	Low Abs III	Rückenlage	Zentrierung, Gelenkartikulation	6		127
3	Hundreds	Rückenlage	Atmung, Zentrierung	10	10	128
4	Single Straight Leg Stretch	Rückenlage	Zentrierung, Bewegungslänge	8		131
5	Double Straight Leg Stretch	Rückenlage	Zentrierung, Bewegungslänge	6		131
6	Neck Pull	Rückenlage	Zentrierung, Gelenkartikulation	3		133
7	Shoulder Bridge II	Rückenlage	Bewegungslänge, Gelenkartikulation	4 pro Seite	2	129
8	Scissors	Rückenlage	Zentrierung, Bewegungslänge	8		132
9	Teaser	Rückenlage	Zentrierung, Bewegungslänge	3		134
10	Side Kick Series II	Seitenlage rechts	Zentrierung, Schultergürtelorganisation	8		136
11	Side Kick Series III	Seitenlage rechts	Zentrierung, Schultergürtelorganisation	4		136
12	Swan	Bauchlage	Zentrierung, Gelenkartikulation	3		142
13	Übungen 10 und 11 auf der anderen Seite wiederholen, dann mit Übung 14 fortfahren.					
14	Arabesque	Vierfüßlerstand	Schultergürtelorganisation, Bewegungslänge	3 pro Seite		139
15	Roll Dow, im Stand beenden	Stand	Zentrierung, Gelenkartikulation	2		120
16	Horizontal Balance	Stand	Zentrierung, Alignment	2 pro Seite		120

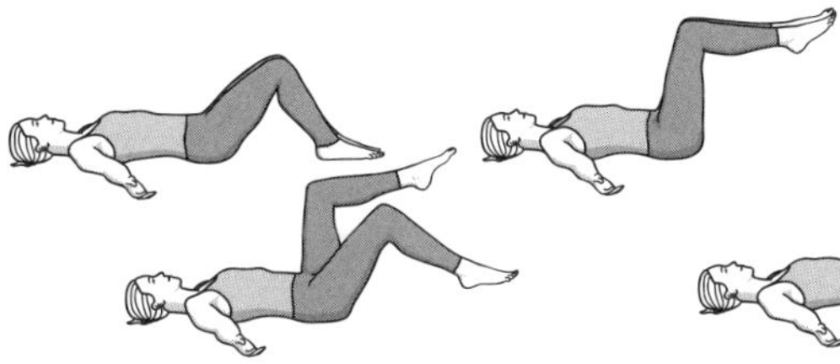

1 Low Abs II

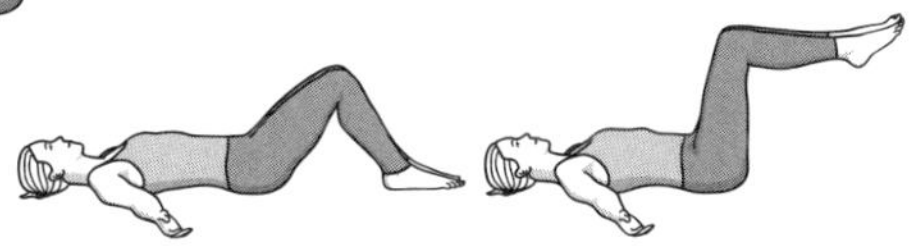

2 Low Abs III

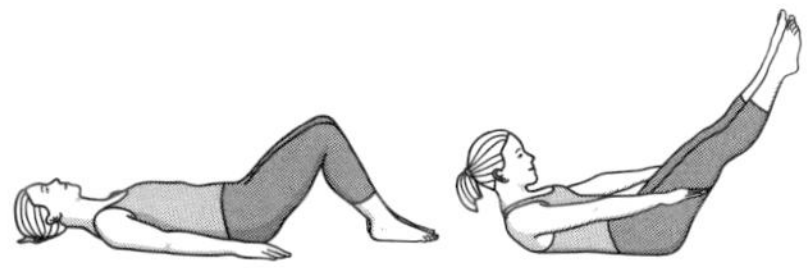

3 Hundreds

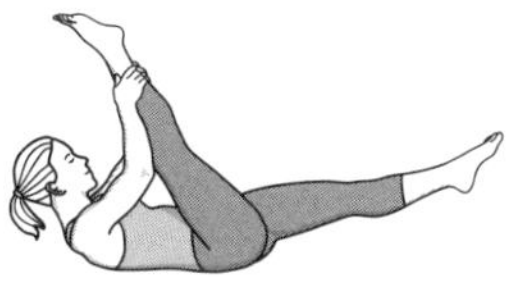

4 Single Straight Leg Stretch

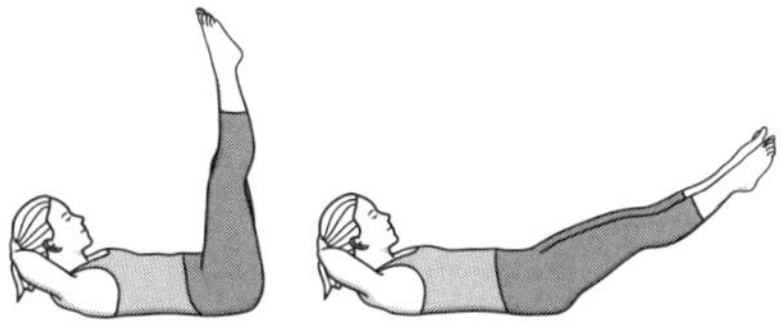

5 Double Straight Leg Stretch

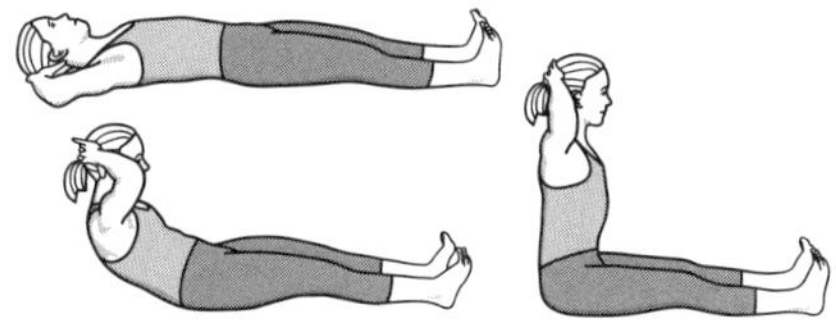

6 Neck Pull

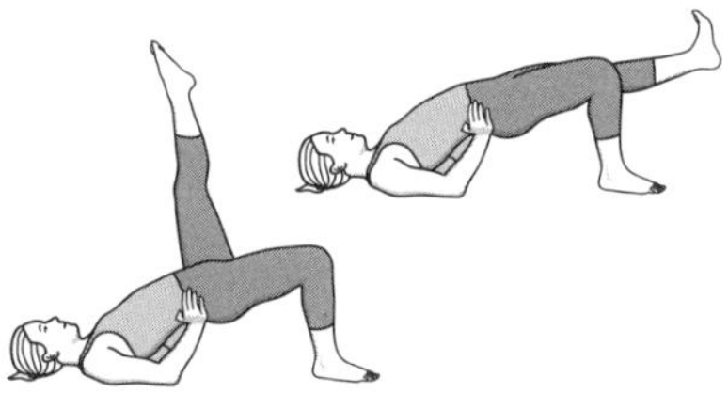

7 Shoulder Bridge II

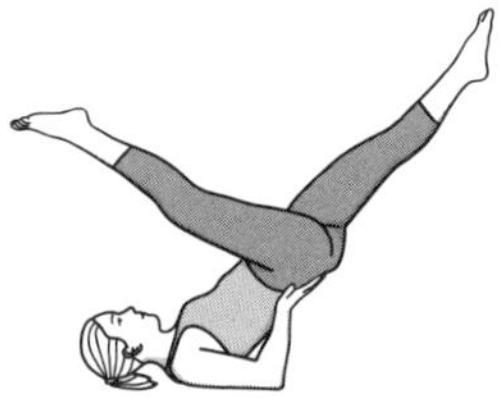

8 Scissors

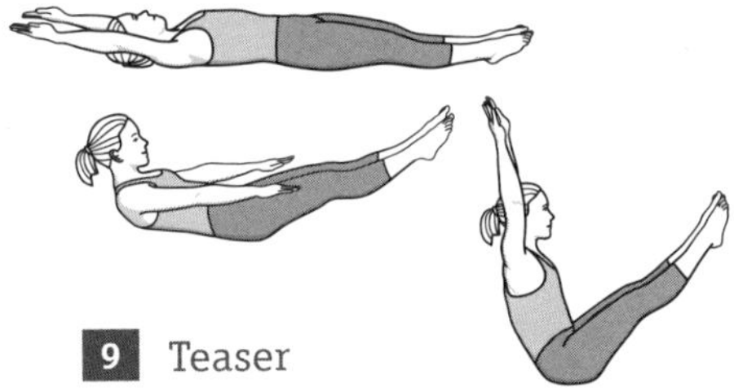

9 Teaser

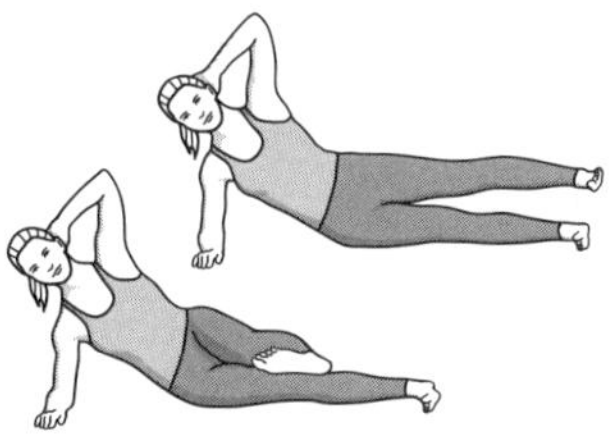

10 Side Kick Series II

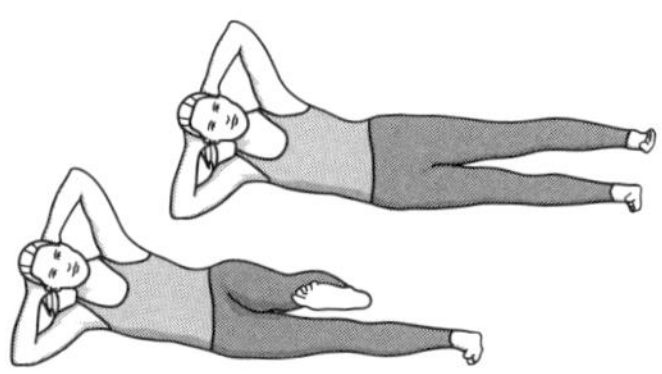

11 Side Kick Series III

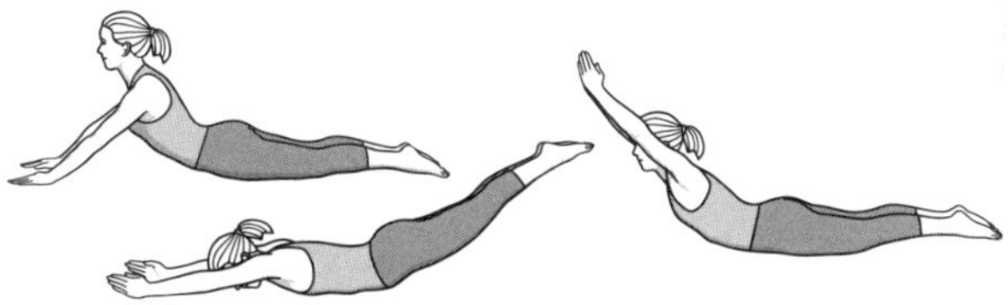

12 Swan

13 Übungen 10 und 11 auf der anderen Seite wiederholen, dann mit Übung 14 fortfahren.

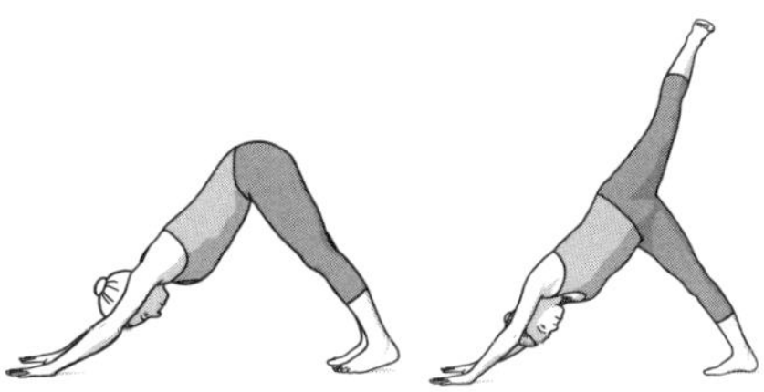

14 Arabesque

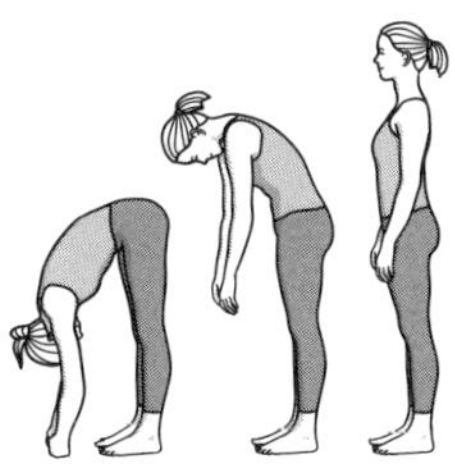

15 Roll Down

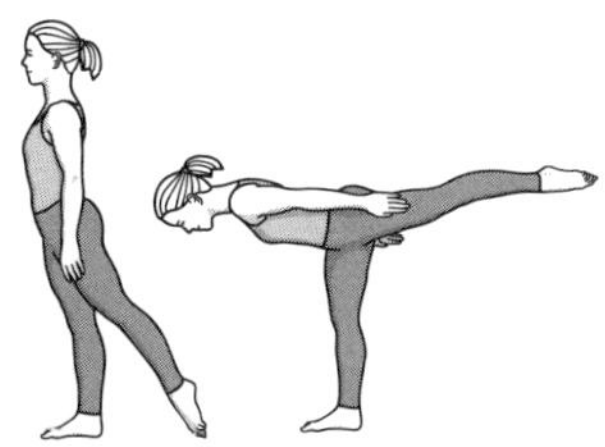

16 Horizontal Balance

17 Kraft tanken durch aktive Atmung

Trainingsdauer: 20 Minuten

1 2 3

	Übungen	Grundposition	Vorrangige Prinzipien	Wdh.	Sätze	Seite
1	Breathing	Sitz	Atmung, Zentrierung	6		121
2	Floating Arms	Sitz	Atmung, Schultergürtelorganisation	8		121
3	Mad Cat Stretch	Vierfüßlerstand	Schultergürtelorganisation, Bewegungslänge	6		137
4	Push Up, Variante 1	Vierfüßlerstand	Zentrierung, Schultergürtelorganisation	3		138
5	Single Leg Kick	Bauchlage	Schultergürtelorganisation, Gelenkartikulation	8 pro Seite		141
6	Side Kick Series II	Seitenlage rechts	Schultergürtelorganisation, Bewegungslänge	8		136
7	Cobra	Bauchlage	Schultergürtelorganisation, Gelenkartikulation	4		140
8	Side Kick Series II	Seitenlage links	Schultergürtelorganisation, Bewegungslänge	8		136
9	Diving	Bauchlage	Schultergürtelorganisation, Bewegungslänge	6	2	140
10	Mad Cat Stretch	Vierfüßlerstand	Schultergürtelorganisation, Bewegungslänge	6		137
11	Rest Position		Atmung, Entspannung			13

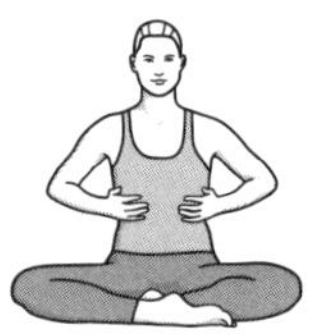

1 Breathing

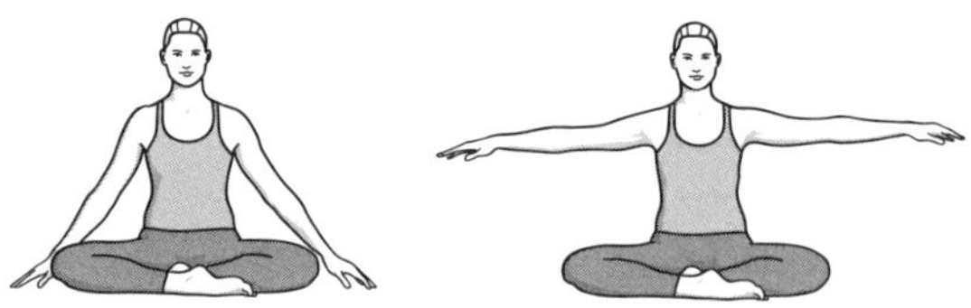

2 Floating Arms

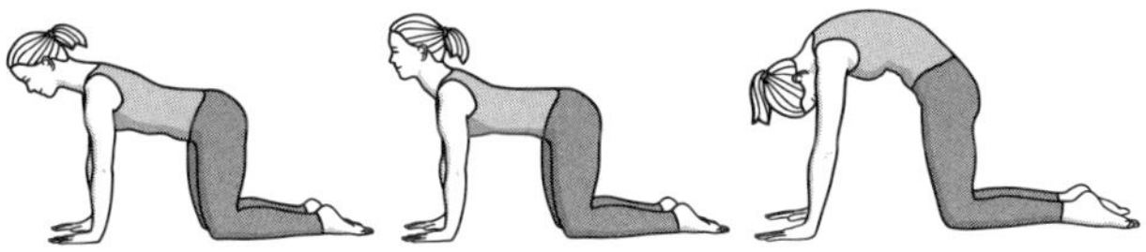

3 Mad Cat Stretch

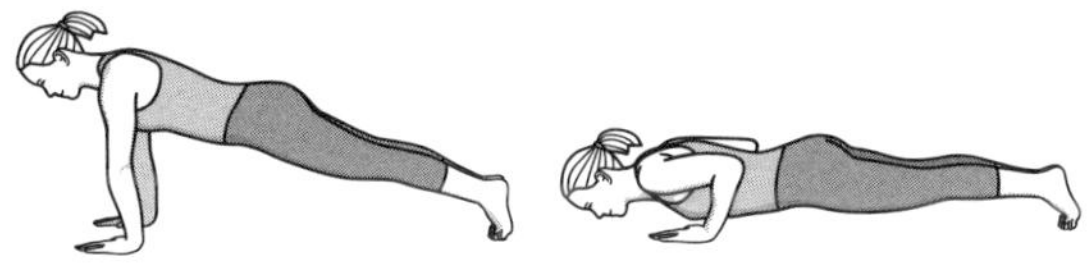

4 Push Up, Variante 1

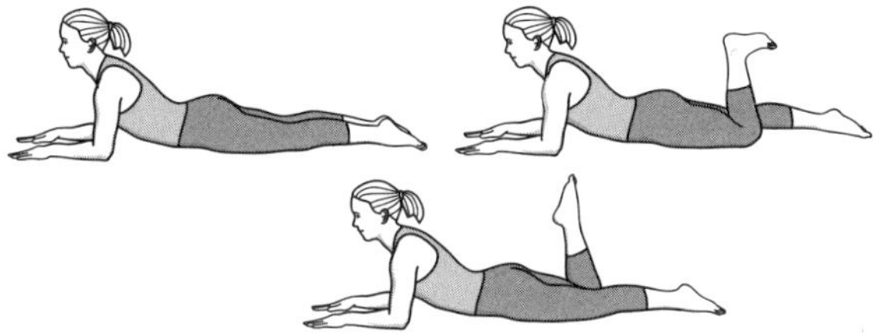

5 Single Leg Kick

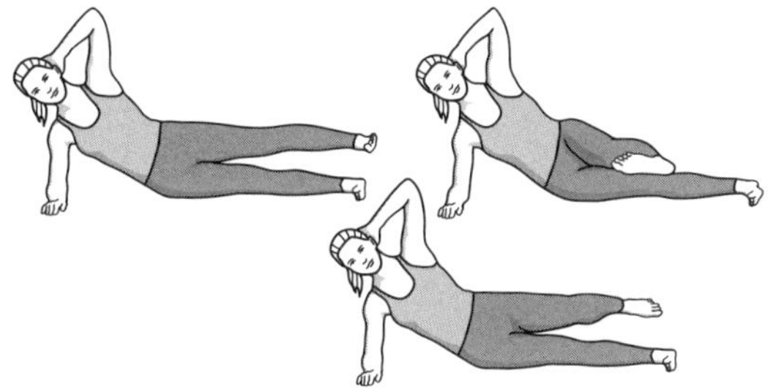

6 Side Kick Series II

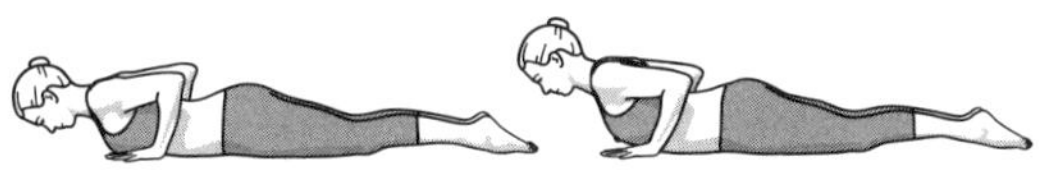

7 Cobra

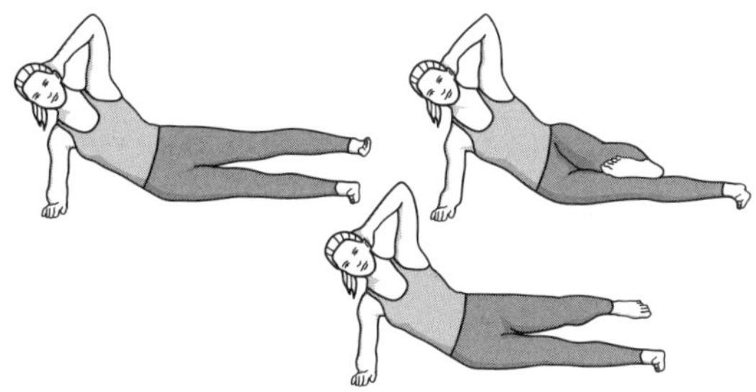

8 Side Kick Series II

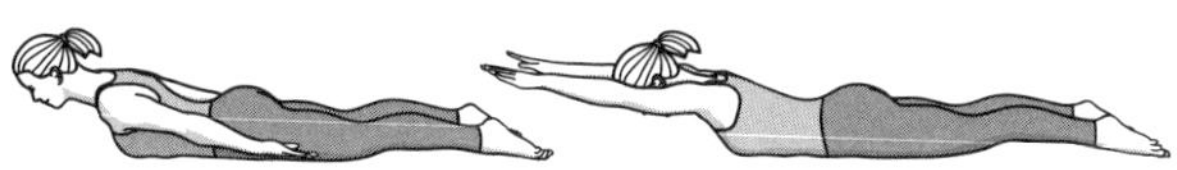

9 Diving

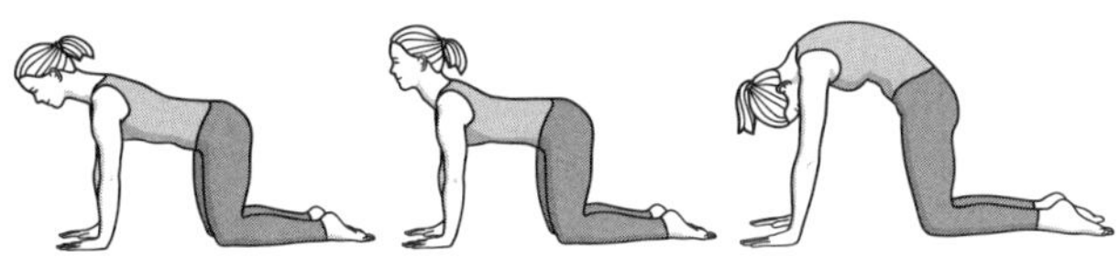

10 Mad Cat Stretch

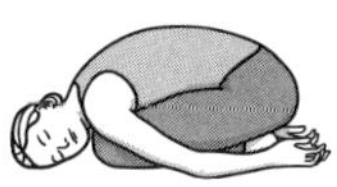

11 Rest Position

18 Für einen starken Rumpf

Trainingsdauer: 30 Minuten

1 **2** 3

	Übungen	Grundposition	Vorrangige Prinzipien	Wdh.	Sätze	Seite
1	Mad Cat Stretch	Vierfüßlerstand	Zentrierung, Schultergürtelorganisation	4		137
2	Stretching Dog	Vierfüßlerstand	Zentrierung, Schultergürtelorganisation	4 pro Seite		137
3	Curl Down	Sitz	Zentrierung, Gelenkartikulation	6		121
4	Hundreds, Variante 1	Rückenlage	Atmung, Zentrierung	10	10	128
5	Single Leg Stretch	Rückenlage	Zentrierung, Bewegungslänge	8		130
6	Double Leg Stretch	Rückenlage	Zentrierung, Bewegungslänge	6		131
7	Side Kick Series II	Seitenlage rechts	Zentrierung, Schultergürtelorganisation	8		136
8	Single Leg Kick	Bauchlage	Zentrierung, Schultergürtelorganisation	6 pro Seite		141
9	Double Leg Kick	Bauchlage	Zentrierung, Bewegungslänge	4		141
10	Übungen 9 bis 11 auf der anderen Seite wiederholen, dann mit Übung 13 fortfahren.					
11	Push Up	Vierfüßlerstand	Zentrierung, Schultergürtelorganisation	3		138
12	Kneeling Side Kick rechts	Vierfüßlerstand	Zentrierung, Bewegungslänge	4		139
13	Front Support	Vierfüßlerstand	Zentrierung, Schultergürtelorganisation	3 pro Seite		138
14	Kneeling Side Kick links	Vierfüßlerstand	Zentrierung, Bewegungslänge	4		139
15	Mad Cat Stretch	Vierfüßlerstand	Bewegungslänge, Gelenkartikulation	4		137
16	Rest Position		Entspannung			13

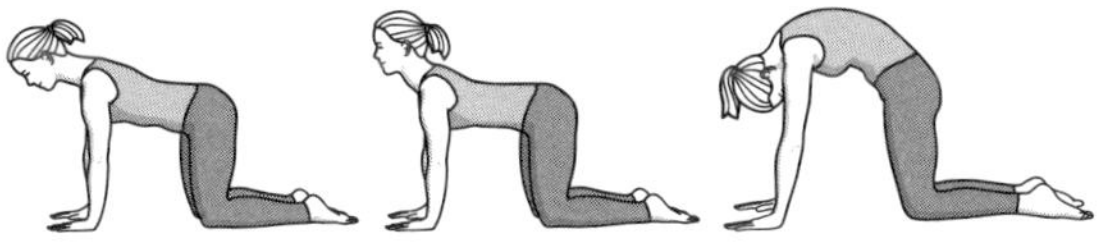

1 Mad Cat Stretch

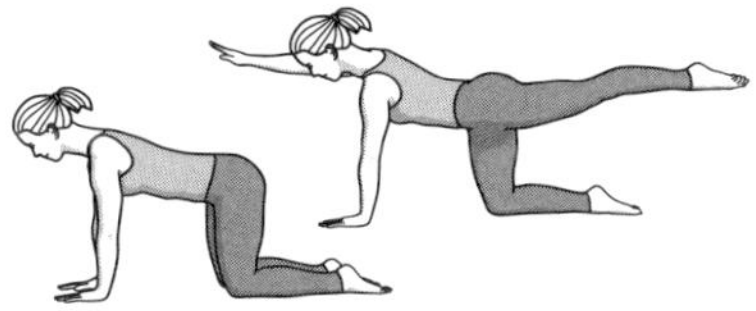

2 Stretching Dog

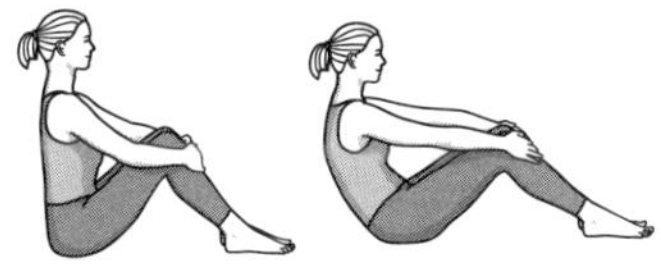

3 Curl Down

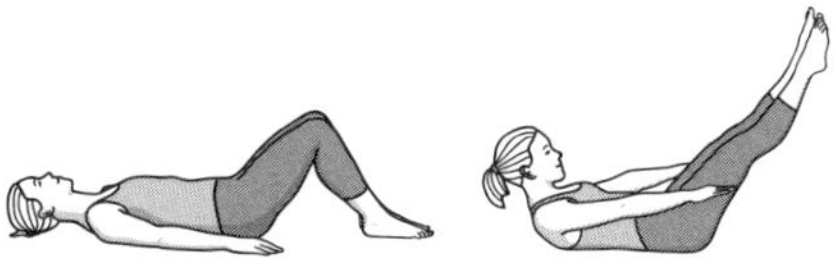

4 Hundreds, Variante 1

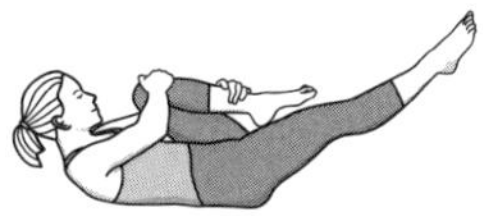

5 Single Leg Stretch

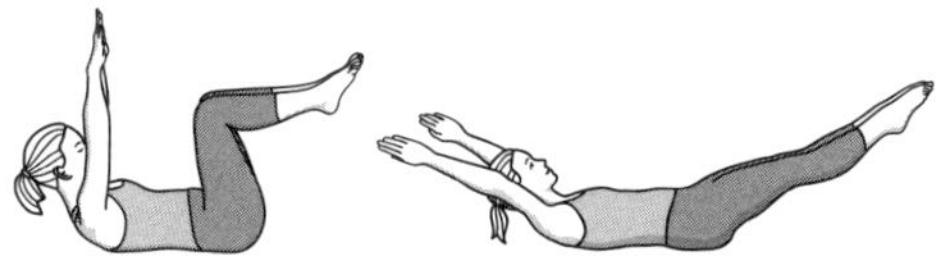

6 Double Leg Stretch

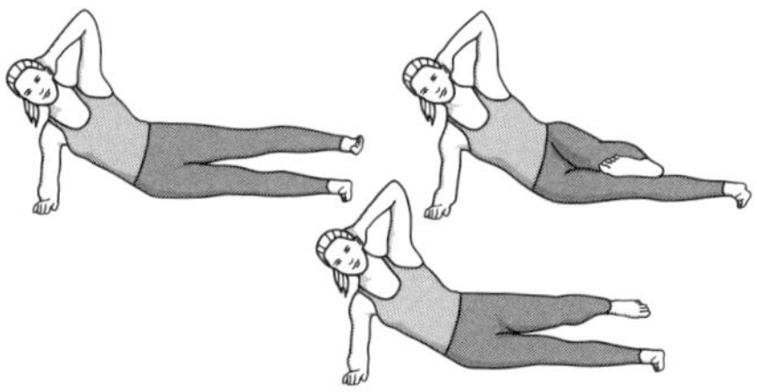

7 Side Kick Series II

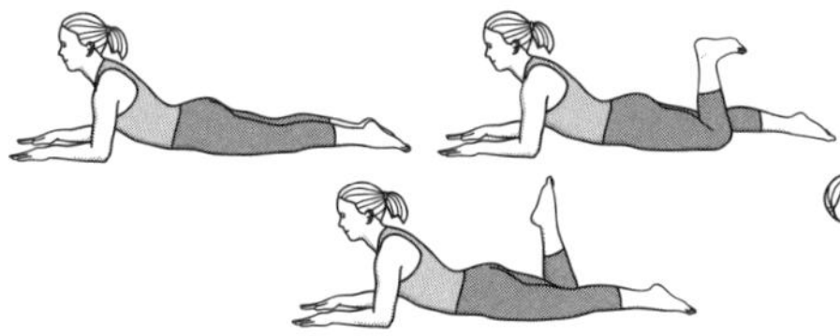

8 Single Leg Kick

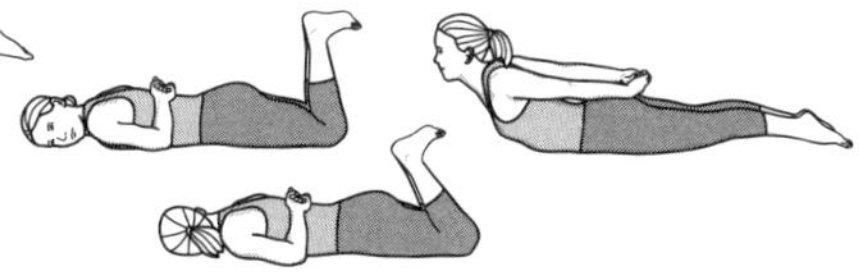

9 Double Leg Kick

10 Übungen 9 bis 11 auf der anderen Seite wiederholen, dann mit Übung 13 fortfahren.

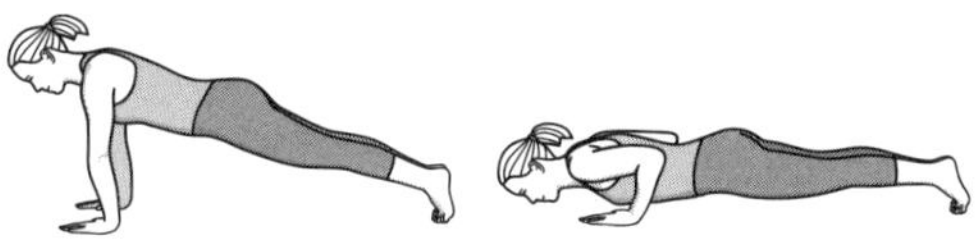

11 Push Up

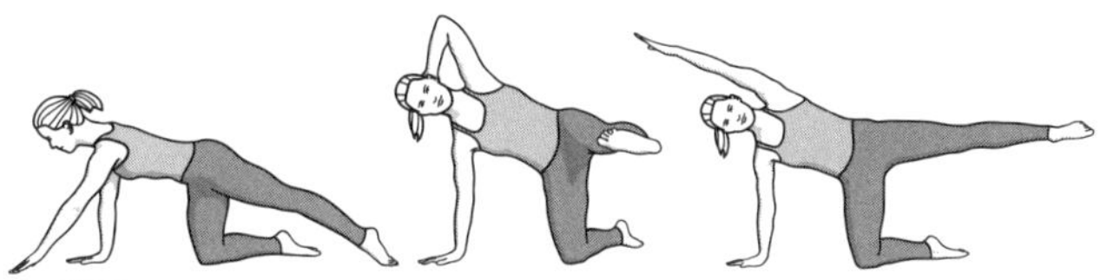

12 Kneeling Side Kick rechts

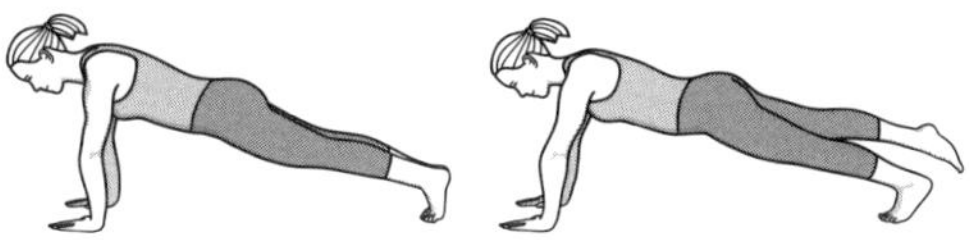

13 Front Support

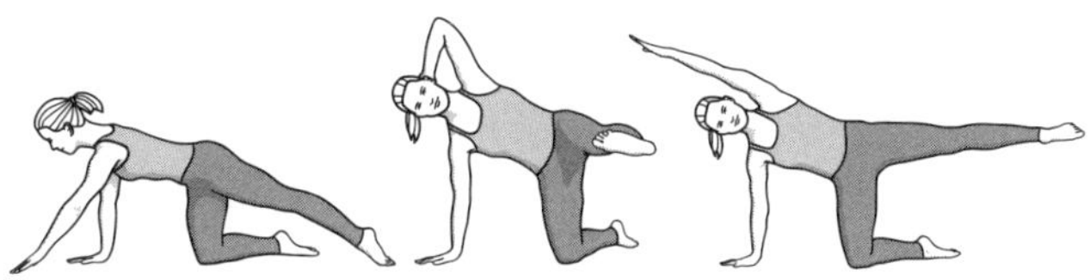

14 Kneeling Side Kick links

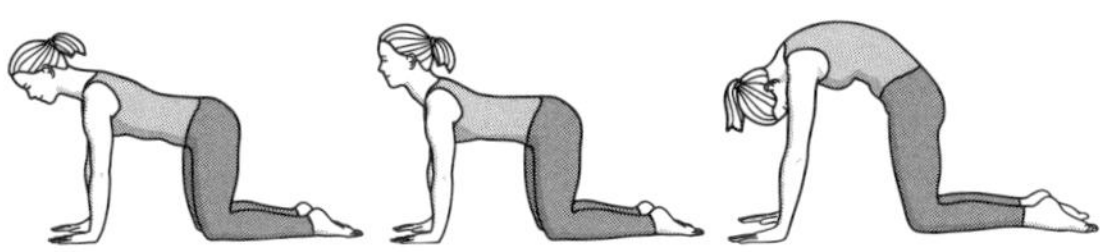

15 Mad Cat Stretch

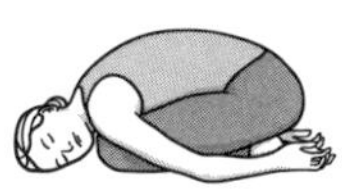

16 Rest Position

19 Für kräftige Bauchmuskeln

Trainingsdauer: 30 Minuten

1 **2** 3

	Übungen	Grundposition	Vorrangige Prinzipien	Wdh.	Sätze	Seite
1	Thigh Circles, Variante	Rückenlage	Atmung, Gelenkartikulation	6 pro Richtung		126
2	Low Abs III	Rückenlage	Atmung, Zentrierung	6		127
3	Sternum Drop, Variante	Rückenlage	Alignment, Zentrierung	8		125
4	Hundreds	Rückenlage	Atmung, Zentrierung	10	10	128
5	Double Leg Stretch	Rückenlage	Zentrierung, Schultergürtelorganisation	10		131
6	Double Straight Leg Stretch	Rückenlage	Zentrierung, Bewegungslänge	10		131
7	Roll Up	Rückenlage	Zentrierung, Gelenkartikulation	6		127
8	Single Leg Stretch	Rückenlage	Zentrierung, Bewegungslänge	10		130
9	Single Leg Stretch with Rotation	Rückenlage	Zentrierung, Gelenkartikulation	10		130
10	Teaser	Rückenlage	Bewegungslänge, Gelenkartikulation	6		134
11	Single Straight Leg Stretch	Rückenlage	Zentrierung, Bewegungslänge	10		131
12	Leg Circles II	Rückenlage, linkes Bein	Zentrierung, Bewegungslänge	6		129
13	Side Kick Series II	Seitenlage rechts	Zentrierung, Bewegungslänge	10		136
14	Übungen 12 und 13 auf der anderen Seite wiederholen, dann mit Übung 15 fortfahren.					
15	Double Leg Kick	Bauchlage	Zentrierung, Bewegungslänge	6		141
16	Rest Position		Atmung, Entspannung			13

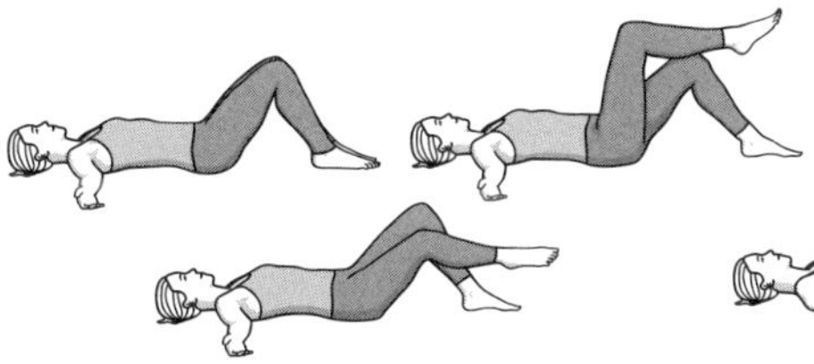

1 Thigh Circles, Variante

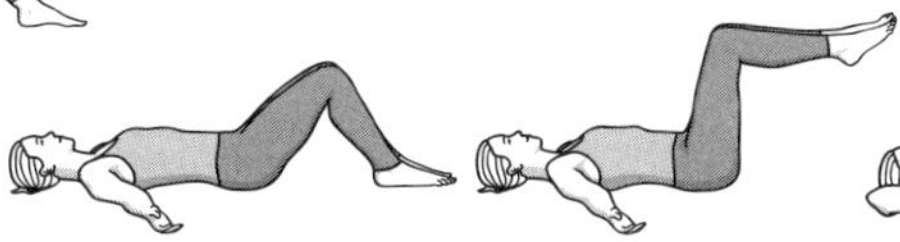

2 Low Abs III

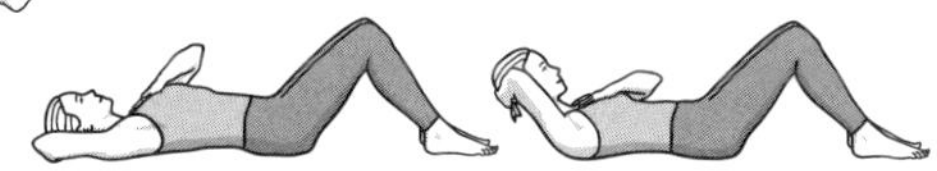

3 Sternum Drop, Variante

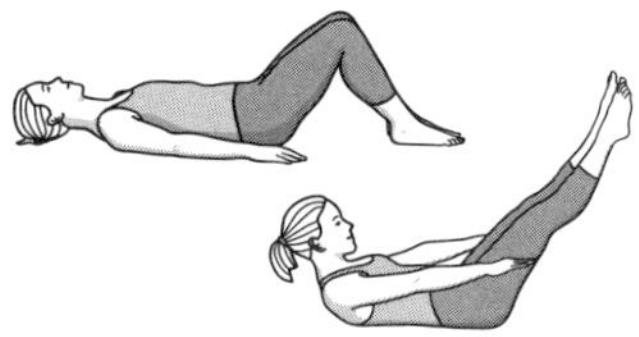

4 Hundreds

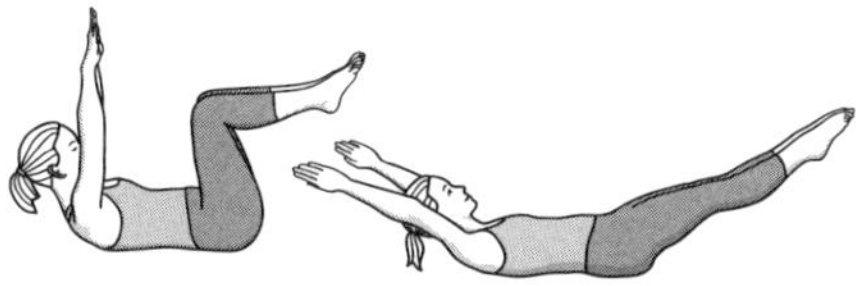

5 Double Leg Stretch

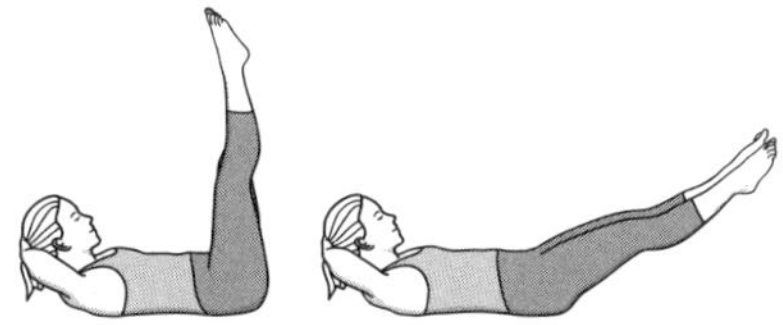

6 Double Straight Leg Stretch

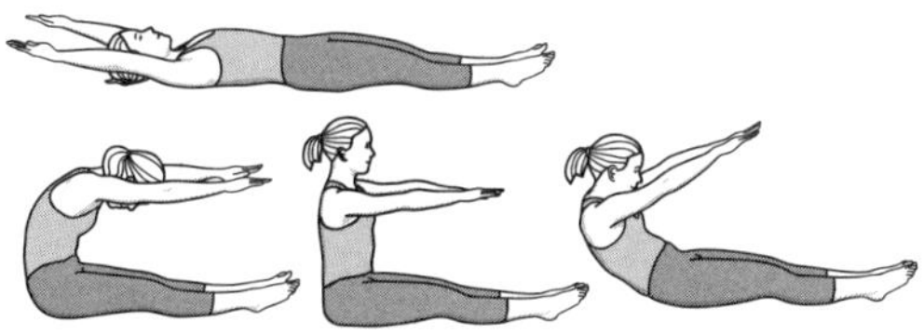

7 Roll Up

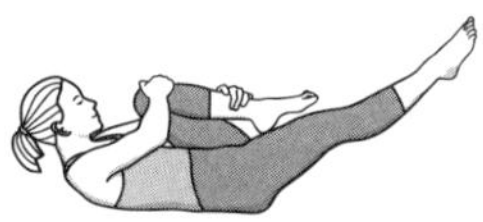

8 Single Leg Stretch

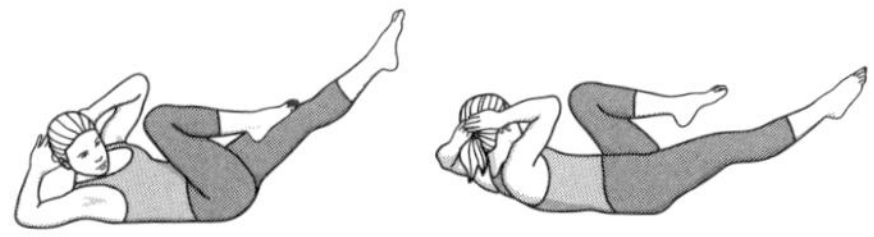

9 Single Leg Stretch with Rotation

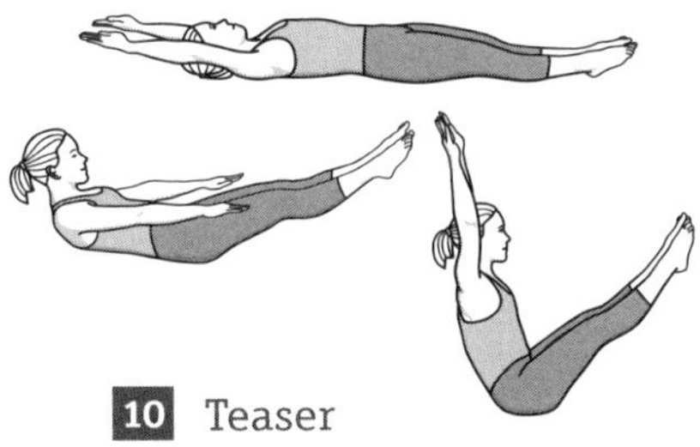

10 Teaser

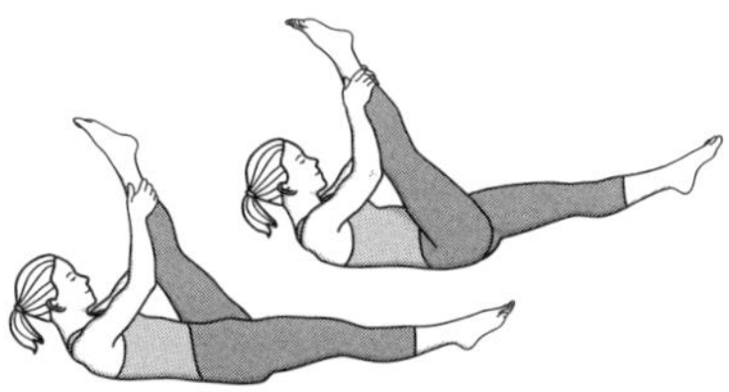

11 Single Straight Leg Stretch

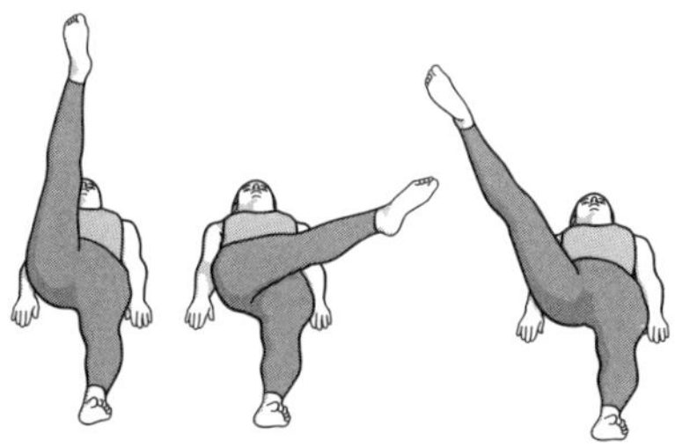

12 Leg Circles II

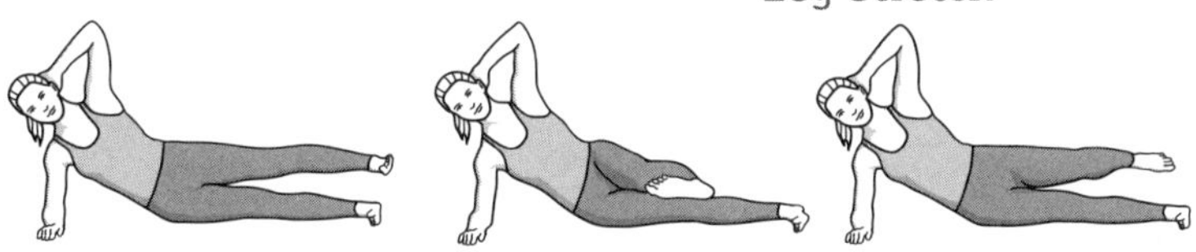

13 Side Kick Series II

14 Übungen 12 und 13 auf der anderen Seite wiederholen, dann mit Übung 15 fortfahren.

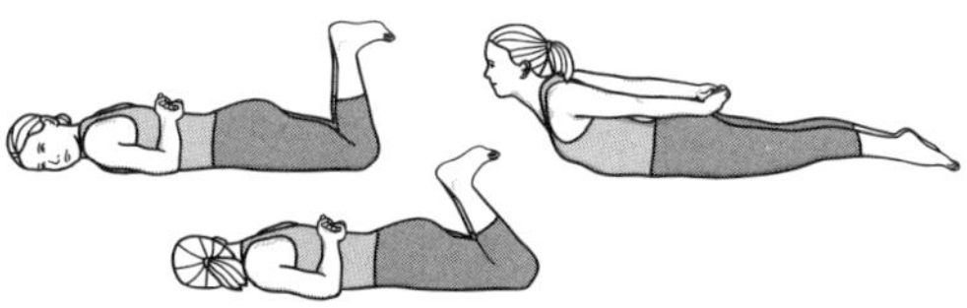

15 Double Leg Kick

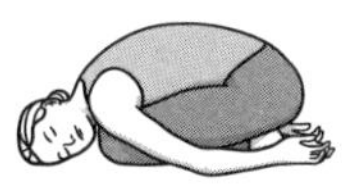

16 Rest Position

20 Kraft und Stabilität – kurz und knackig

Trainingsdauer: 15 Minuten

1 2 **3**

	Übungen	Grundposition	Vorrangige Prinzipien	Wdh.	Sätze	Seite
1	Pilates Push Up	Stand	Zentrierung, Schultergürtelorganisation	3		120
2	Star II	Vierfüßlerstand, linke Seite	Alignment, Zentrierung	1		140
3	Side Kick Series III	Seitenlage links	Alignment, Bewegungslänge	4		136
4	Swimmer	Bauchlage	Zentrierung, Bewegungslänge	5	5	142
5	Side Kick Series III	Seitenlage rechts	Alignment, Bewegungslänge	1		136
6	Star II	Vierfüßlerstand, rechte Seite	Alignment, Zentrierung	6		140
7	Swan	Bauchlage	Bewegungslänge, Gelenkartikulation	3		142
8	Neck Pull	Sitz	Zentrierung, Gelenkartikulation	3		133
9	Corkscrew	Rückenlage	Zentrierung, Gelenkartikulation	2 pro Richtung		133
10	Control Balance	Rückenlage	Zentrierung, Bewegungslänge	1 pro Seite		134
11	Shoulder Bridge II	Rückenlage	Zentrierung, Bewegungslänge	6 pro Seite		129
12	Thigh Circles, Variante	Rückenlage	Atmung, Entspannung	4 pro Richtung		126

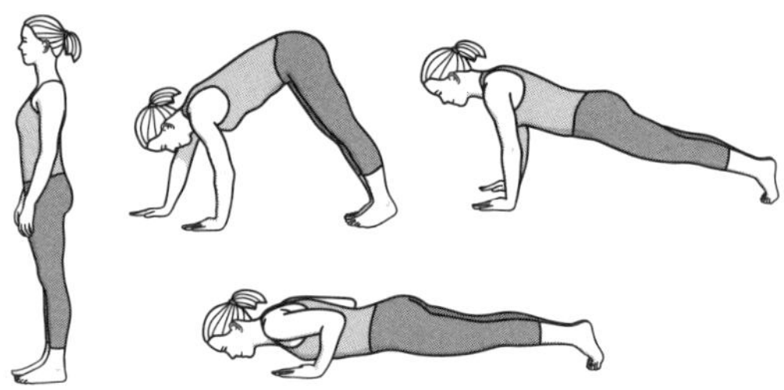

1 Pilates Push Up

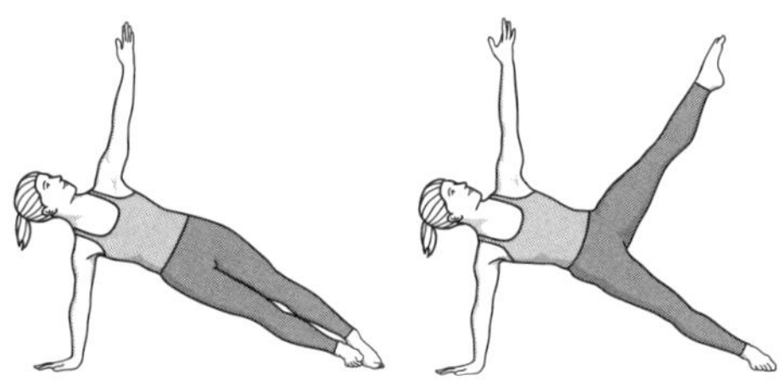

2 Star II

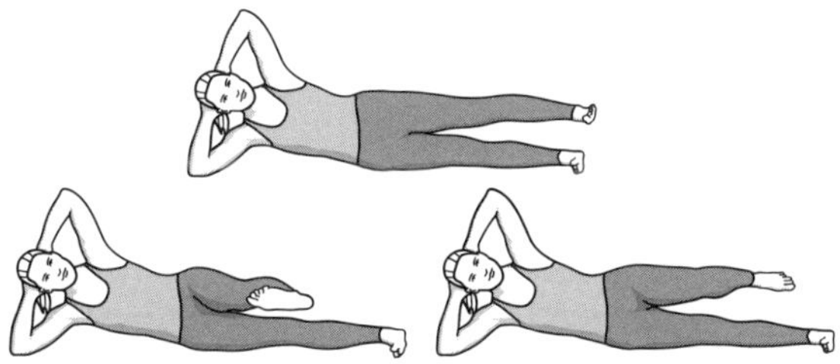

3 Side Kick Series III

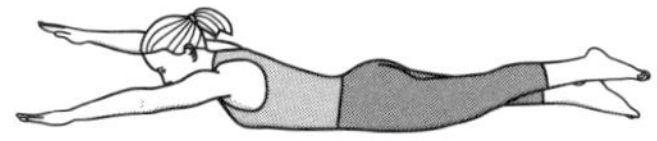

4 Swimmer

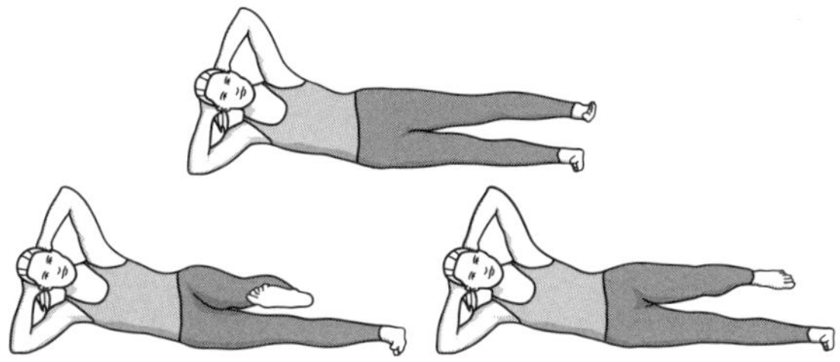

5 Side Kick Series III

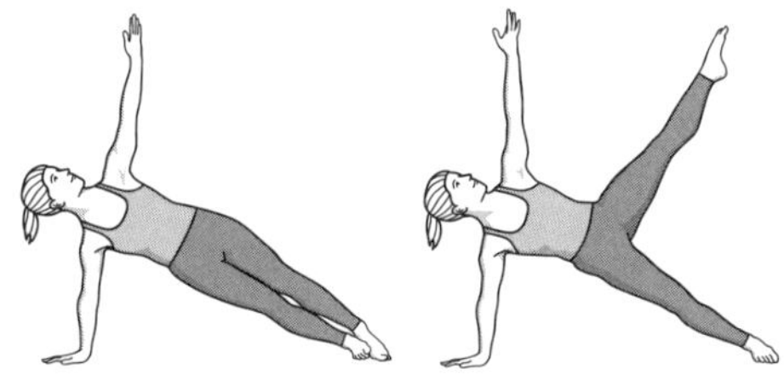

6 Star II

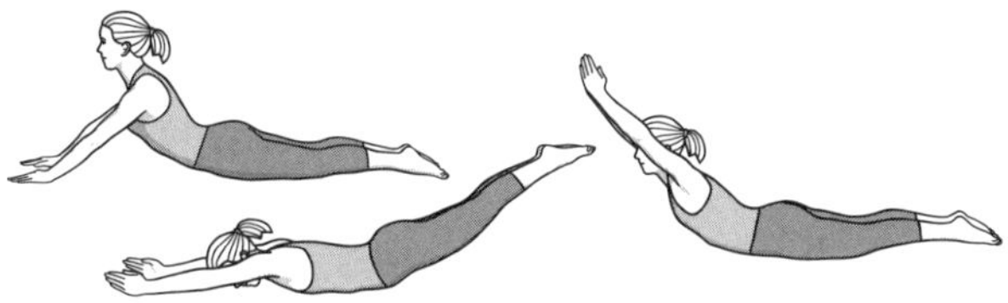

7 Swan

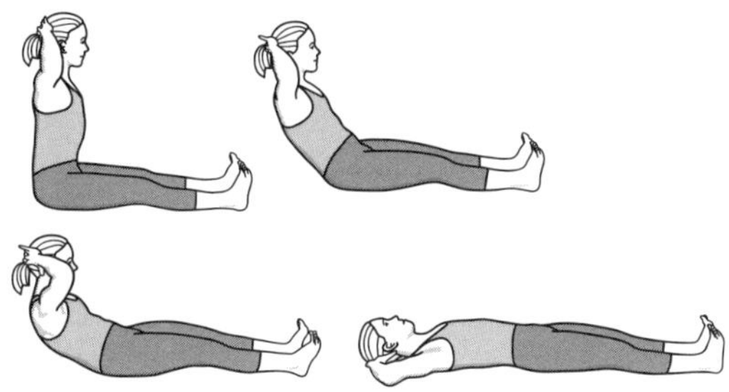

8 Neck Pull

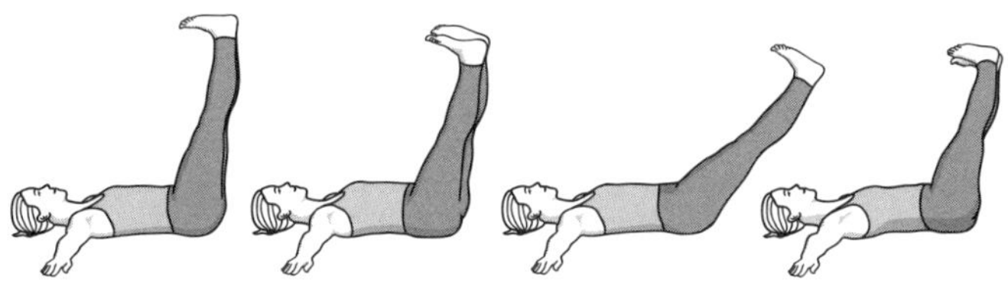

9 Corkscrew

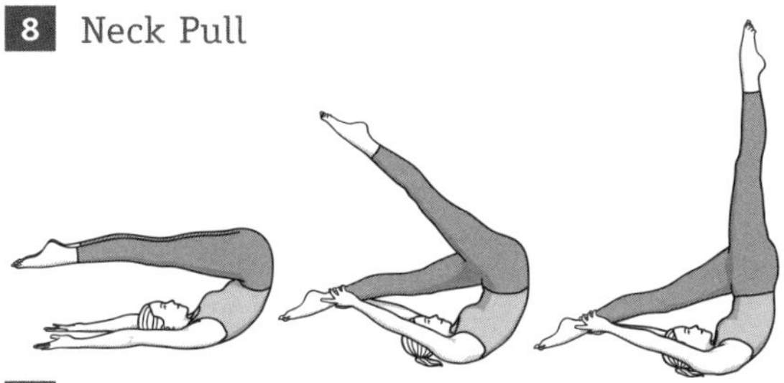

10 Control Balance

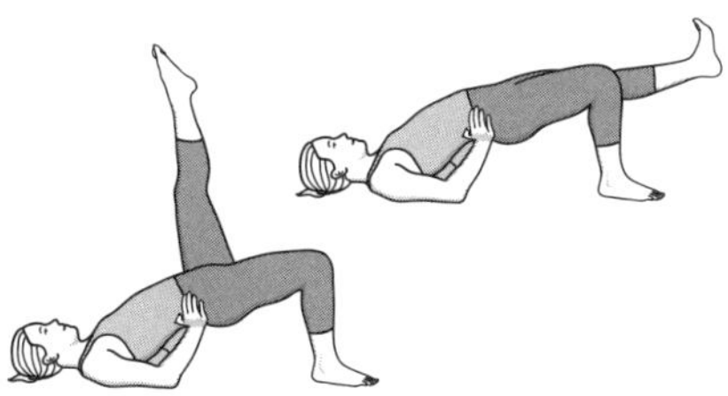

11 Shoulder Bridge II

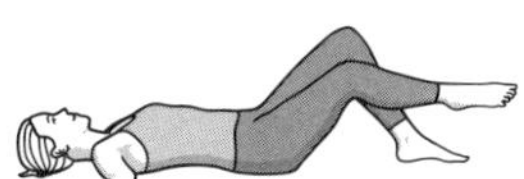

12 Thigh Circles, Variante

21 Das perfekte Powerhouse-Training

Trainingsdauer: 30 Minuten

1 2 **3**

	Übungen	Grundposition	Vorrangige Prinzipien	Wdh.	Sätze	Seite
1	Low Abs III	Rückenlage	Alignment, Zentrierung	6		127
2	Hundreds, Variante 2	Rückenlage	Atmung, Zentrierung	10	5	128
3	Straight Leg Curl Up	Rückenlage	Zentrierung, Gelenkartikulation	4		130
4	Double Straight Leg Stretch	Rückenlage	Zentrierung, Bewegungslänge	4		131
5	Neck Pull	Rückenlage	Zentrierung, Gelenkartikulation	2		133
6	Teaser	Rückenlage	Zentrierung, Bewegungslänge	2		134
7	Side Kick Series II	Seitenlage rechts	Alignment, Bewegungslänge	6		136
8	Twist	Sitz, Füße nach rechts	Zentrierung, Bewegungslänge	2		124
9	Star I	Vierfüßlerstand, rechts	Zentrierung, Bewegungslänge	1		139
10	Push Up	Vierfüßlerstand	Zentrierung, Bewegungslänge	2		138
11	Übungen 9 bis 7 in umgekehrter Reihenfolge auf der anderen Seite wiederholen, dann mit Übung 12 fortfahren.					
12	Swimmer	Bauchlage	Schultergürtelorganisation, Bewegungslänge	5	3	142
13	Swan	Bauchlage	Bewegungslänge, Gelenkartikulation	2		142
14	Arabesque	Vierfüßlerstand	Schultergürtelorganisation, Bewegungslänge	2 pro Seite		139
15	Horizontal Balance	Stand	Alignment, Bewegungslänge	2 pro Seite		120

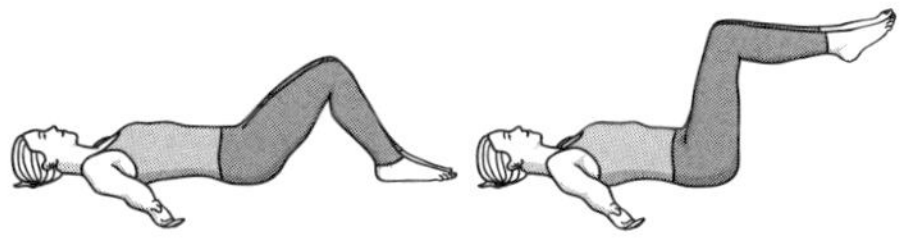

1 Low Abs III

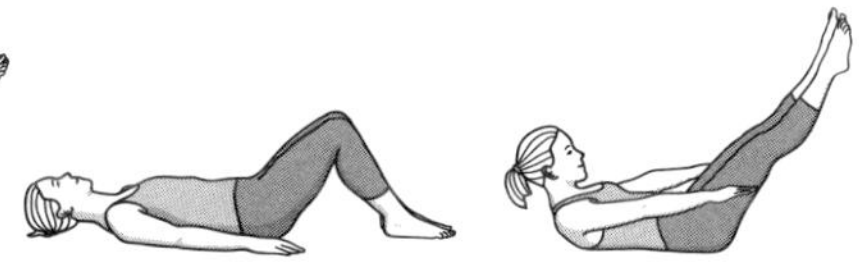

2 Hundreds, Variante 2

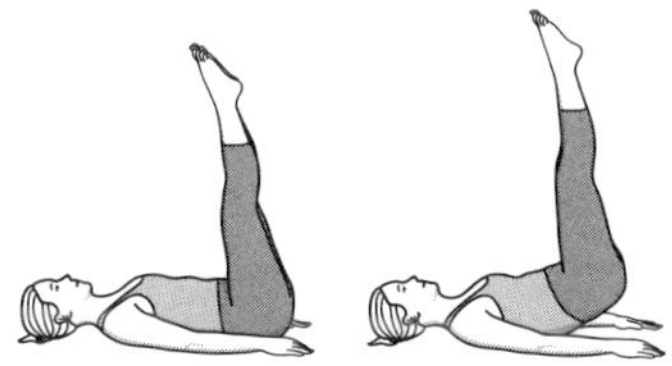

3 Straight Leg Curl Up

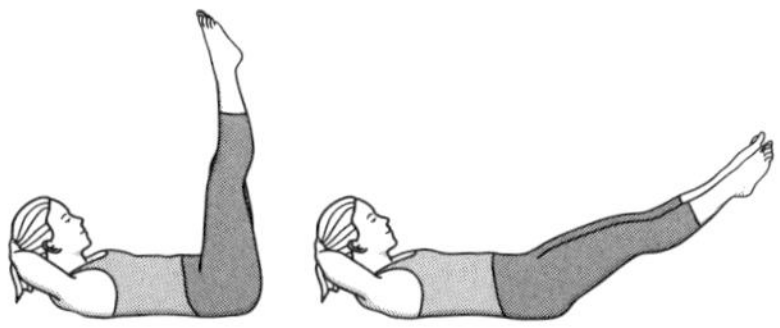

4 Double Straight Leg Stretch

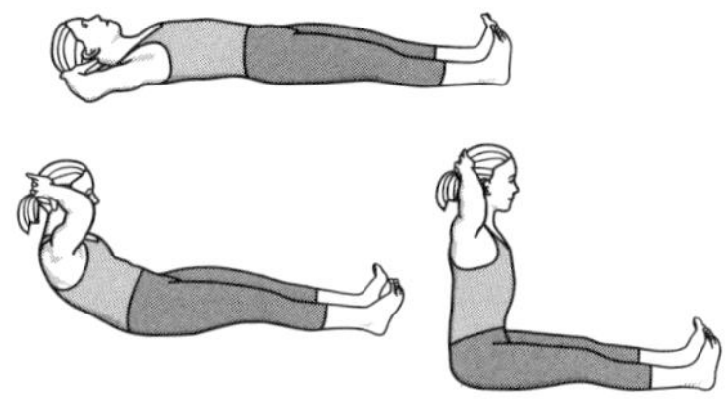

5 Neck Pull

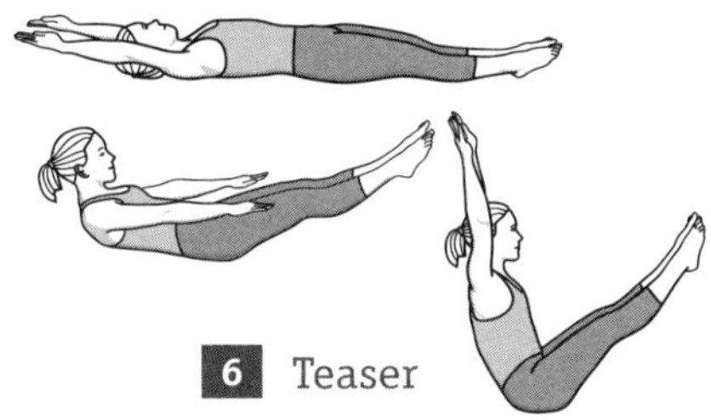

6 Teaser

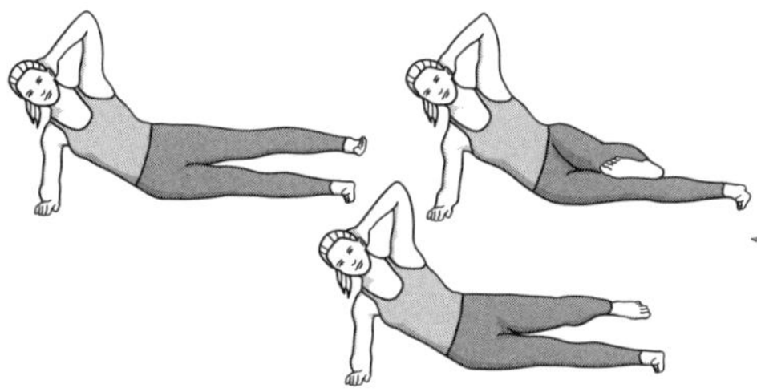

7 Side Kick Series II

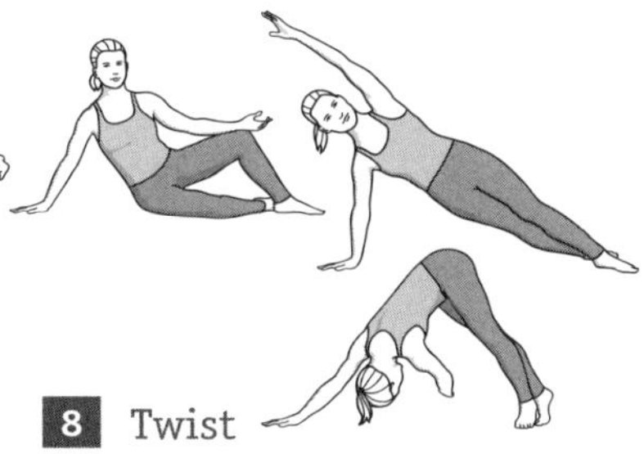

8 Twist

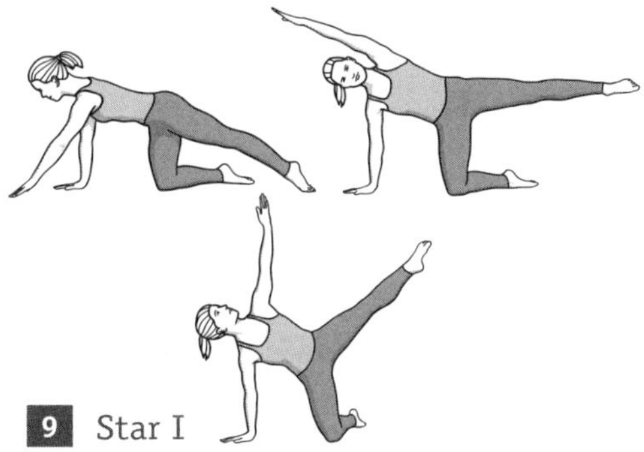

9 Star I

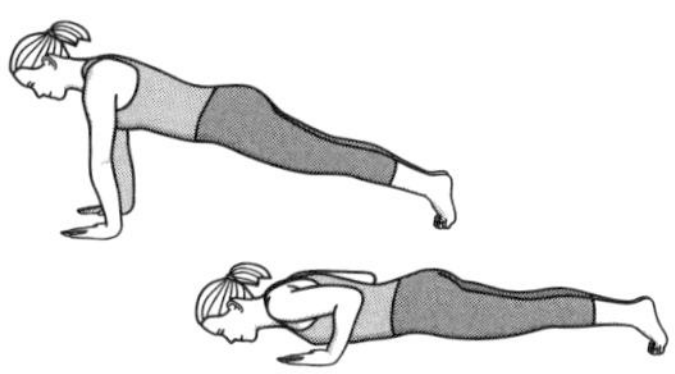

10 Push Up

11 Übungen 9 bis 7 in umgekehrter Reihenfolge auf der anderen Seite wiederholen, dann mit Übung 12 fortfahren.

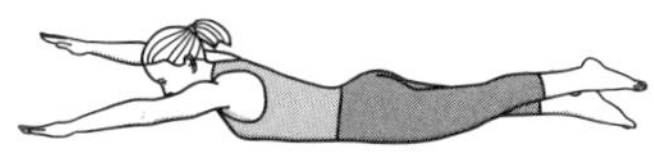

12 Swimmer

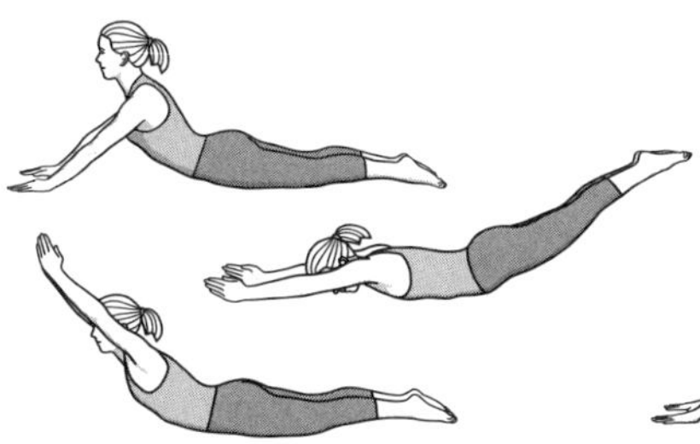

13 Swan

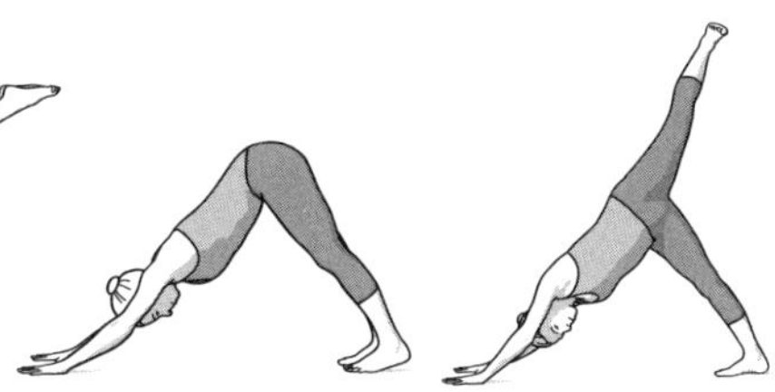

14 Arabesque

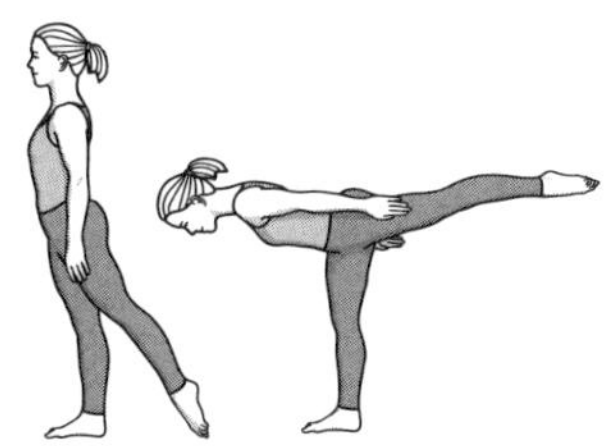

15 Horizontal Balance

22 Für eine elastische, kraftvolle Körpervorder- und -rückseite

1 2 **3**

Trainingsdauer: 20 Minuten

	Übungen	Grundposition	Vorrangige Prinzipien	Wdh.	Sätze	Seite
1	Sternum Drop, Variante	Rückenlage	Zentrierung, Gelenkartikulation	4		125
2	Double Leg Stretch	Rückenlage	Zentrierung, Bewegungslänge	6		131
3	Straight Leg Curl Up	Rückenlage	Zentrierung, Gelenkartikulation	6		130
4	Double Straight Leg Stretch	Rückenlage	Zentrierung, Bewegungslänge	6		131
5	Roll Over	Rückenlage	Zentrierung, Bewegungslänge	2		132
6	Bicycle	Rückenlage	Zentrierung, Bewegungslänge	6		132f.
7	Scissors	Rückenlage	Zentrierung, Bewegungslänge	6		132
8	Control Balance	Rückenlage	Zentrierung, Bewegungslänge	1 pro Seite		134
9	Shoulder Bridge II	Rückenlage	Zentrierung, Bewegungslänge	6 pro Seite		129
10	Side Kick Series III	Seitenlage rechts	Schultergürtelorganisation, Bewegungslänge	6		136
11	Swimmer	Bauchlage	Zentrierung, Bewegungslänge	5	3	142
12	Side Kick Series III	Seitenlage links	Schultergürtelorganisation, Bewegungslänge	6		136
13	Swan	Bauchlage	Bewegungslänge, Gelenkartikulation	4		142
14	Arabesque	Vierfüßlerstand	Schultergürtelorganisation, Bewegungslänge	3 pro Seite		139
15	Pilates Push Up, im Stand beenden	Stand	Schultergürtelorganisation, Gelenkartikulation	3		120
16	Horizontal Balance	Stand	Alignment, Bewegungslänge	2 pro Seite		120

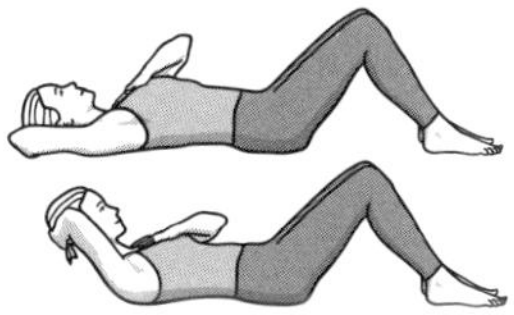

1 Sternum Drop, Variante

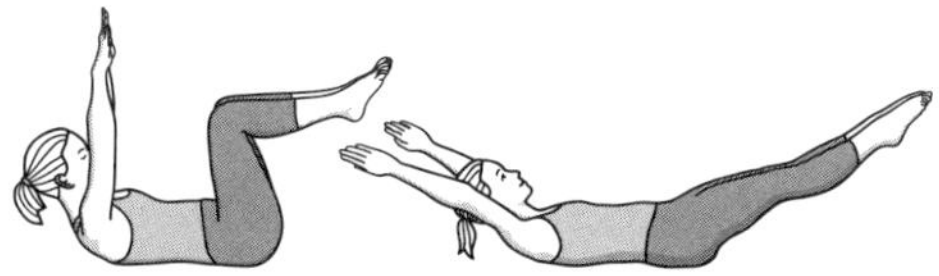

2 Double Leg Stretch

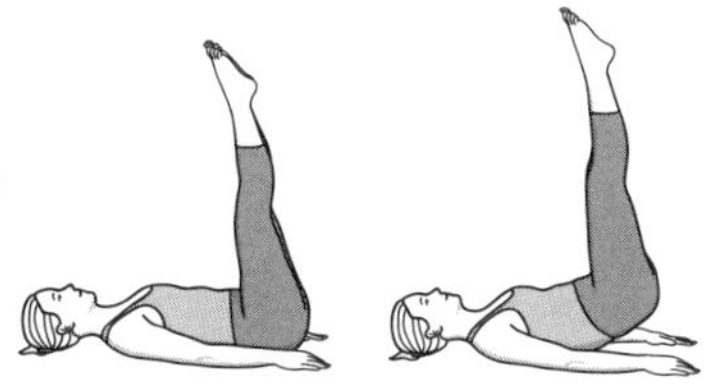

3 Straight Leg Curl Up

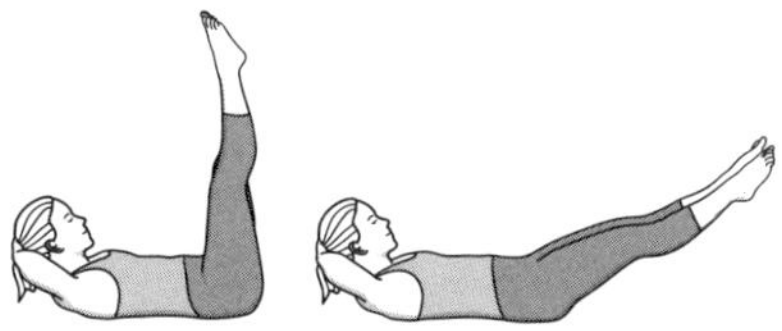

4 Double Straight Leg Stretch

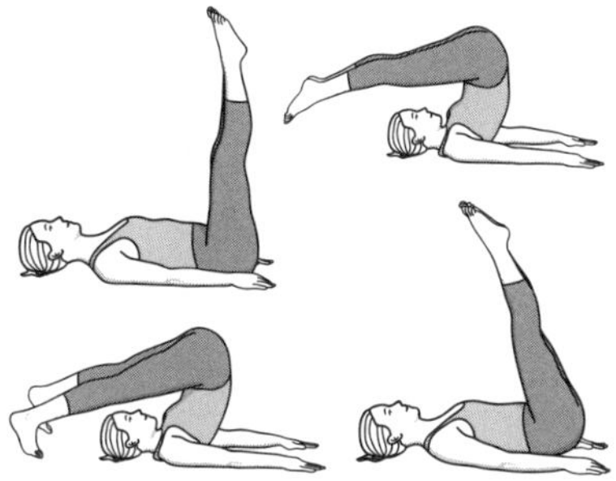

5 Roll Over

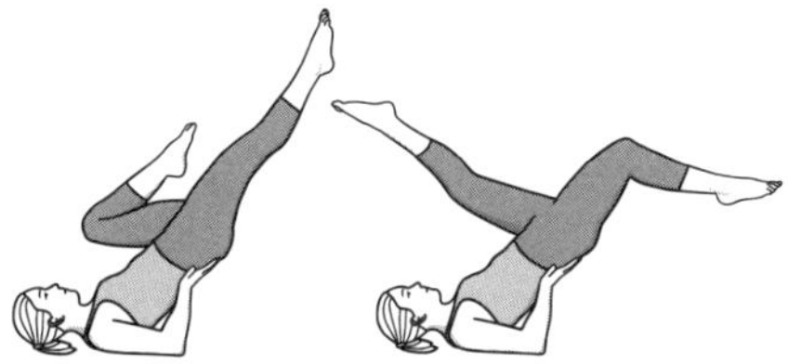

6 Bicycle

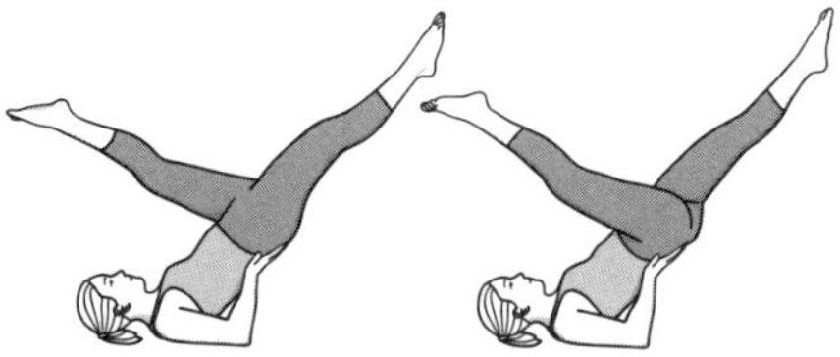

7 Scissors

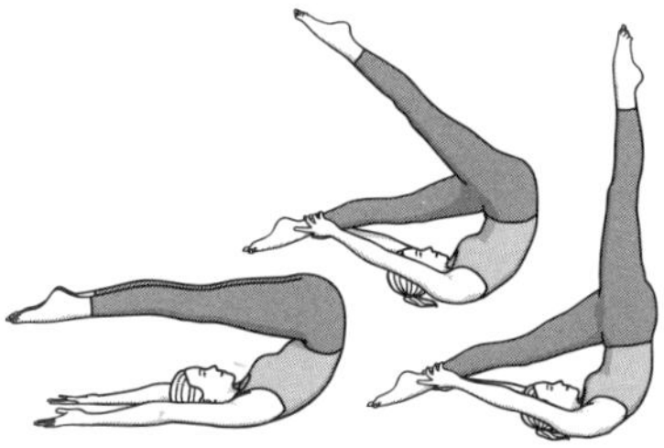

8 Control Balance

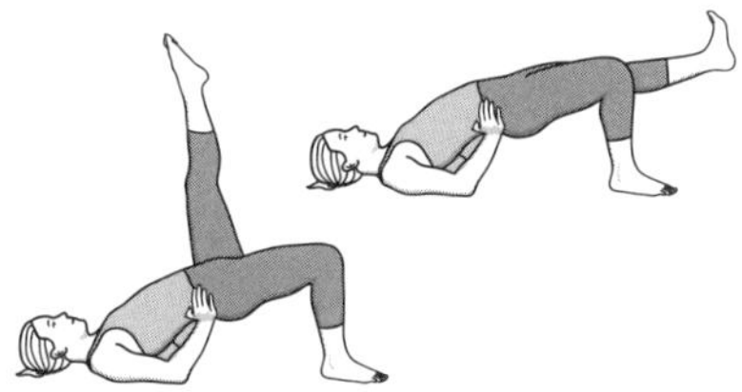

9 Shoulder Bridge II

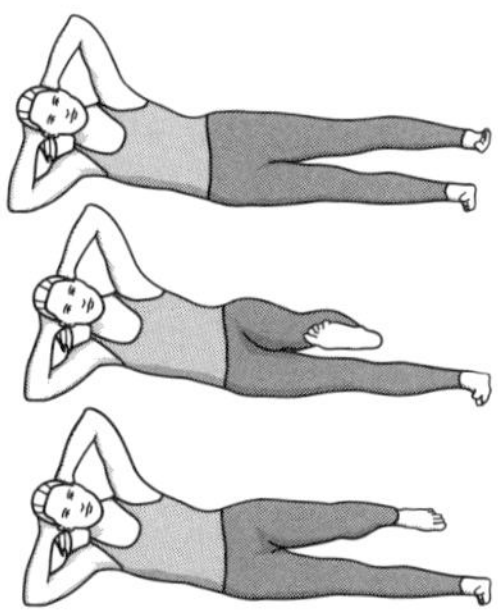

10 Side Kick Series III

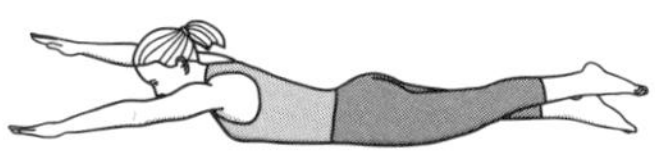

11 Swimmer

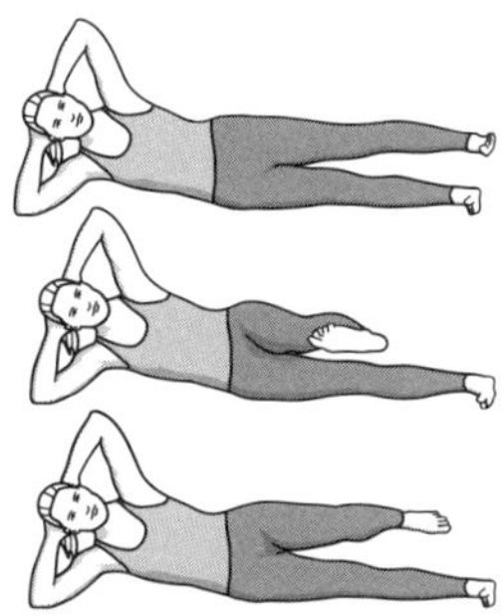

12 Side Kick Series III

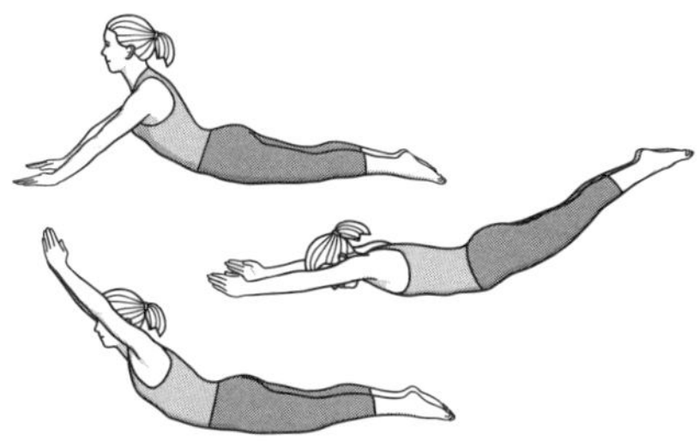

13 Swan

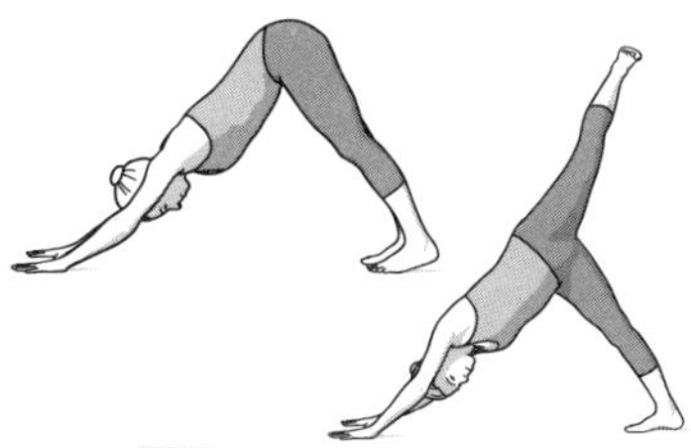

14 Arabesque

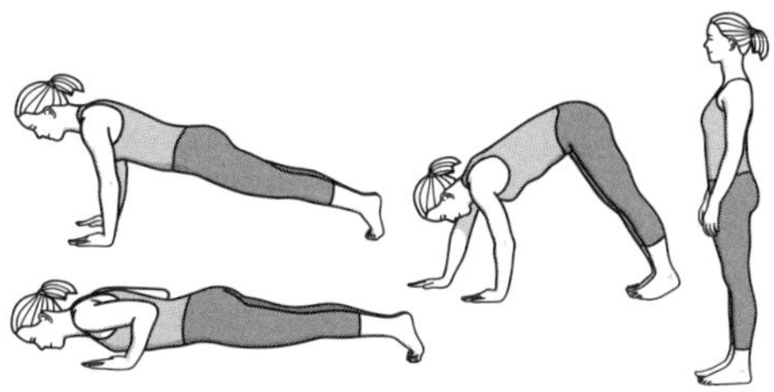

15 Pilates Push Up

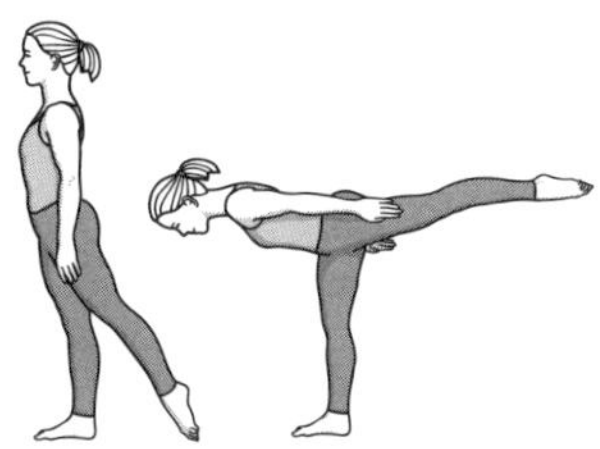

16 Horizontal Balance

23 Bewegliche Hüften, stabiles Becken für Einsteiger

1 2 3

Trainingsdauer: 30 Minuten

	Übungen	Grundposition	Vorrangige Prinzipien	Wiederholungen	Seite
1	Thigh Circles, Variante	Rückenlage	Entspannung, Gelenkartikulation	6 pro Richtung	126
2	Thigh Circles	Rückenlage rechts	Zentrierung, Gelenkartikulation	4 pro Richtung	126
3	Low Abs I	Rückenlage rechts	Zentrierung, Gelenkartikulation	4	126
4	Leg Circles I	Rückenlage rechts	Zentrierung, Gelenkartikulation	4 pro Richtung	129
5	Shoulder Bridge I, Variante	Rückenlage, rechtes Bein	Bewegungslänge, Gelenkartikulation	8	128
6	Bridging	Rückenlage	Zentrierung, Gelenkartikulation	4	128
7	Shoulder Bridge I	Rückenlage, rechtes Bein	Zentrierung, Gelenkartikulation	4	128
8	Übungen 2 bis 7 auf der anderen Seite wiederholen, dann mit Übung 9 fortfahren.				
9	Abduction I	Seitenlage rechts	Zentrierung, Gelenkartikulation	8	135
10	Abduction II	Seitenlage rechts	Zentrierung, Gelenkartikulation	8	135
11	Side Kick Series I Parallel	Seitenlage rechts	Zentrierung, Gelenkartikulation	4	135
12	Side Kick Series Turnout	Seitenlage rechts	Zentrierung, Gelenkartikulation	4	136
13	Stretching Dog	Vierfüßlerstand	Alignment, Bewegungslänge	4 pro Seite	137
14	Übungen 9 bis 12 auf der anderen Seite wiederholen, dann mit Übung 15 fortfahren.				
15	Up Stretch	Vierfüßlerstand	Zentrierung, Bewegungslänge	3	138
16	Roll Down, im Stand beenden	Stand	Zentrierung, Gelenkartikulation	2	120

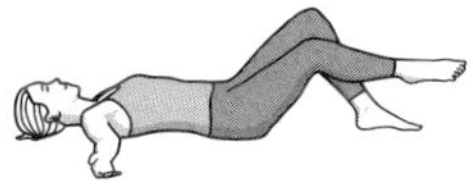

1 Thigh Circles, Variante

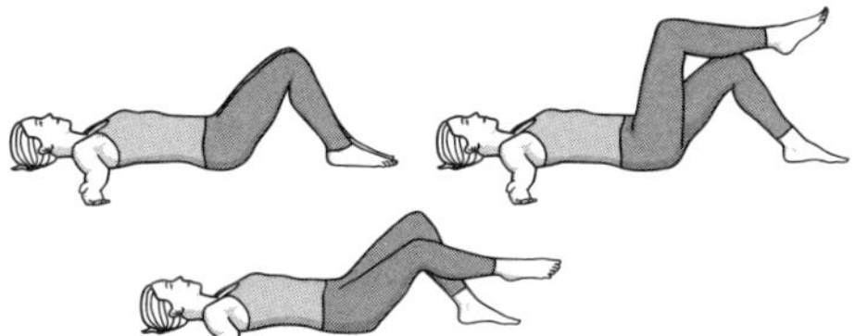

2 Thigh Circles

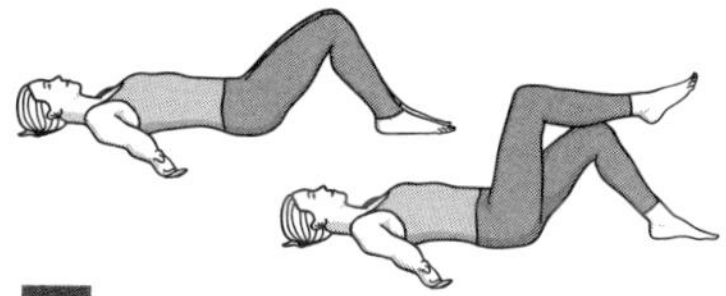

3 Low Abs I

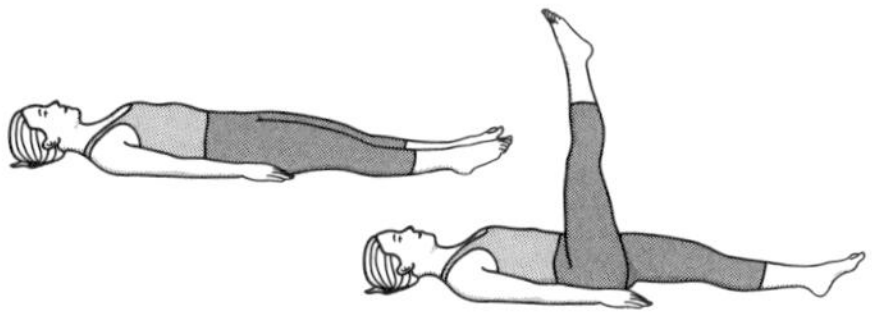

4 Leg Circles I

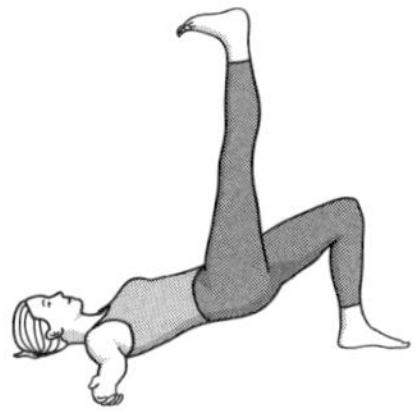

5 Shoulder Bridge I, Variante

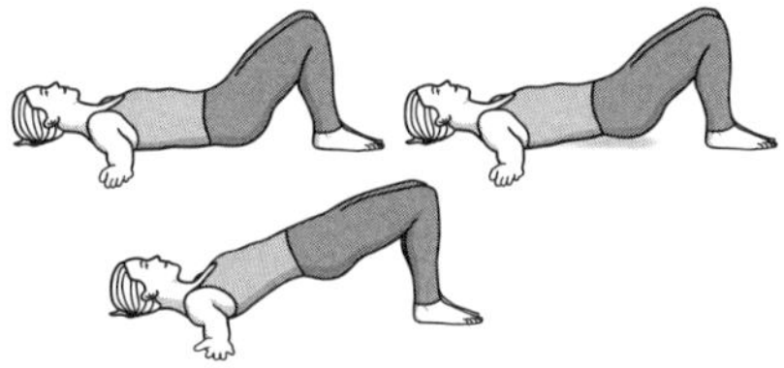

6 Bridging

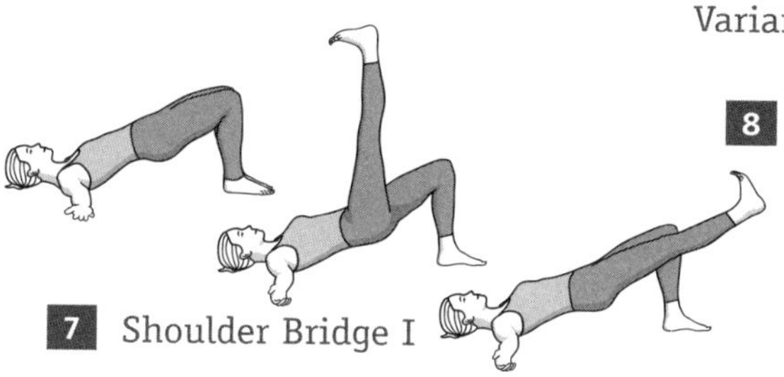

7 Shoulder Bridge I

8 Übungen 2 bis 7 auf der anderen Seite wiederholen, dann mit Übung 9 fortfahren.

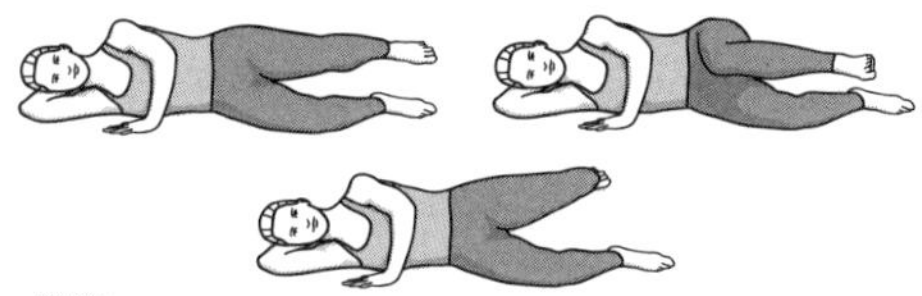

9 Abduction I

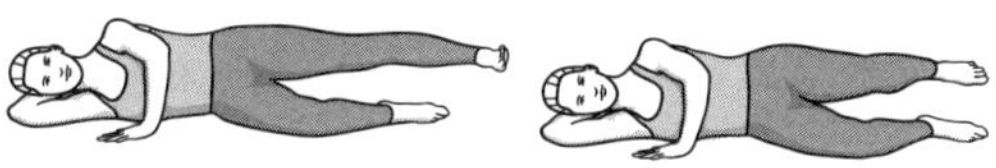

10 Abduction II

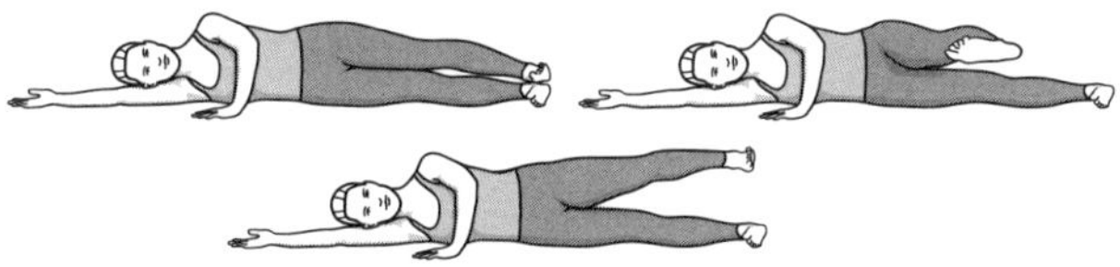

11 Side Kick Series I Parallel

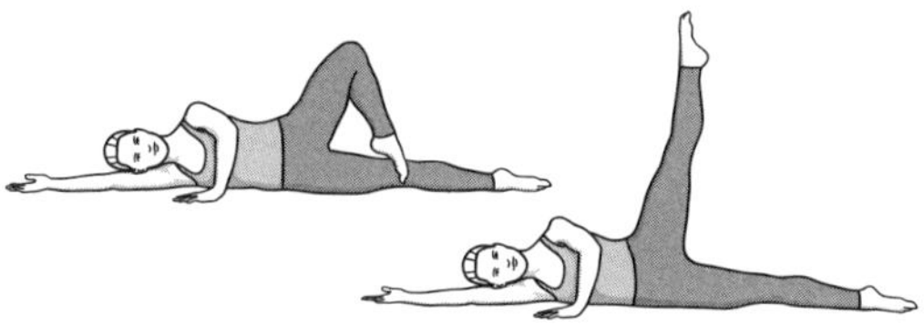

12 Side Kick Series Turnout

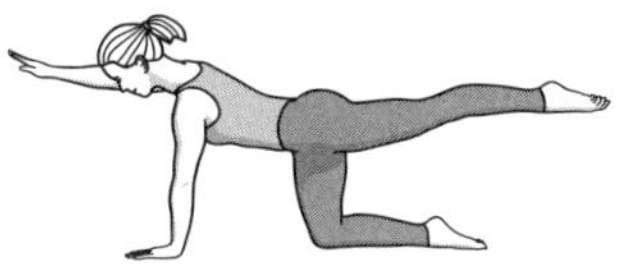

13 Stretching Dog

14 Übungen 9 bis 12 auf der anderen Seite wiederholen, dann mit Übung 15 fortfahren.

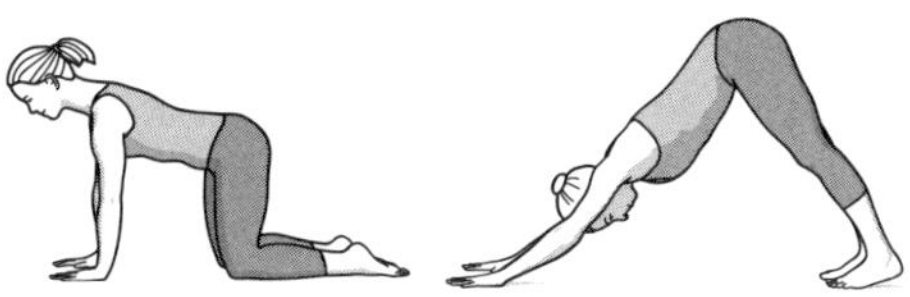

15 Up Stretch

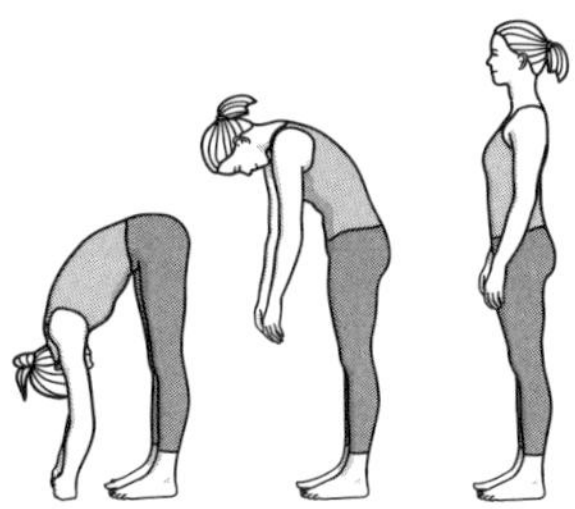

16 Roll Down, im Stand beenden

24 Bewegliche Hüften, stabiles Becken für Fortgeschrittene

1 **2** 3

Trainingsdauer: 20 Minuten

	Übungen	Grundposition	Vorrangige Prinzipien	Wiederholungen	Seite
1	Thigh Circles, Variante	Rückenlage	Entspannung, Gelenkartikulation	6	126
2	Low Abs I	Rückenlage	Zentrierung, Gelenkartikulation	4 pro Seite	126
3	Single Leg Stretch	Rückenlage	Zentrierung, Gelenkartikulation	8 pro Seite	130
4	Leg Circles I	Rückenlage links	Zentrierung, Gelenkartikulation	4 pro Richtung	129
5	Leg Circles II	Rückenlage links	Zentrierung, Gelenkartikulation	4 pro Richtung	129
6	Side Kick Series II	Seitenlage rechts	Zentrierung, Gelenkartikulation	8	136
7	Side Kick Series I Turnout	Seitenlage rechts	Zentrierung, Gelenkartikulation	4	136
8	Übungen 4 bis 7 auf der anderen Seite wiederholen, dann mit Übung 9 fortfahren.				
9	Single Leg Kick	Bauchlage	Zentrierung, Gelenkartikulation	4 pro Seite	141
10	Double Leg Kick	Bauchlage	Bewegungslänge, Gelenkartikulation	6	141
11	Mad Cat Stretch	Vierfüßlerstand	Bewegungslänge, Gelenkartikulation	4	137
12	Kneeling Side Kick	Vierfüßlerstand	Zentrierung, Gelenkartikulation	4 pro Seite	139
13	Roll Down, im Stand beenden	Stand	Zentrierung, Gelenkartikulation	2	120

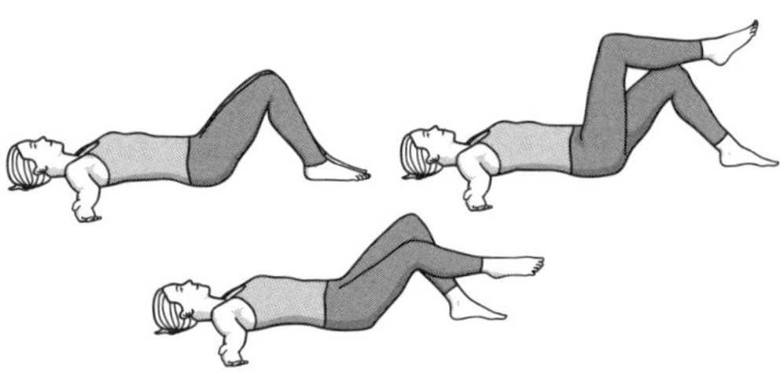

1 Thigh Circles, Variante

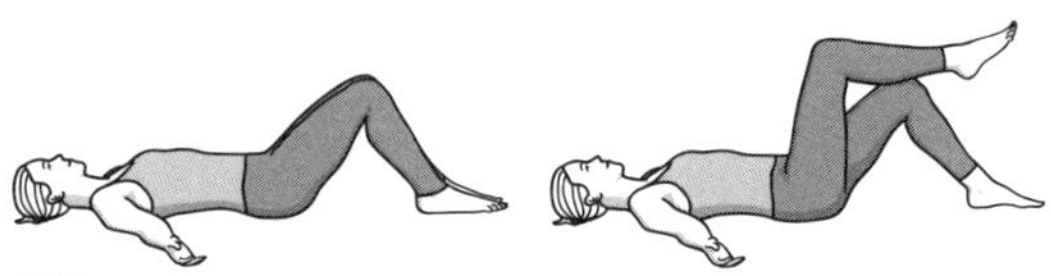

2 Low Abs I

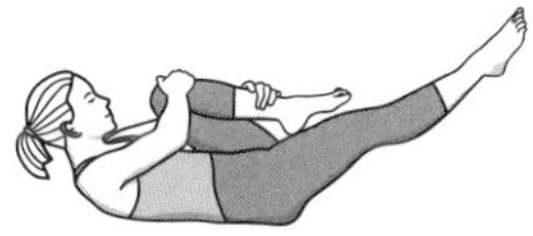

3 Single Leg Stretch

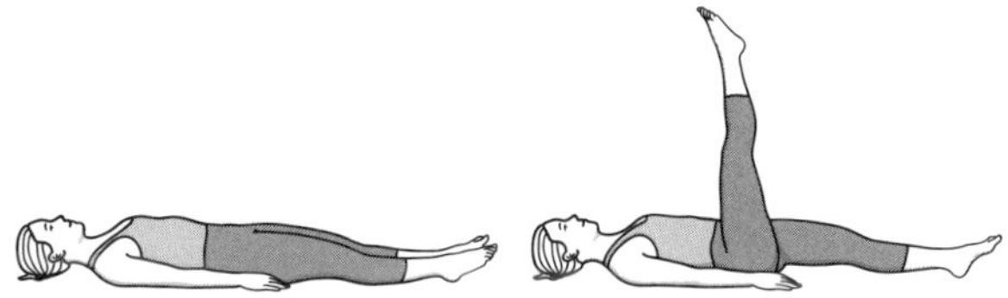

4 Leg Circles I

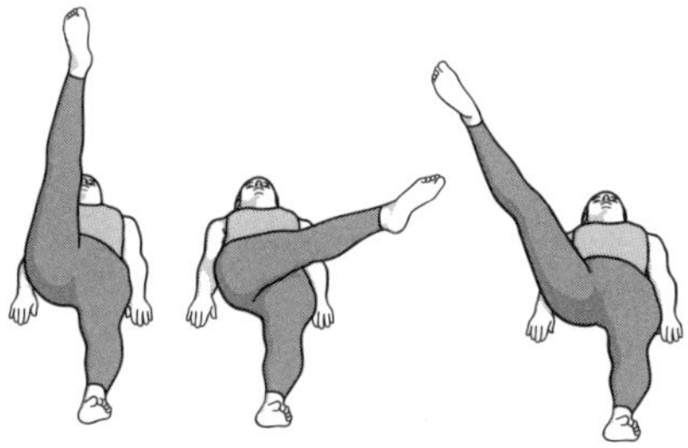

5 Leg Circles II

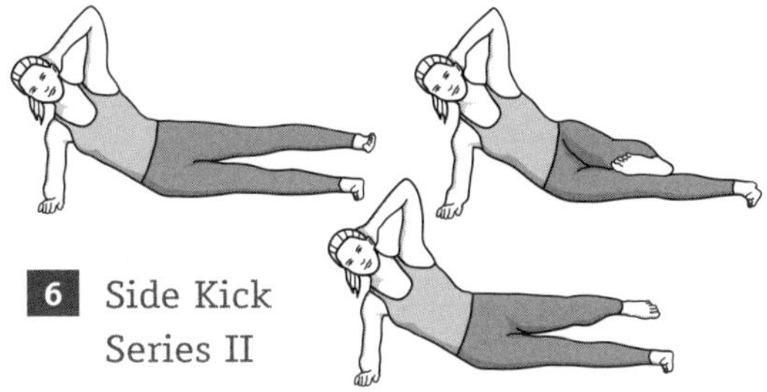

6 Side Kick Series II

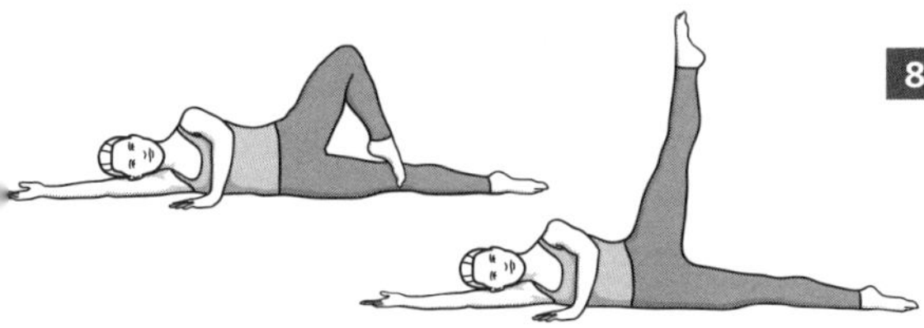

7 Side Kick Series I Turnout

8 Übungen 4 bis 7 auf der anderen Seite wiederholen, dann mit Übung 9 fortfahren.

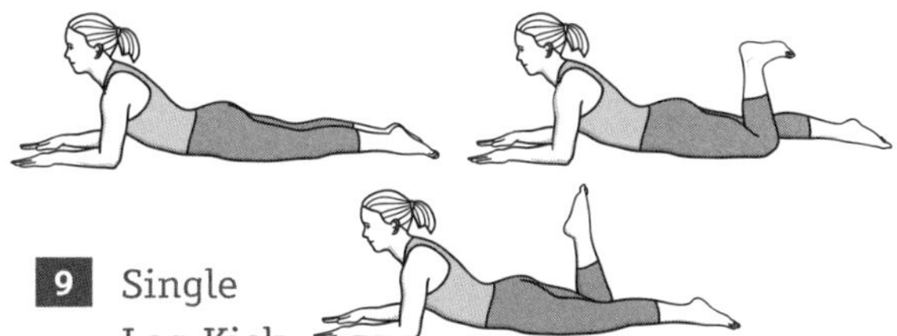

9 Single Leg Kick

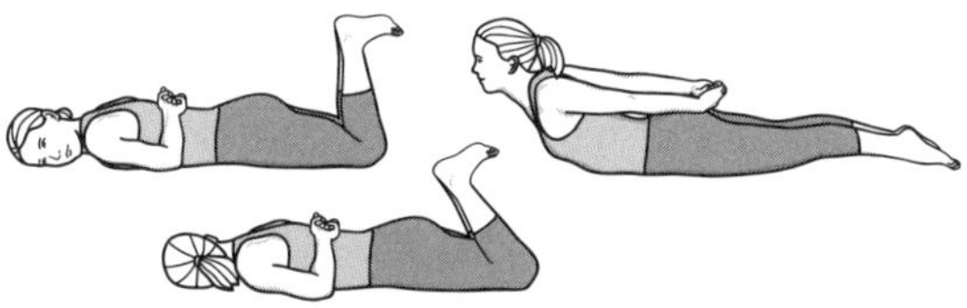

10 Double Leg Kick

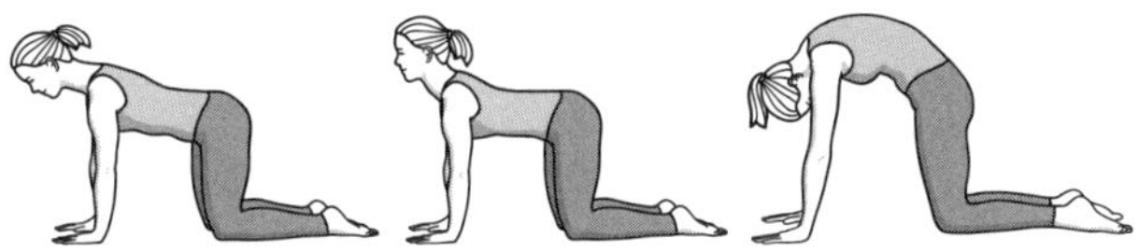

11 Mad Cat Stretch

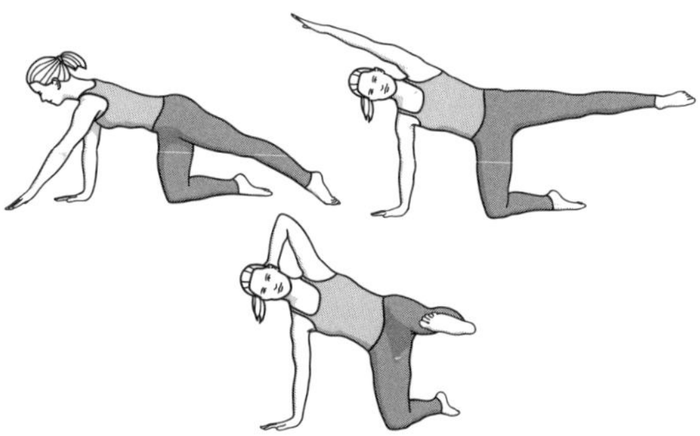

12 Kneeling Side Kick

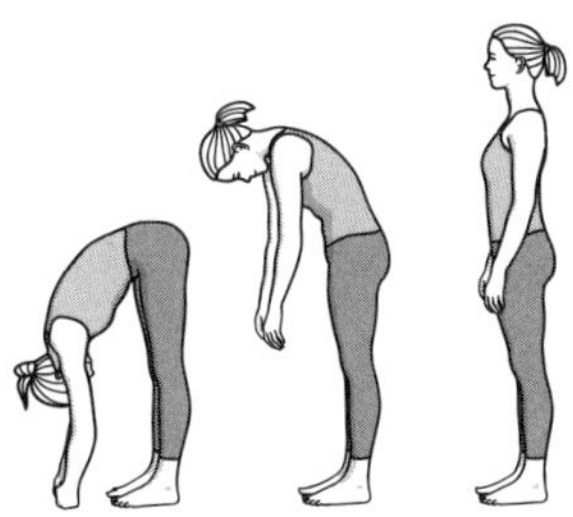

13 Roll Down, im Stand beenden

25 Für elastische Beinrückseiten

Trainingsdauer: 20 Minuten

1 2 3

	Übungen	Grundposition	Vorrangige Prinzipien	Wdh.	Seite
1	Roll Down	Stand	Bewegungslänge, Gelenkartikulation	4	120
2	Up Stretch	Vierfüßlerstand	Bewegungslänge, Gelenkartikulation	4	138
3	Abduction II	Seitenlage rechts	Alignment, Bewegungslänge	8	135
4	Side Kick Series I Parallel	Seitenlage rechts	Alignment, Bewegungslänge	8	135
5	Shoulder Bridge I, Variante	Rückenlage linkes Bein	Alignment, Bewegungslänge	8	128
6	Roll Up, Variante 2	Rückenlage, linkes Bein gestreckt	Bewegungslänge, Gelenkartikulation	4	127
7	Übungen 3 bis 6 auf der anderen Seite wiederholen, dann mit Übung 8 fortfahren.				
8	Single Straight Leg Stretch	Rückenlage	Zentrierung, Bewegungslänge	6	131
9	Roll Over	Rückenlage	Bewegungslänge, Gelenkartikulation	2	132
10	Scissors	Rückenlage	Zentrierung, Bewegungslänge	6	132
11	Spine Twist	Sitz	Bewegungslänge, Gelenkartikulation	4 pro Seite	123
12	Saw	Sitz	Bewegungslänge, Gelenkartikulation	4	123
13	Open Leg Rocker	Sitz	Zentrierung, Bewegungslänge	4	122
14	Back Support	Sitz	Schultergürtel Organisation, Bewegungslänge	3 pro Seite	124
15	Roll Down, im Stand beenden	Stand	Bewegungslänge, Gelenkartikulation	2	120

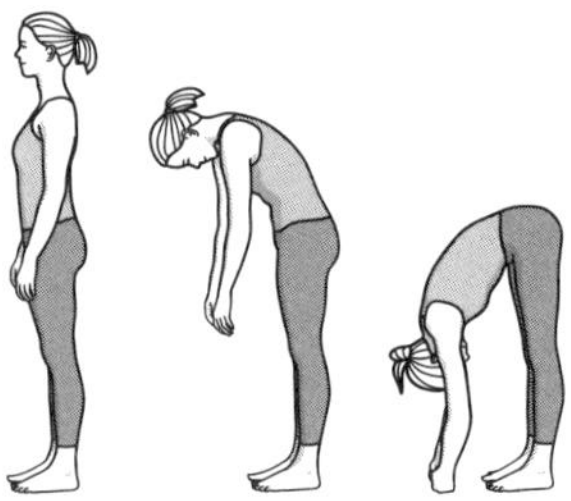

1 Roll Down

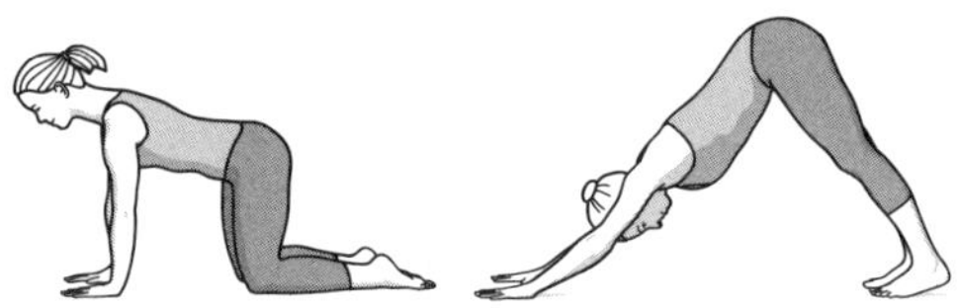

2 Up Stretch

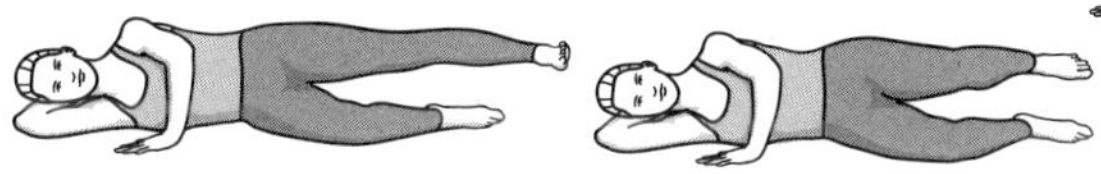

3 Abduction II

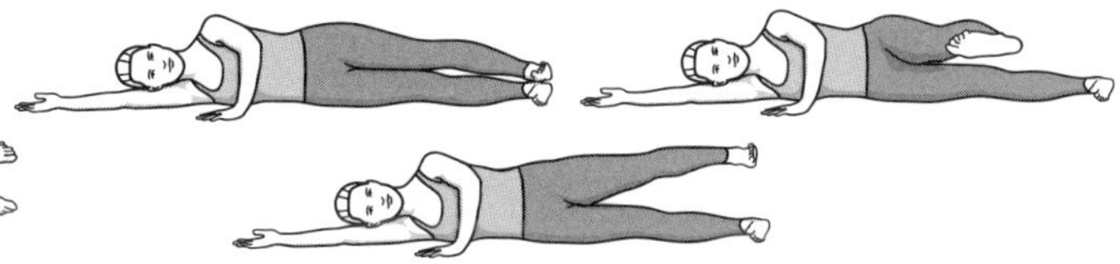

4 Side Kick Series I Parallel

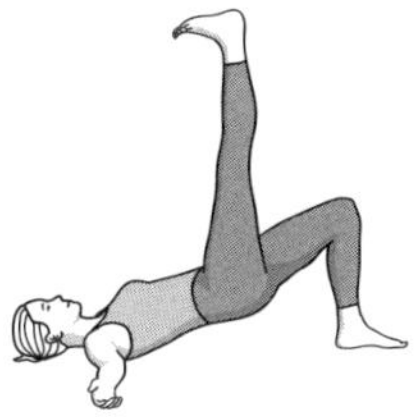

5 Shoulder Bridge I, Variante

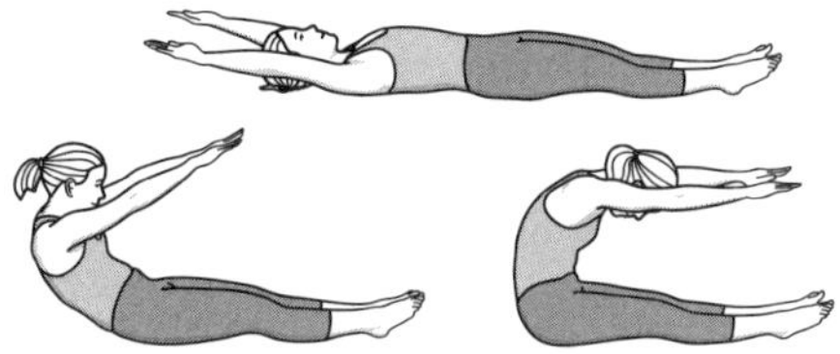

6 Roll Up, Variante 2

7 Übungen 3 bis 6 auf der anderen Seite wiederholen, dann mit Übung 8 fortfahren.

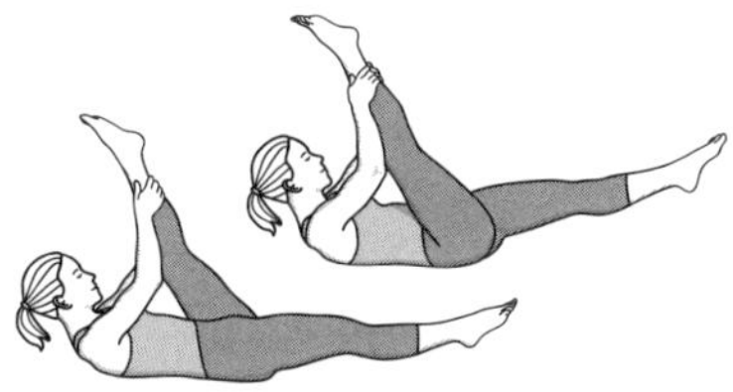

8 Single Straight Leg Stretch

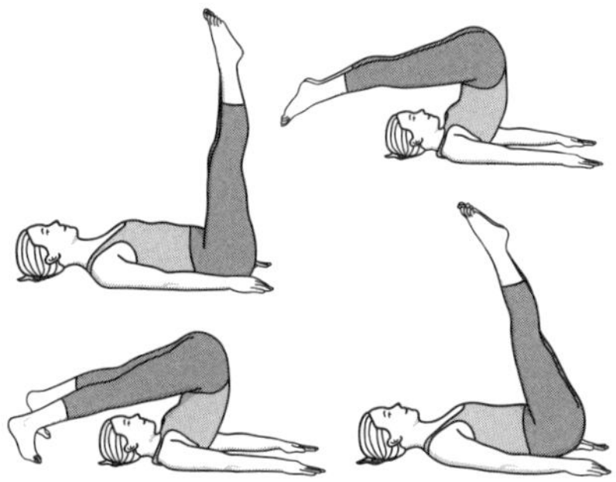

9 Roll Over

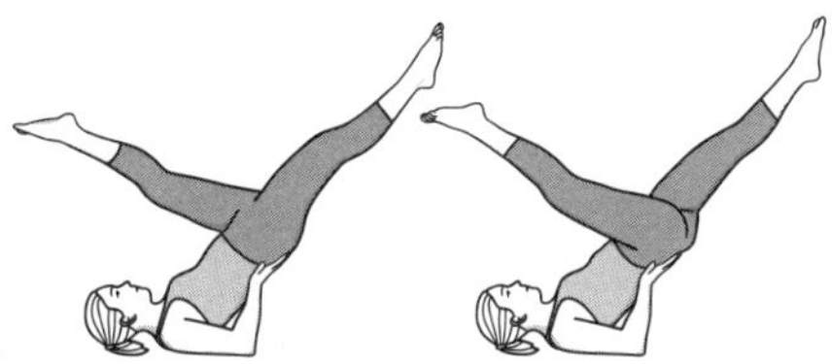

10 Scissors

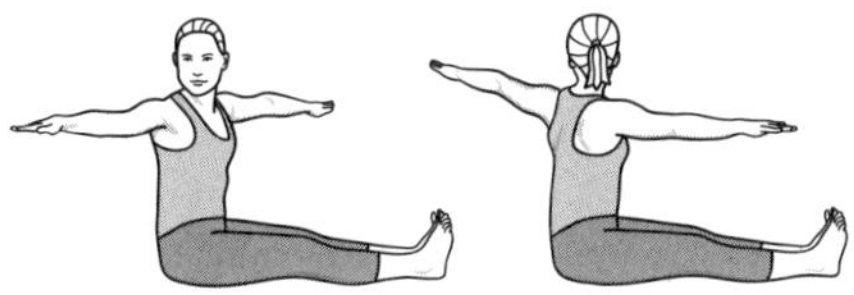

11 Spine Twist

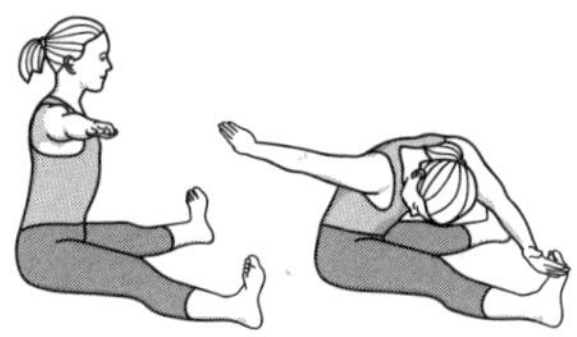

12 Saw

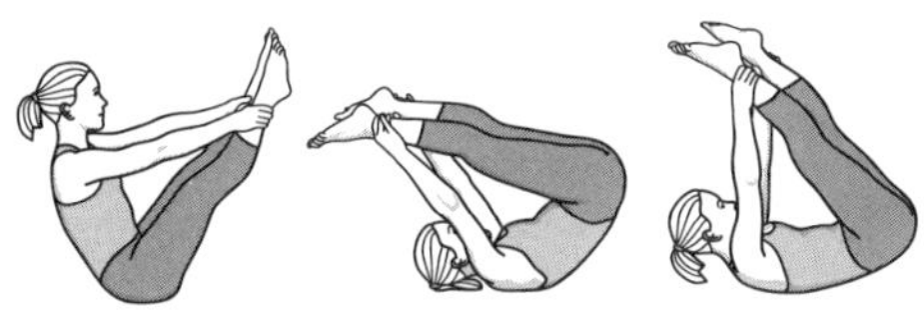

13 Open Leg Rocker

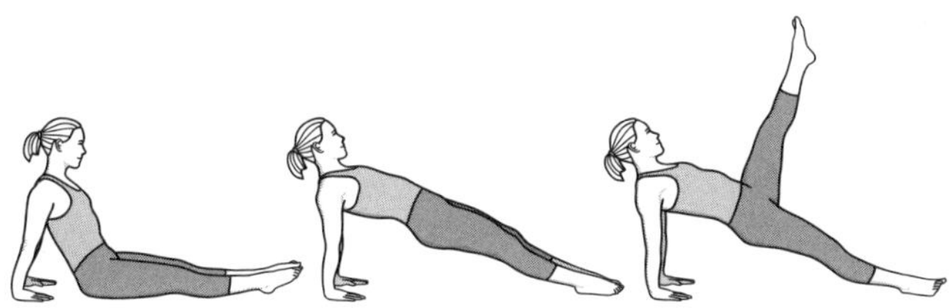

14 Back Support

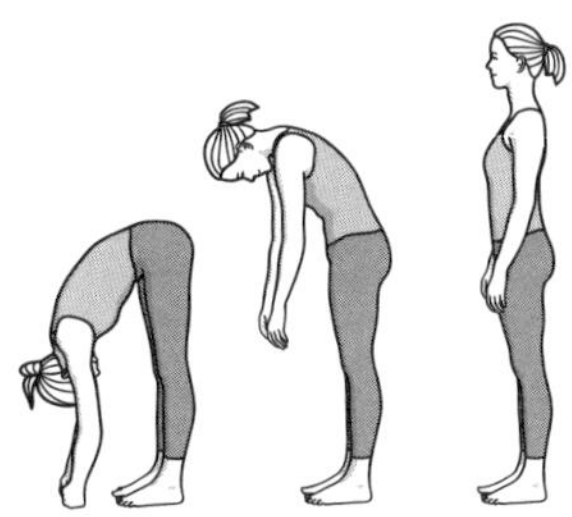

15 Roll Down, im Stand beenden

26 Bauch, Beine, Po

Trainingsdauer: 30 Minuten

	Übungen	Grundposition	Vorrangige Prinzipien	Wdh.	Sätze	Seite
1	Abduction I	Seitenlage	Alignment, Zentrierung	8		135
2	Abduction II	Seitenlage	Alignment, Zentrierung	8		135
3	Shoulder Bridge I, Variante	Rückenlage, linkes Bein	Alignment, Bewegungslänge	8		128
4	Bridging	Rückenlage	Zentrierung, Gelenkartikulation	6		128
5	Sternum Drop, Variante	Rückenlage	Zentrierung, Gelenkartikulation	6		125
6	Low Abs III	Rückenlage	Alignment, Zentrierung	6		127
7	Straight Leg Curl Up	Rückenlage	Zentrierung, Gelenkartikulation	6		130
8	Double Straight Leg Stretch	Rückenlage	Zentrierung, Gelenkartikulation	6		131
9	Teaser	Rückenlage	Zentrierung, Gelenkartikulation	4		134
10	Shoulder Bridge II	Rückenlage, rechtes Bein	Bewegungslänge, Gelenkartikulation	4	2	129
11	Side Kick Series I Turnout	Seitenlage links	Zentrierung, Bewegungslänge	8		136
12	Side Kick Series I Parallel	Seitenlage links	Zentrierung, Bewegungslänge	8		135
13	Swimmer	Bauchlage	Zentrierung, Bewegungslänge	5	3	142
14	Übungen 12, 11 und 10 in umgekehrter Reihenfolge auf der anderen Seite wiederholen, dann mit Übung 15 fortfahren.					
15	Neck Pull	Rückenlage	Zentrierung, Gelenkartikulation	3		133
16	Breathing	Sitz	Atmung, Entspannung	6		121

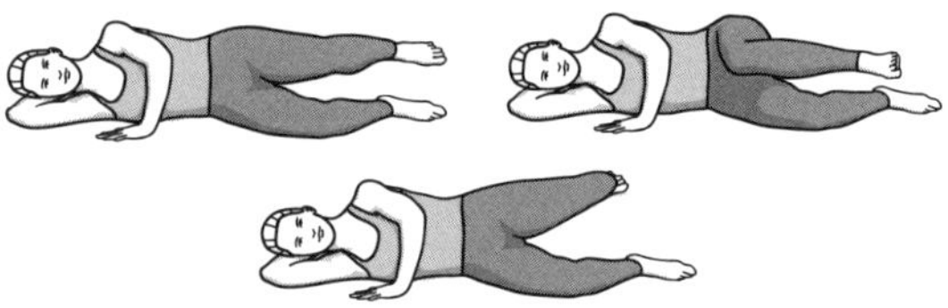

1 Abduction I

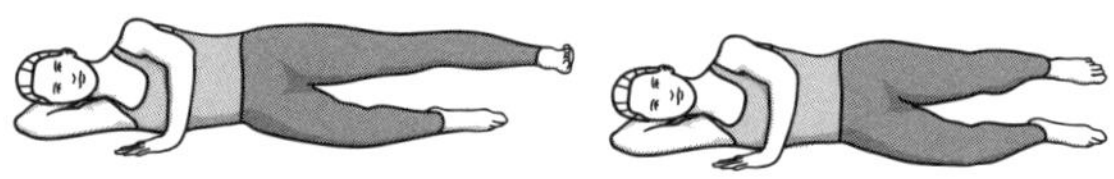

2 Abduction II

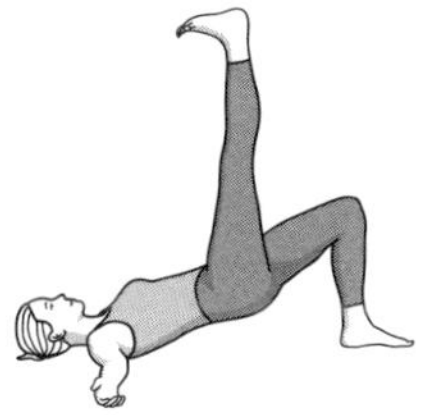

3 Shoulder Bridge I, Variante

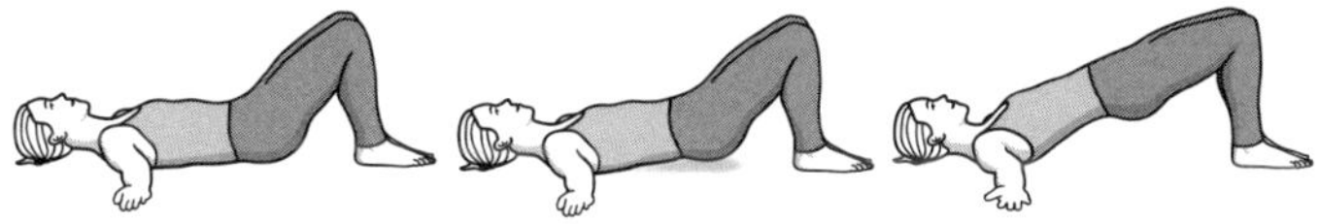

4 Bridging

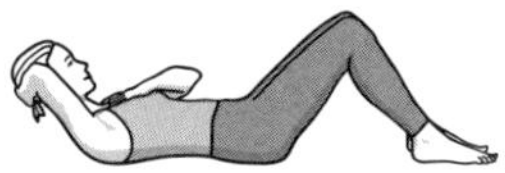

5 Sternum Drop, Variante

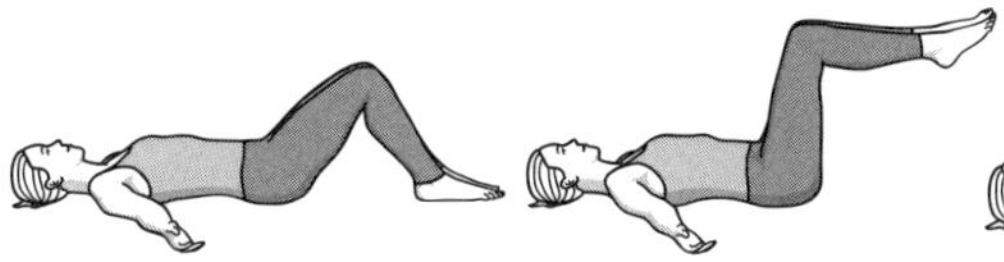

6 Low Abs III

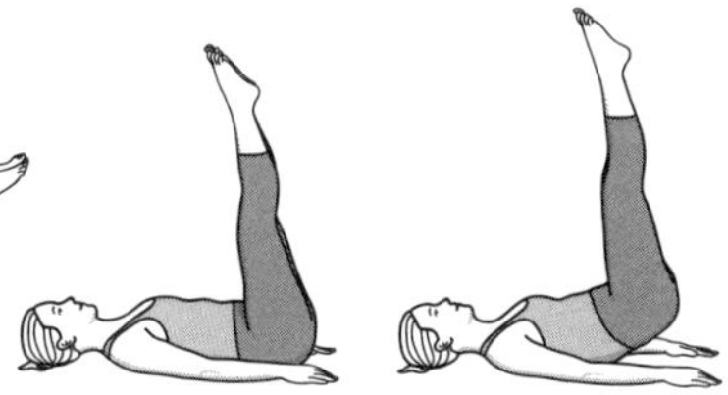

7 Straight Leg Curl Up

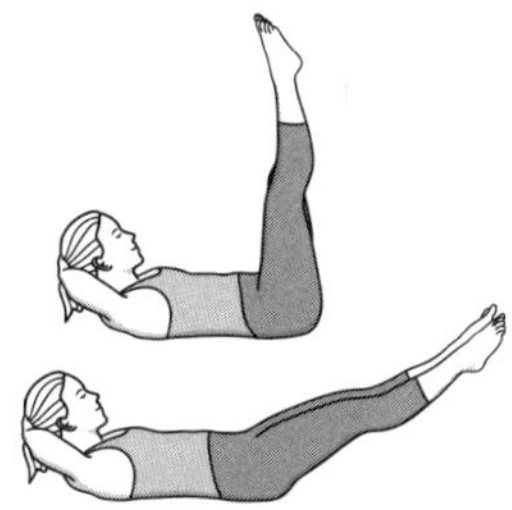

8 Double Straight Leg Stretch

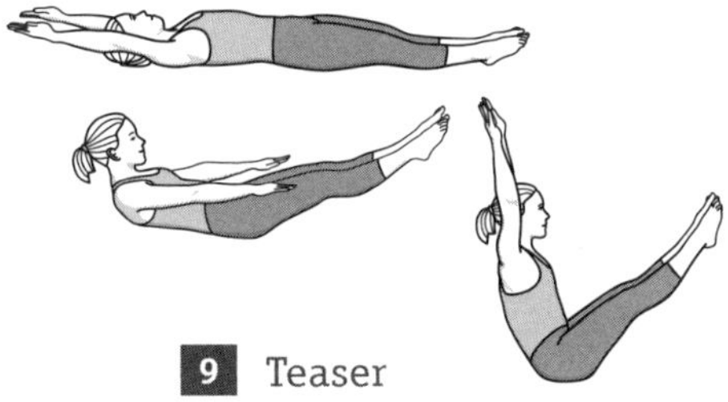

9 Teaser

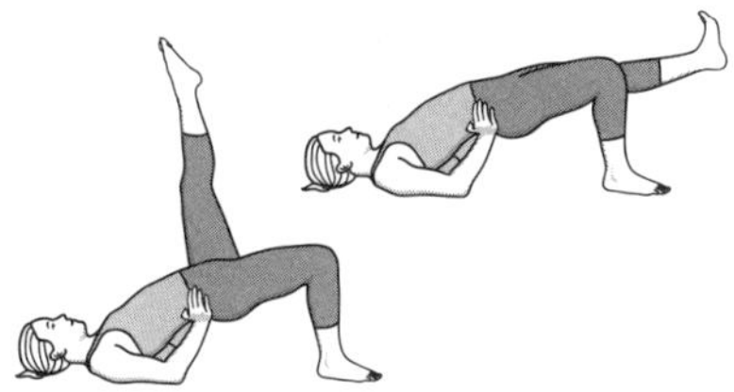

10 Shoulder Bridge II

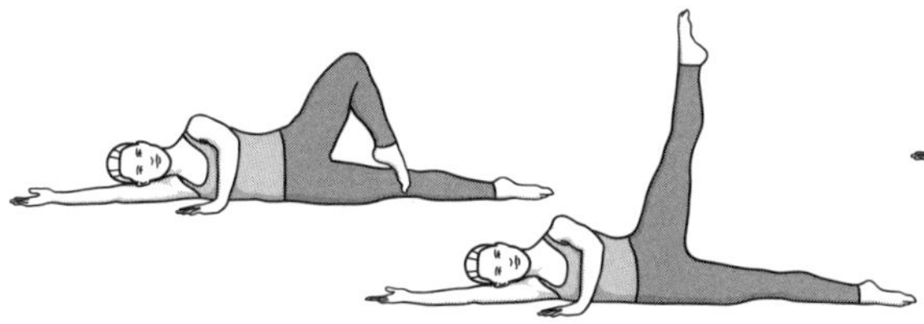

11 Side Kick Series I Turnout

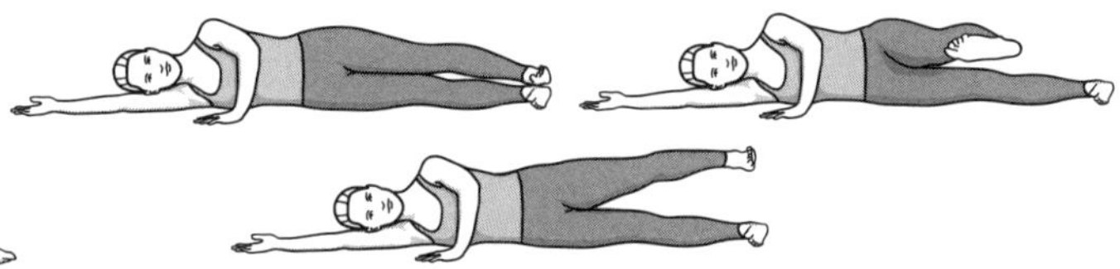

12 Side Kick Series I Parallel

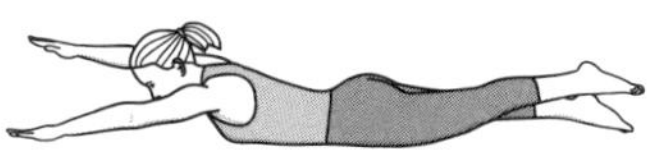

13 Swimmer

14 Übungen 12, 11 und 10 in umgekehrter Reihenfolge auf der anderen Seite wiederholen, dann mit Übung 15 fortfahren.

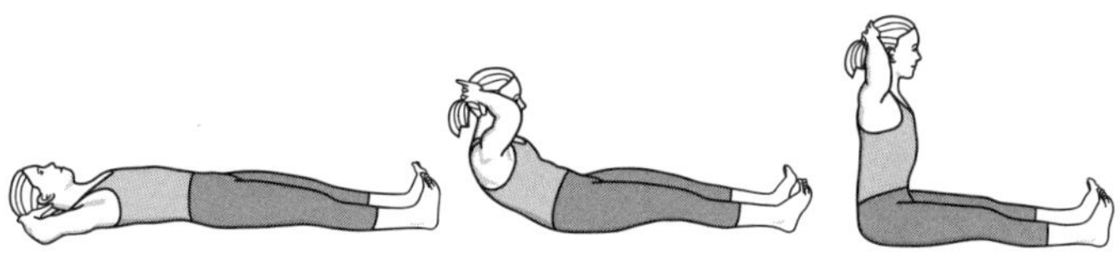

15 Neck Pull

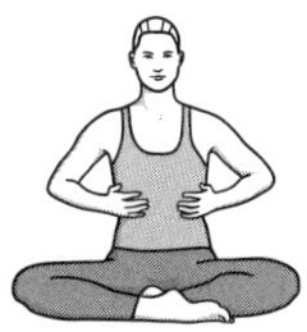

16 Breathing

27 Für eine gute Balance

Trainingsdauer: 30 Minuten

1 **2** 3

	Übungen	Grundposition	Vorrangige Prinzipien	Wdh.	Seite
1	Roll Down	Stand	Zentrierung, Gelenkartikulation	4	120
2	Stretching Dog, Variante 1	Vierfüßlerstand	Alignment, Schultergürtelorganisation	4 pro Seite	137
3	Stretching Dog, Variante 2	Vierfüßlerstand	Alignment, Bewegungslänge	4 pro Seite	137
4	Stretching Dog	Vierfüßlerstand	Zentrierung, Bewegungslänge	4 pro Seite	137
5	Side Kick Series I Parallel	Seitenlage links	Alignment, Zentrierung	8	135
6	Side Kick Series II	Seitenlage links	Alignment, Zentrierung	4	136
7	Side Kick Series I Turnout	Seitenlage links	Alignment, Gelenkartikulation	8	136
8	Twist	Sitz, Füße nach rechts	Bewegungslänge, Gelenkartikulation	3	124
9	Kneeling Side Kick	Vierfüßlerstand, rechtes Bein	Alignment, Zentrierung	6	139
10	Star I	Vierfüßlerstand, rechtes Bein	Alignment, Bewegungslänge	1	139
11	Push Up, Variante	Vierfüßlerstand	Zentrierung, Schultergürtelorganisation	4	138
12	Übungen 5 bis 10 auf der anderen Seite wiederholen, dann mit Übung 13 fortfahren.				
13	Arabesque	Vierfüßlerstand	Alignment, Bewegungslänge	3 pro Seite	139
14	Roll Down, im Stand beenden	Stand	Zentrierung, Gelenkartikulation	2	120
15	Horizontal Balance	Stand	Alignment, Zentrierung	2 pro Seite	120

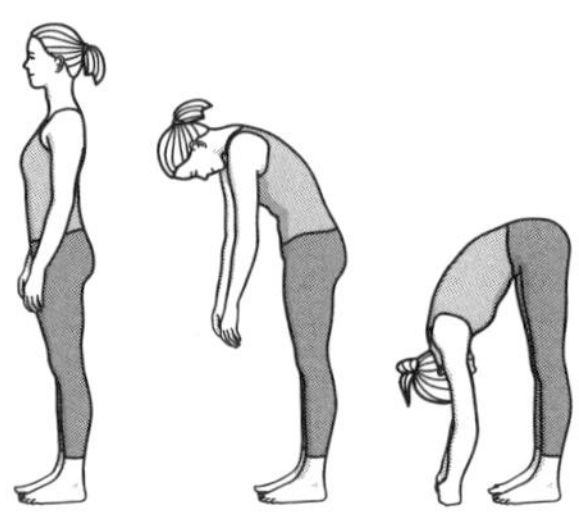

1 Roll Down

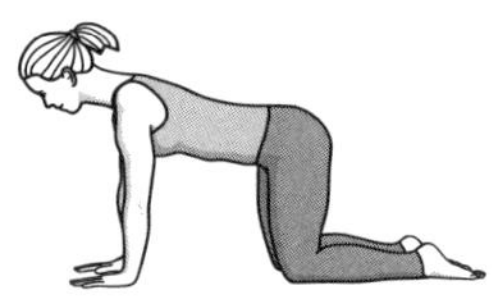

2 Stretching Dog, Variante 1

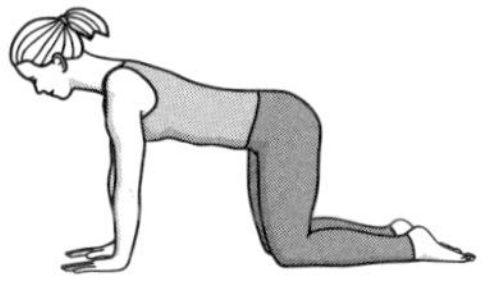

3 Stretching Dog, Variante 2

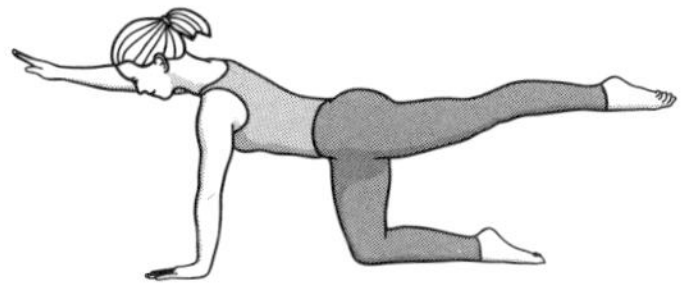

4 Stretching Dog

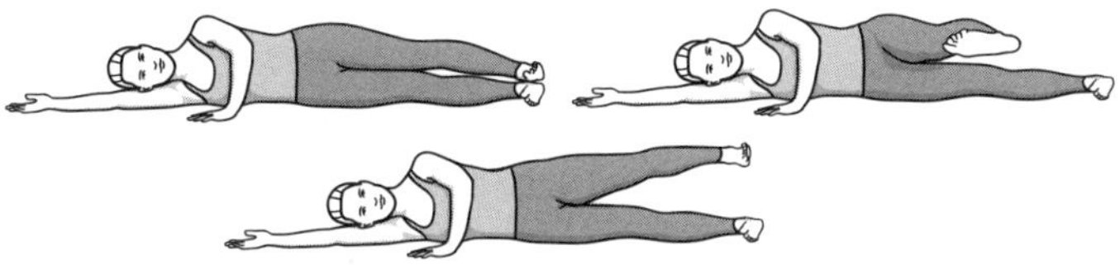

5 Side Kick Series I Parallel

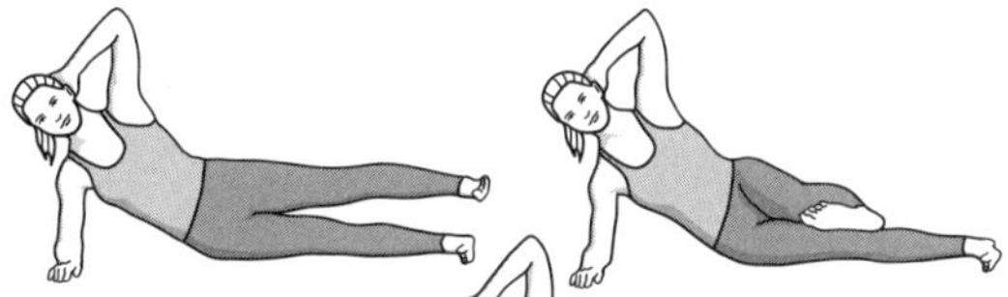

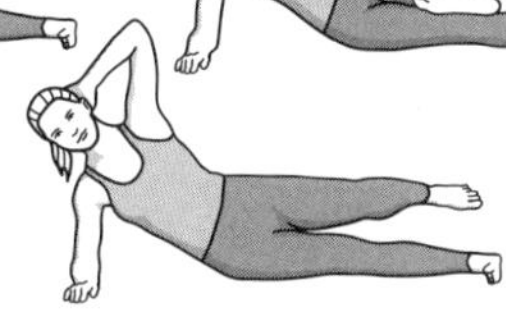

6 Side Kick Series II

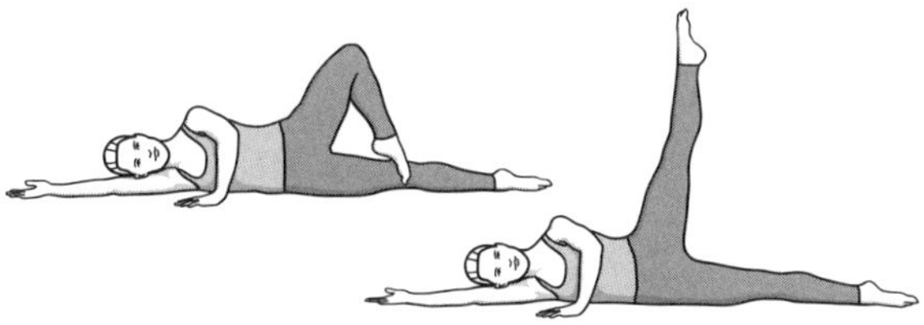

7 Side Kick Series I Turnout

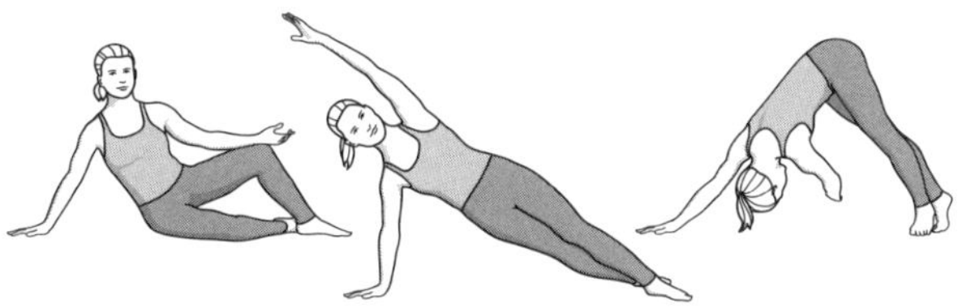

8 Twist

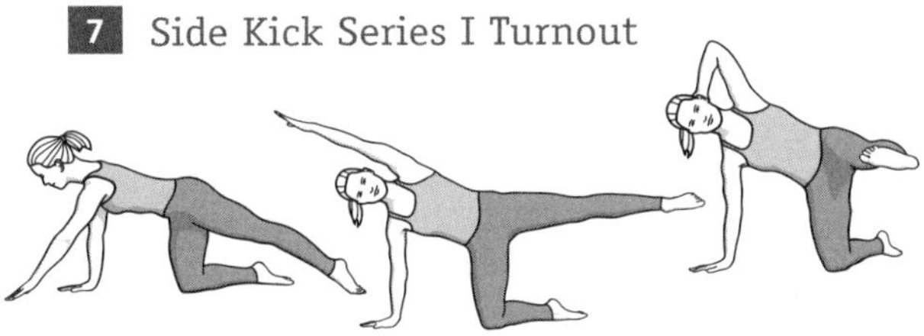

9 Kneeling Side Kick

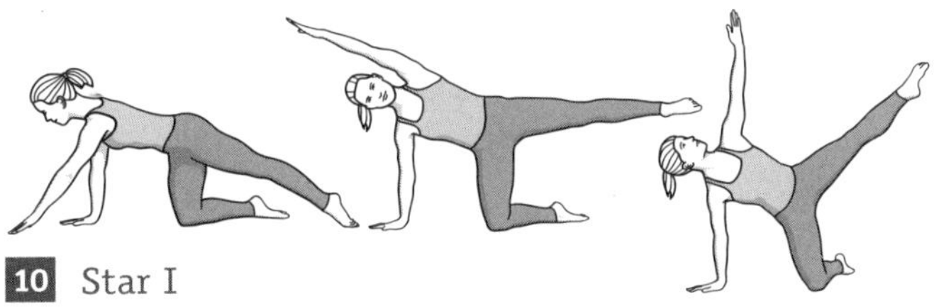

10 Star I

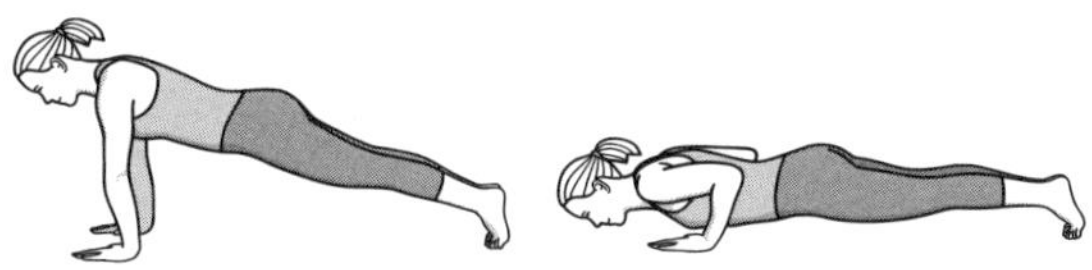

11 Push Up, Variante

12 Übungen 5 bis 10 auf der anderen Seite wiederholen, dann mit Übung 13 fortfahren.

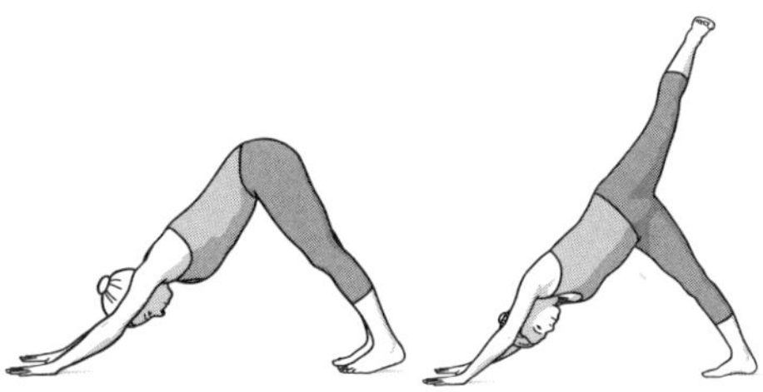

13 Arabesque

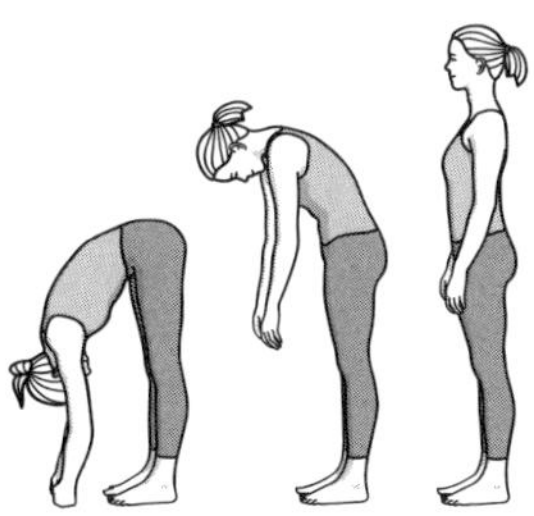

14 Roll Down

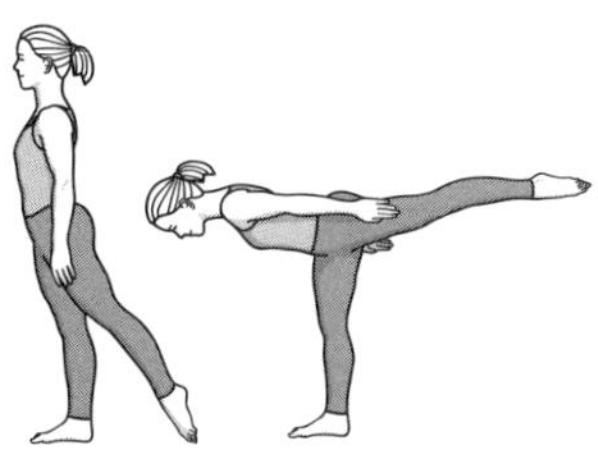

15 Horizontal Balance

28 Für eine aufrechte Haltung

Trainingsdauer: 20 Minuten

1 2 3

	Übungen	Grundposition	Vorrangige Prinzipien	Wiederholungen	Seite
1	Breathing	Sitz	Atmung, Alignment	8	121
2	Floating Arms	Sitz	Alignment, Schultergürtelorganisation	8	121
3	Spine Stretch, Variante 1	Sitz	Bewegungslänge, Gelenkartikulation	4	123
4	Spine Twist, Variante 1	Sitz	Bewegungslänge, Gelenkartikulation	4 pro Seite	123
5	Mermaid	Sitz	Bewegungslänge, Gelenkartikulation	4 pro Seite	124
6	Abduction II	Seitenlage rechts	Alignment, Bewegungslänge	8	135
7	Cobra	Bauchlage	Schultergürtelorganisation, Gelenkartikulation	6	140
8	Single Leg Kick	Bauchlage	Schultergürtelorganisation, Bewegungslänge	8 pro Seite	141
9	Abduction II	Seitenlage links	Alignment, Bewegungslänge	8	135
10	Swimmer, Variante	Bauchlage	Zentrierung, Bewegungslänge	4 pro Seite	142
11	Diving	Bauchlage	Zentrierung, Bewegungslänge	6	140
12	Double Leg Kick	Bauchlage	Bewegungslänge, Gelenkartikulation	6	141
13	Mad Cat Stretch	Vierfüßlerstand	Bewegungslänge, Gelenkartikulation	6	137
14	Spine Wave	Vierfüßlerstand	Bewegungslänge, Gelenkartikulation	4	137
15	Rest Position		Atmung, Entspannung		13

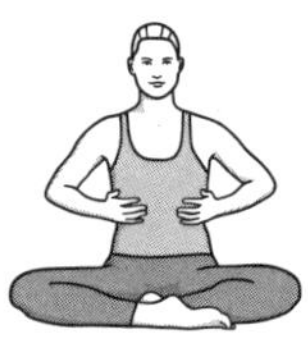

1 Breathing

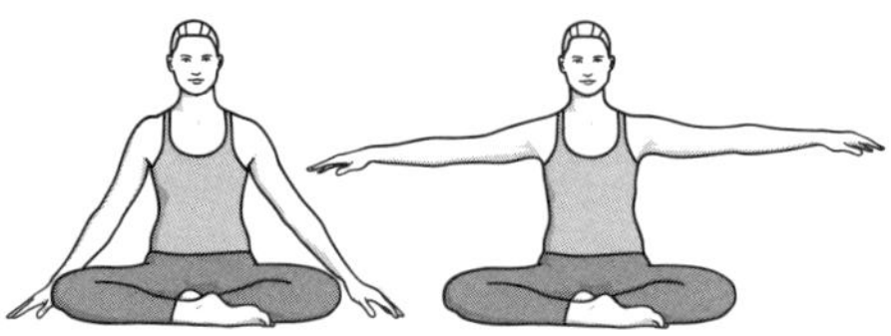

2 Floating Arms

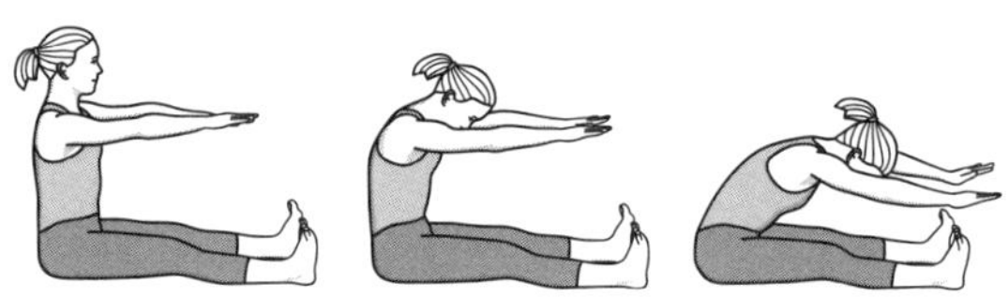

3 Spine Stretch, Variante 1

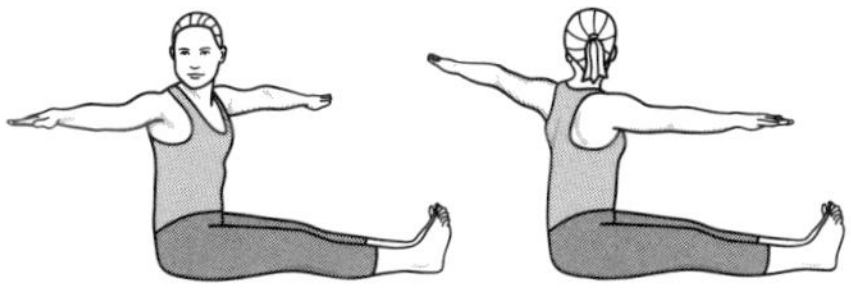

4 Spine Twist, Variante 1

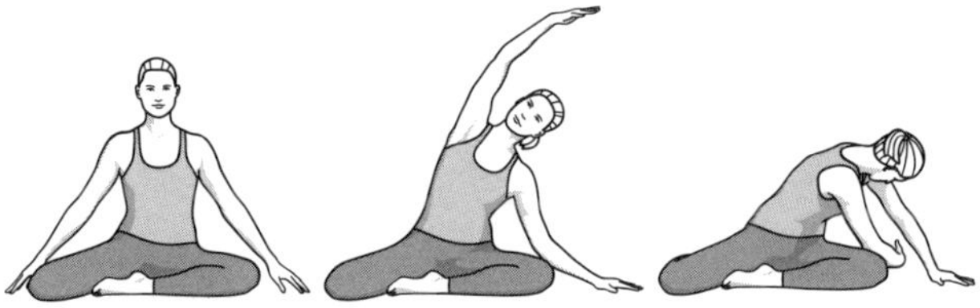

5 Mermaid

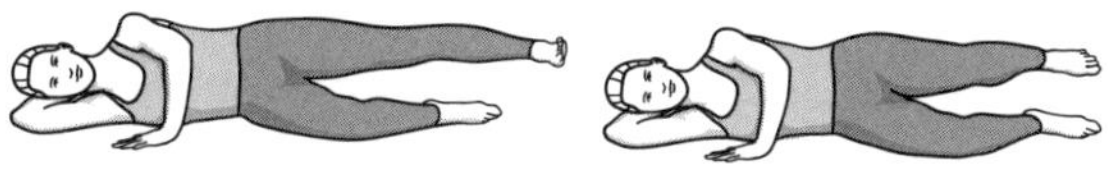

6 Abduction II

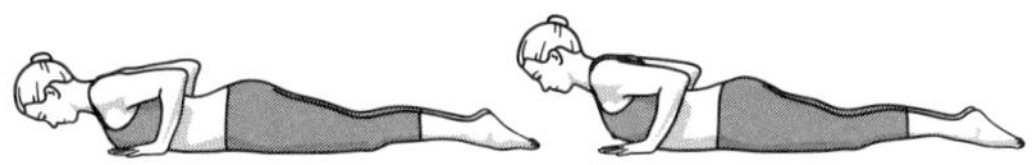

7 Cobra

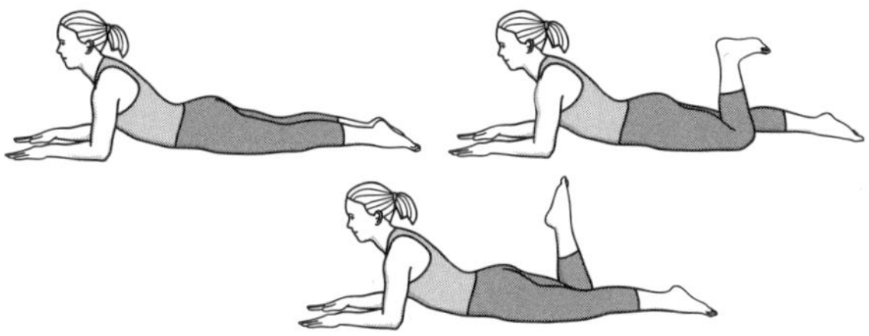

8 Single Leg Kick

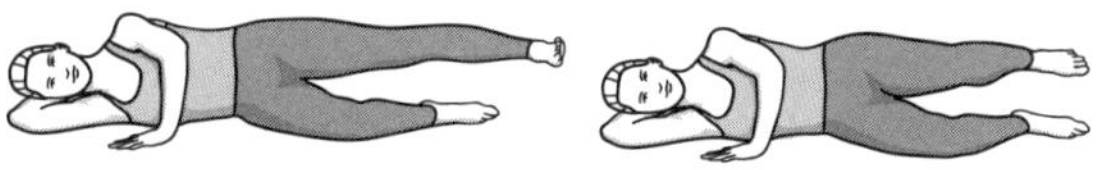

9 Abduction II

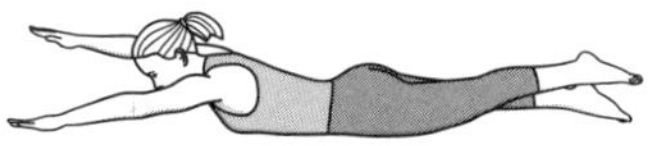

10 Swimmer, Variante

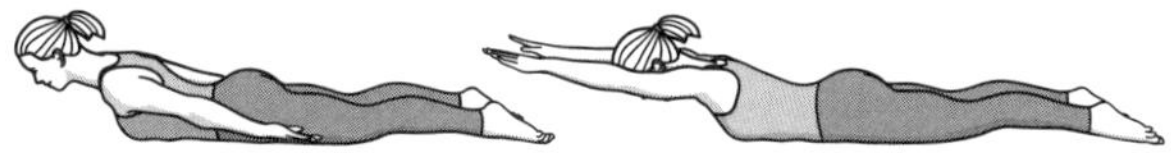

11 Diving

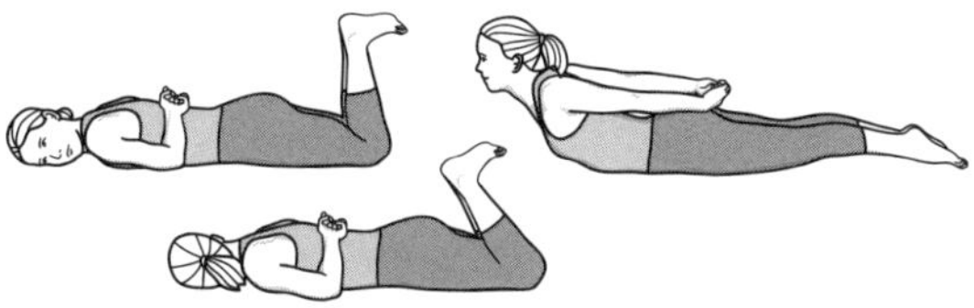

12 Double Leg Kick

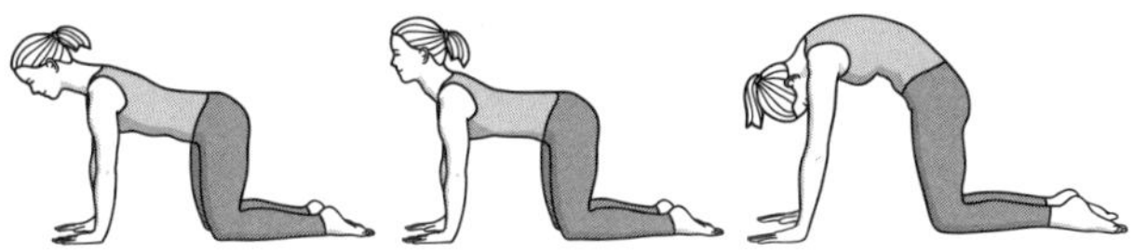

13 Mad Cat Stretch

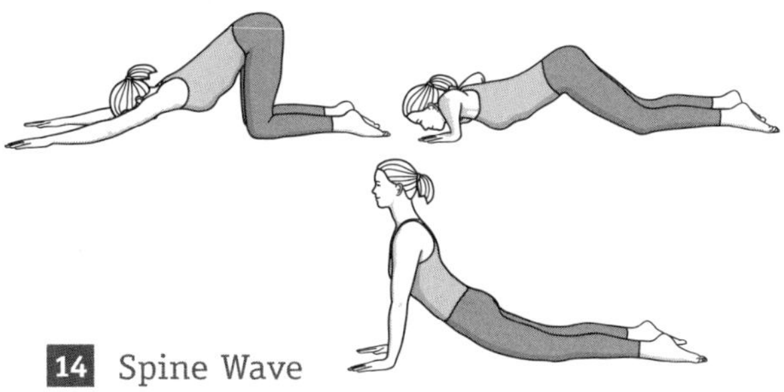

14 Spine Wave

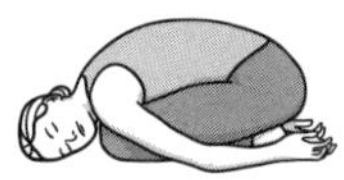

15 Rest Position

29 Massage für den Rücken mit Rollübungen

Trainingsdauer: 20 Minuten

	Übungen	Grundposition	Vorrangige Prinzipien	Wdh.	Seite
1	Roll Down	Stand	Bewegungslänge, Gelenkartikulation	4	120
2	Curl Down	Sitz	Zentrierung, Gelenkartikulation	6	121
3	Roll Up	Rückenlage	Zentrierung, Gelenkartikulation	4	127
4	Shoulder Bridge I, Variante	Rückenlage	Alignment, Bewegungslänge	8 pro Seite	128
5	Bridging	Rückenlage	Zentrierung, Gelenkartikulation	6	128
6	Rolling Like A Ball	Sitz	Zentrierung, Gelenkartikulation	4	122
7	Spine Stretch	Sitz	Bewegungslänge, Gelenkartikulation	4	123
8	Seal	Sitz	Zentrierung, Gelenkartikulation	4	122
9	Open Leg Rocker	Sitz	Bewegungslänge, Gelenkartikulation	4	122
10	Roll Over	Rückenlage	Bewegungslänge, Gelenkartikulation	4	132
11	Side Kick Series II	Seitenlage	Bewegungslänge, Gelenkartikulation	8 pro Seite	136
12	Cobra	Bauchlage	Bewegungslänge, Gelenkartikulation	6	140
13	Swimmer, Variante	Bauchlage	Zentrierung, Bewegungslänge	4 pro Seite	142
14	Swan	Bauchlage	Bewegungslänge, Gelenkartikulation	4	142
15	Rest Position		Atmung, Entspannung		13

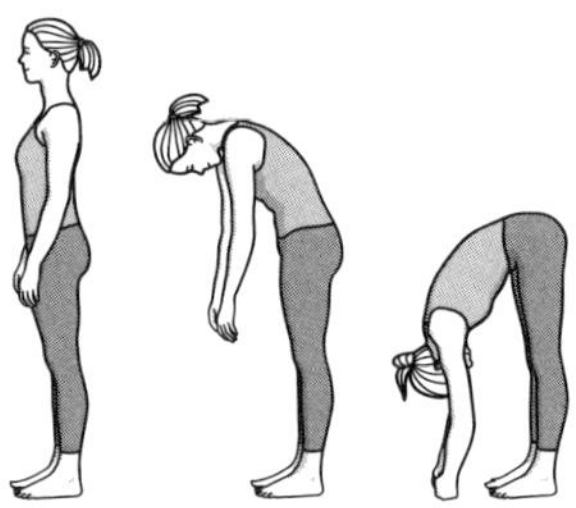

1 Roll Down

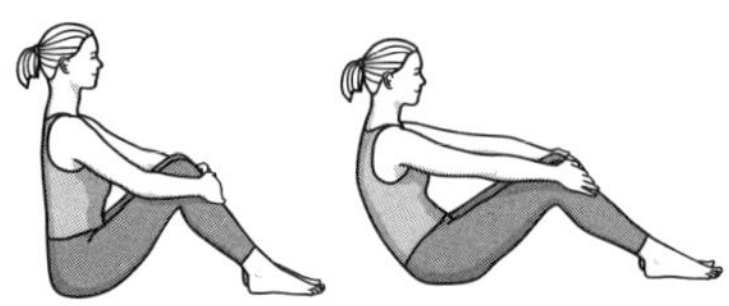

2 Curl Down

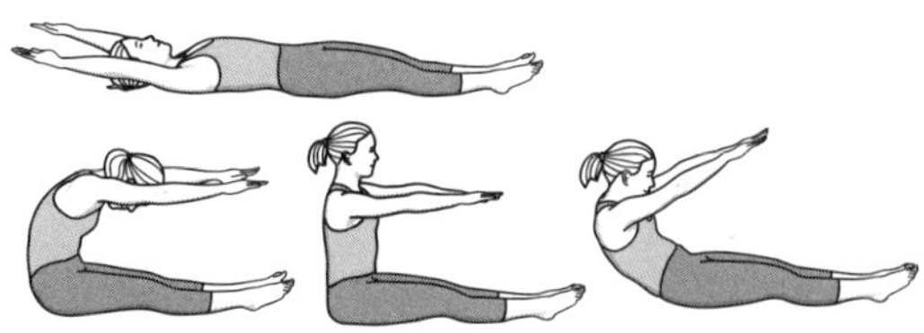

3 Roll Up

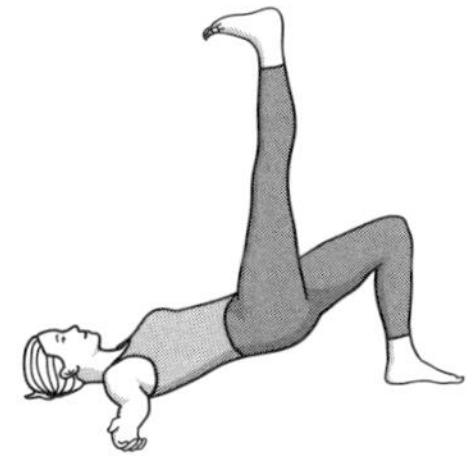

4 Shoulder Bridge I, Variante

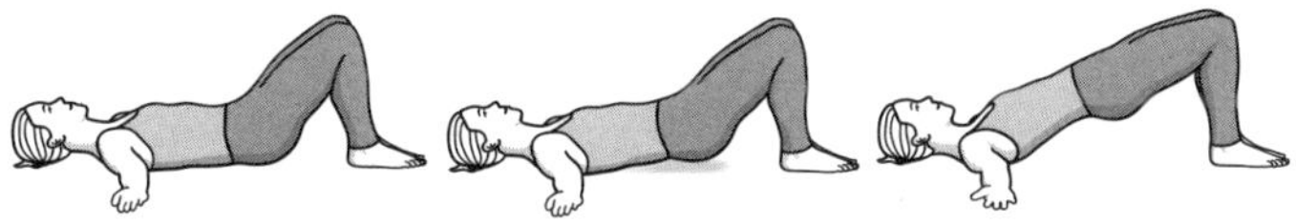

5 Bridging

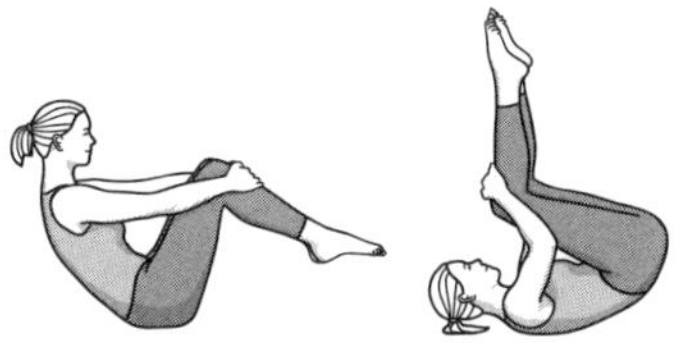

6 Rolling Like A Ball

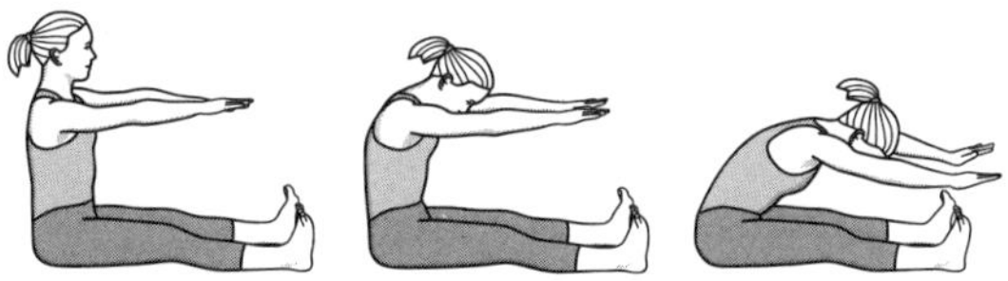

7 Spine Stretch

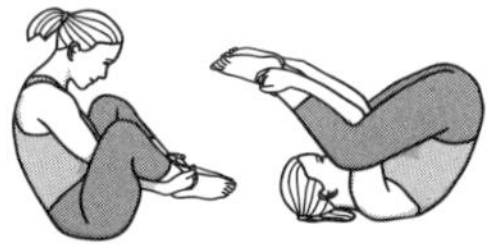

8 Seal

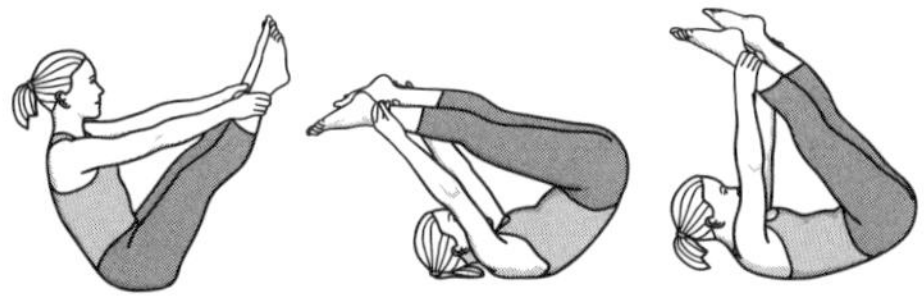

9 Open Leg Rocker

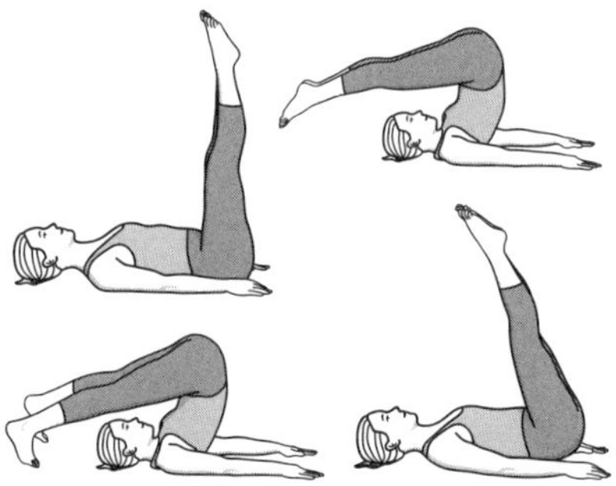

10 Roll Over

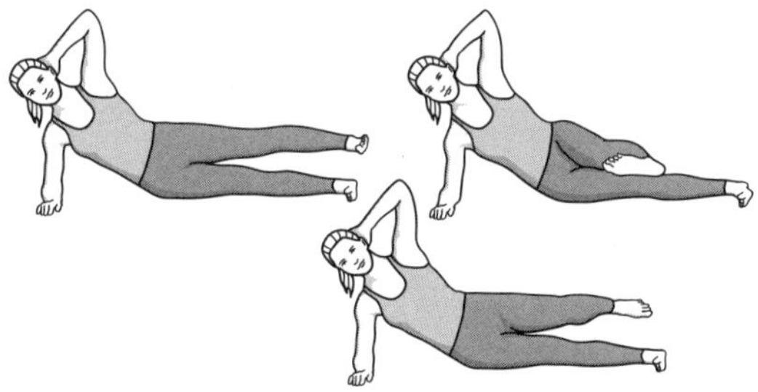

11 Side Kick Series II

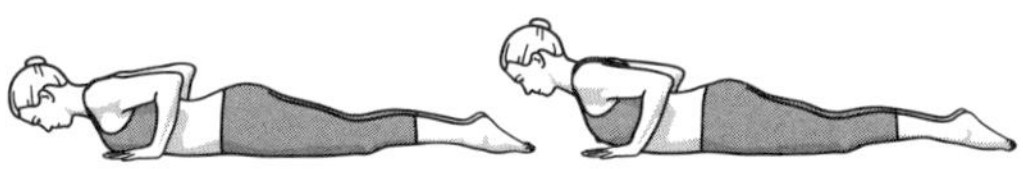

12 Cobra

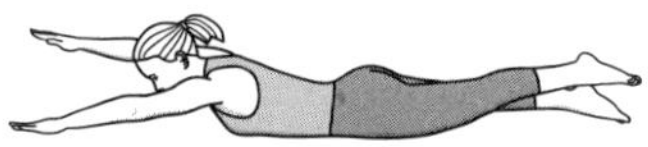

13 Swimmer, Variante

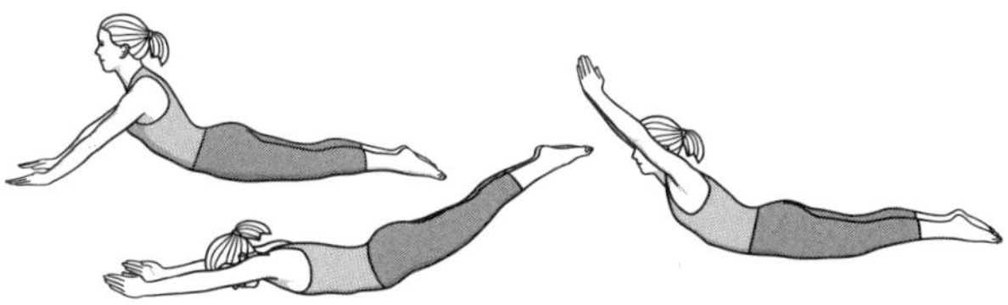

14 Swan

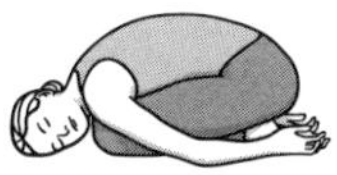

15 Rest Position

30 Bewegt von Kopf bis Fuß für Einsteiger

Trainingsdauer: 30 Minuten

1 2 3

	Übungen	Grundposition	Vorrangige Prinzipien	Wdh.	Sätze	Seite
1	Roll Down	Stand	Bewegungslänge, Gelenkartikulation	4		120
2	Breathing	Sitz	Atmung, Zentrierung	6		121
3	Curl Down	Sitz	Zentrierung, Gelenkartikulation	8		121
4	Assisted Roll Up	Rückenlage	Zentrierung, Gelenkartikulation	6		127
5	Puppet Arms	Rückenlage	Schultergürtelorganisation, Entspannung	6 pro Seite		125
6	Sternum Drop	Rückenlage	Zentrierung, Gelenkartikulation	8		125
7	Bridging	Rückenlage	Zentrierung, Gelenkartikulation	12		128
8	Low Abs I	Rückenlage, rechtes Bein	Zentrierung, Gelenkartikulation	8		126
9	Leg Circles I	Rückenlage, rechtes Bein	Bewegungslänge, Gelenkartikulation	4 pro Richtung		129
10	Abduction I	Seitenlage links	Zentrierung, Gelenkartikulation	4 pro Seite		135
11	Abduction II	Seitenlage links	Bewegungslänge, Gelenkartikulation	4		135
12	Übungen 8 bis 11 auf der anderen Seite wiederholen, dann mit Übung 13 fortfahren.					
13	Stretching Dog	Vierfüßlerstand	Alignment, Zentrierung	4 pro Seite		137
14	Diving	Bauchlage	Zentrierung, Schultergürtelorganisation,	4	2	140
15	Single Leg Kick	Bauchlage	Zentrierung, Schultergürtelorganisation	8 pro Seite		141
16	Übungen 13 bis 15 wiederholen, dann mit Übung 17 abschließen.					
17	Roll Down, im Stand beenden	Stand	Alignment, Zentrierung	3		120

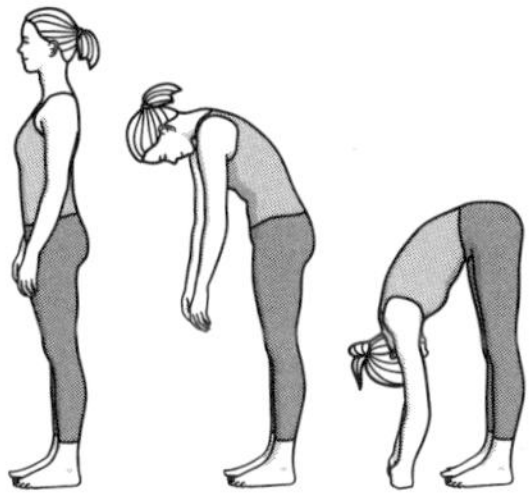

1 Roll Down

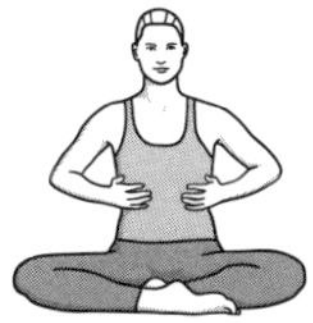

2 Breathing

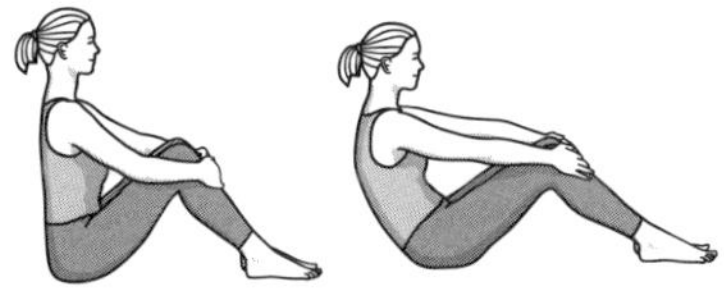

3 Curl Down

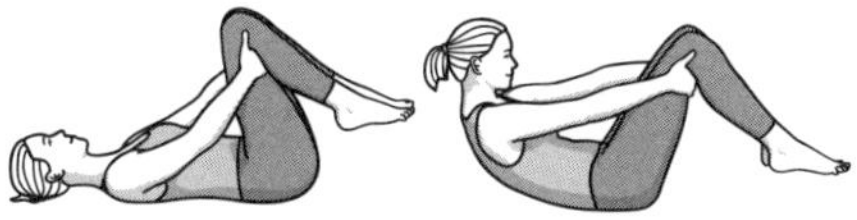

4 Assisted Roll Up

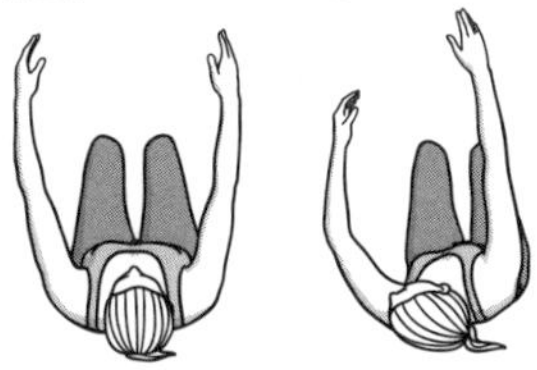

5 Puppet Arms

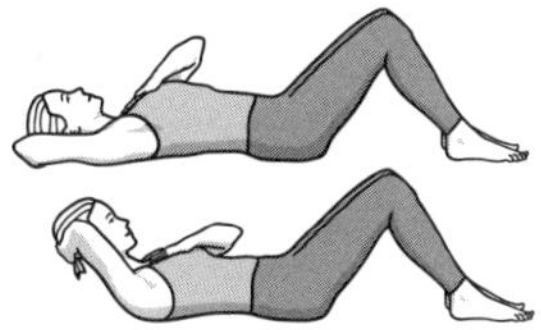

6 Sternum Drop

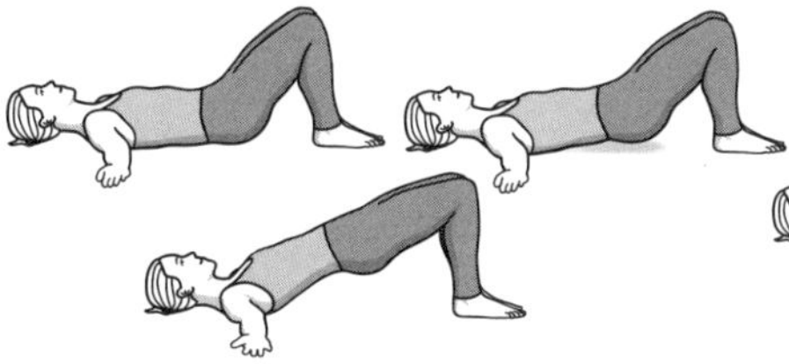

7 Bridging

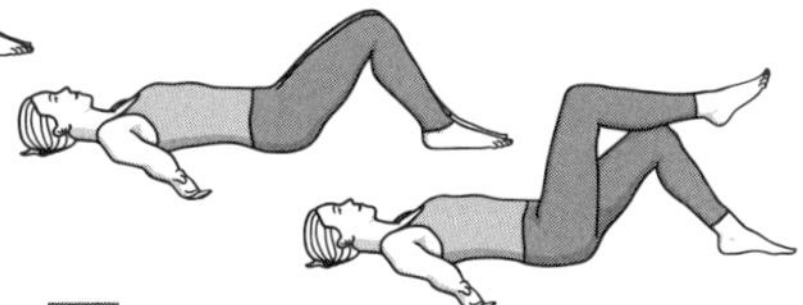

8 Low Abs I

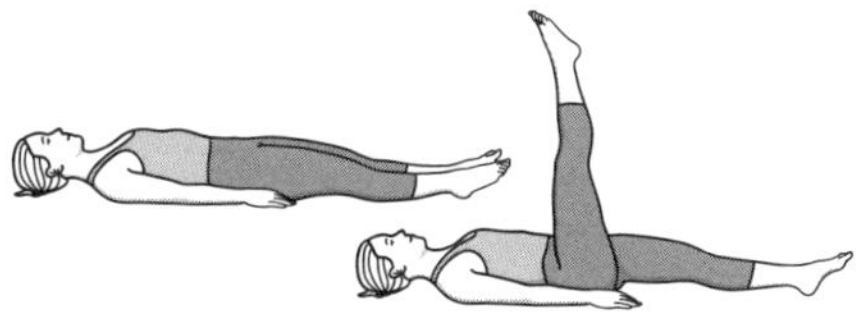

9 Leg Circles I

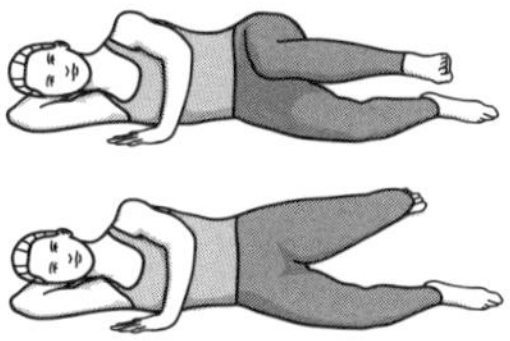

10 Abduction I

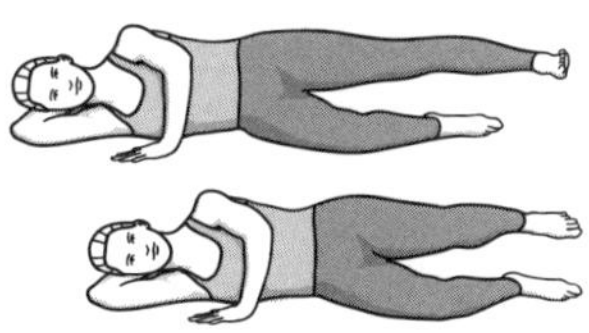

11 Abduction II

12 Übungen 8 bis 11 auf der anderen Seite wiederholen, dann mit Übung 13 fortfahren.

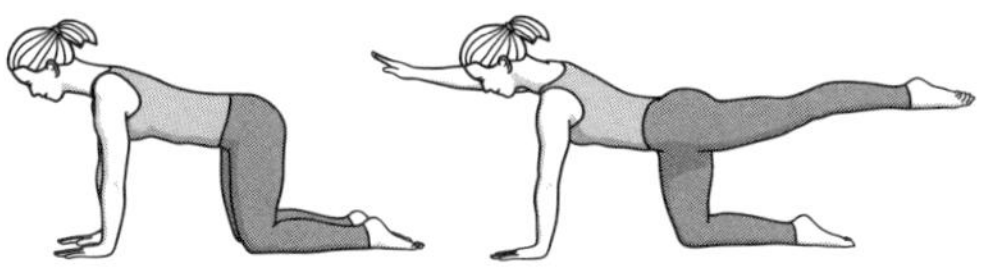

13 Stretching Dog

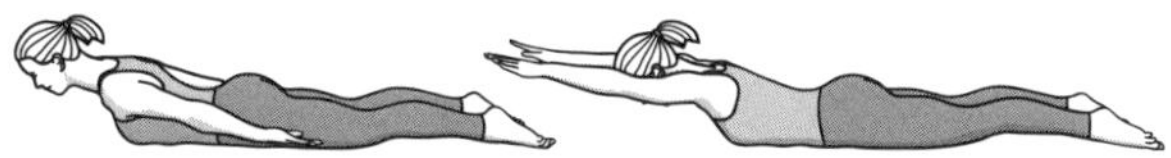

14 Diving

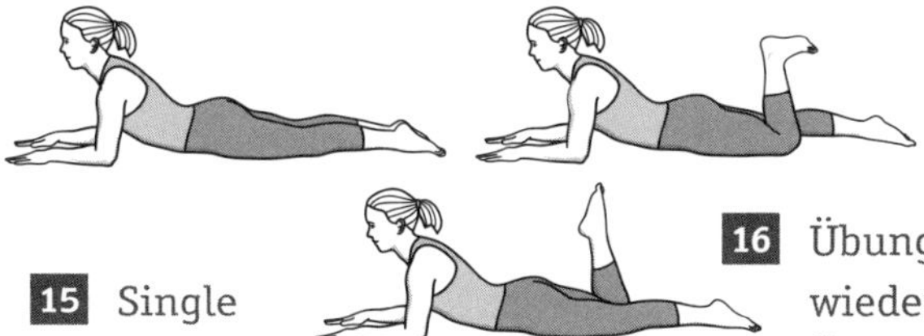

15 Single Leg Kick

16 Übungen 13 bis 15 wiederholen, dann mit Übung 17 abschließen.

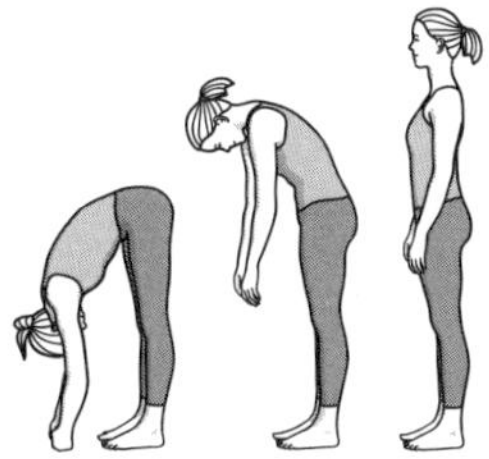

17 Roll Down

31 Bewegt von Kopf bis Fuß für Fortgeschrittene

Trainingsdauer: 20 Minuten

1 2 3

	Übungen	Grundposition	Vorrangige Prinzipien	Wdh.	Sätze	Seite
1	Thigh Circles, Variante	Rückenlage	Atmung, Gelenkartikulation	8 pro Richtung		126
2	Low Abs II	Rückenlage	Atmung, Zentrierung	8		126
3	Sternum Drop, Variante	Rückenlage	Zentrierung, Schultergürtelorganisation	8		125
4	Arm Circles	Rückenlage	Atmung, Schultergürtelorganisation	6 pro Richtung		125
5	Roll Up	Rückenlage	Zentrierung, Gelenkartikulation	4		127
6	Double Leg Stretch	Rückenlage	Zentrierung, Gelenkartikulation	8		131
7	Back Support	Sitz	Zentrierung, Schultergürtelorganisation	2 pro Seite	2	124
8	Spine Stretch	Sitz	Bewegungslänge, Gelenkartikulation	4		123
9	Spine Twist	Sitz	Bewegungslänge, Gelenkartikulation	4 pro Richtung		123
10	Seal	Sitz	Zentrierung, Gelenkartikulation	6		122
11	Open Leg Rocker	Sitz	Zentrierung, Bewegungslänge	6		122
12	Front Support	Vierfüßlerstand	Schultergürtelorganisation, Bewegungslänge	4 pro Seite		138
13	Star I	Vierfüßlerstand	Zentrierung, Bewegungslänge	2 pro Seite		139
14	Swimmer	Bauchlage	Zentrierung, Bewegungslänge	5	2	142
15	Double Leg Kick	Bauchlage	Zentrierung, Schultergürtelorganisation	6		141
16	Rest Position		Entspannung			13

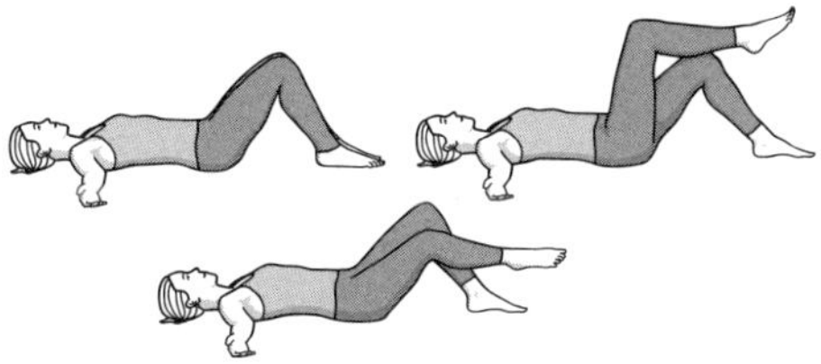

1 Thigh Circles, Variante

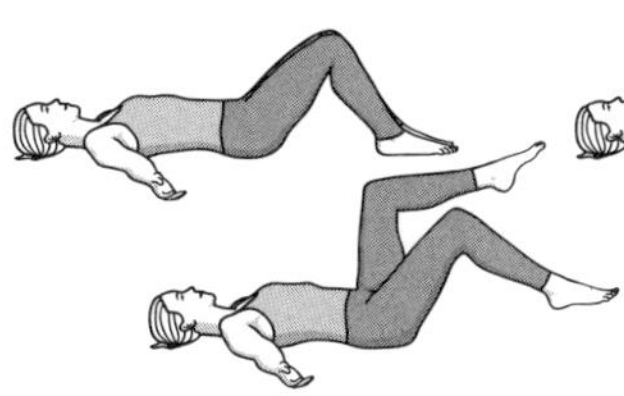

2 Low Abs II

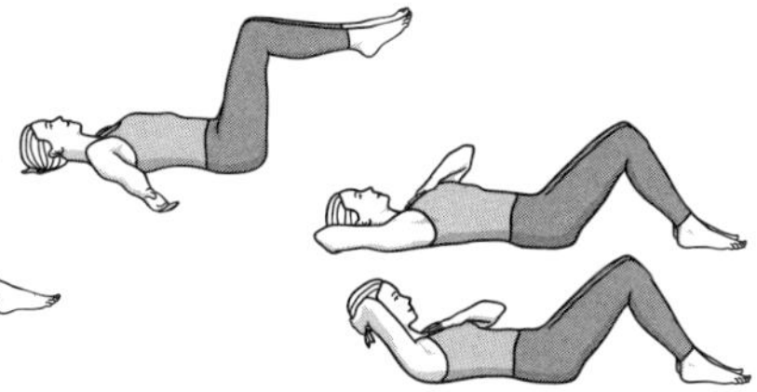

3 Sternum Drop, Variante

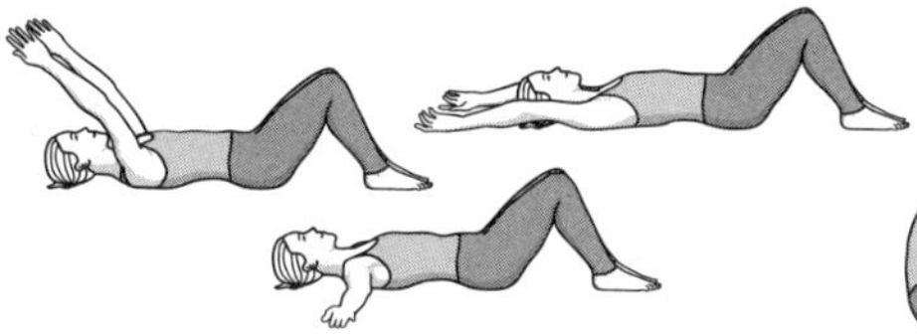

4 Arm Circles

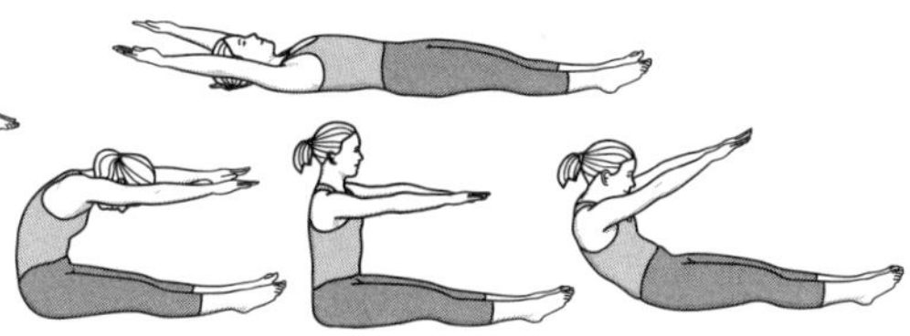

5 Roll Up

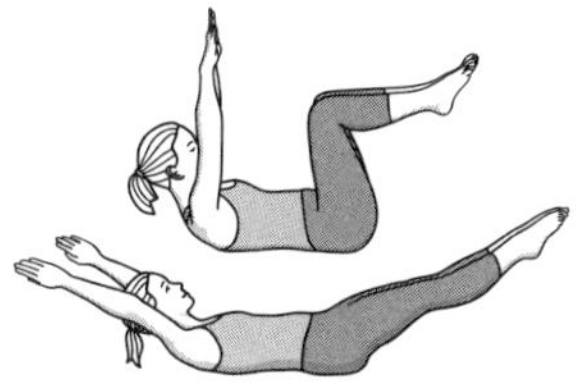

6 Double Leg Stretch

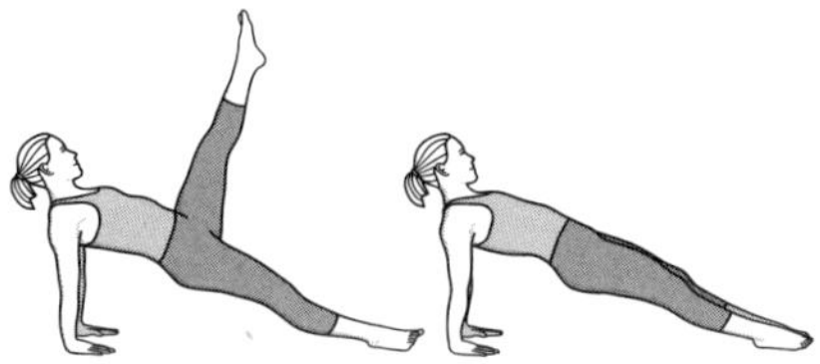

7 Back Support

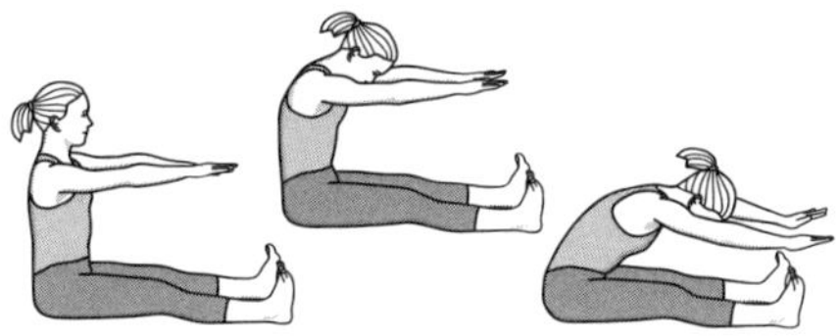

8 Spine Stretch

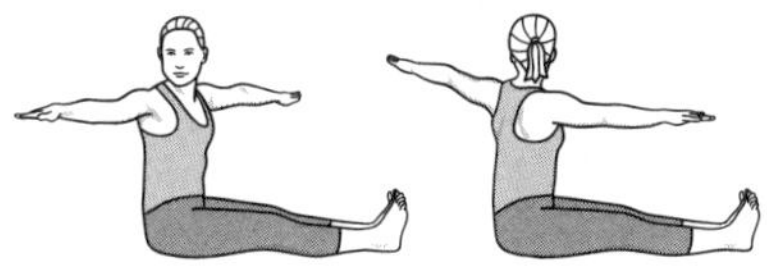

9 Spine Twist

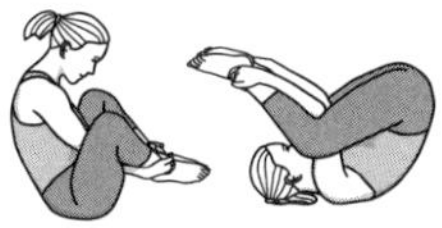

10 Seal

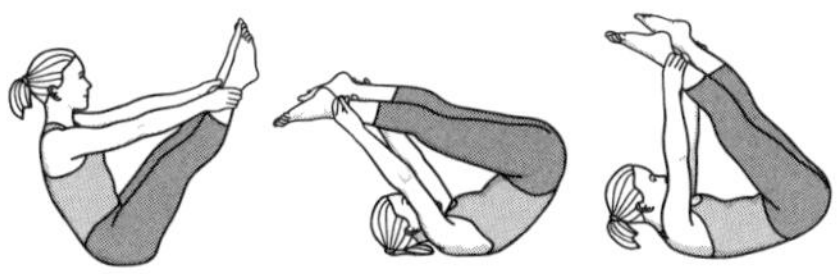

11 Open Leg Rocker

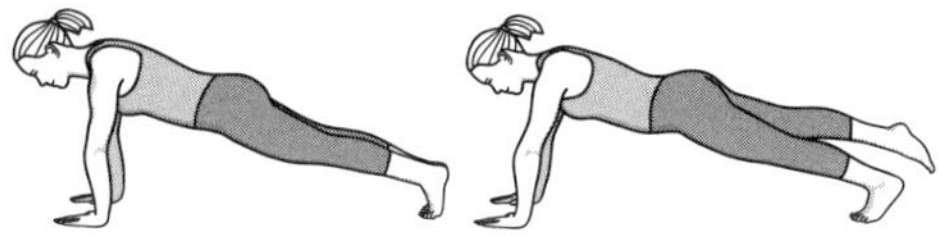

12 Front Support

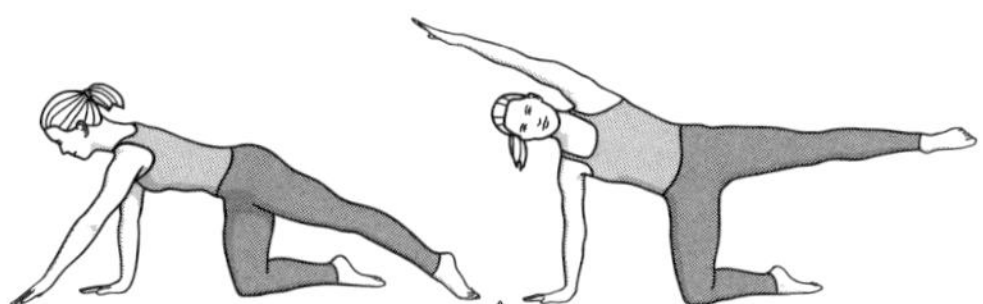

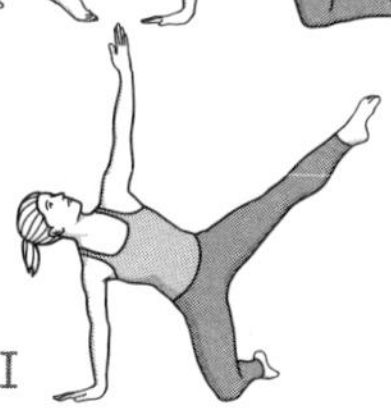

13 Star I

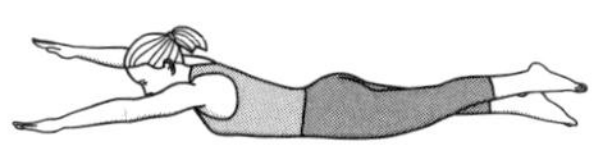

14 Swimmer

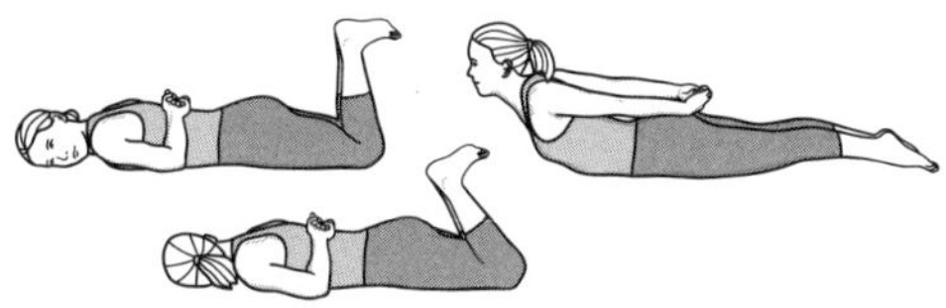

15 Double Leg Kick

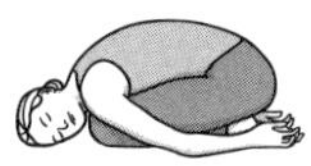

16 Rest Position

32 Bewegt von Kopf bis Fuß für Profis

Trainingsdauer: 30 Minuten

1 2 **3**

	Übungen	Grundposition	Vorrangige Prinzipien	Wdh.	Sätze	Seite
1	Roll Down	Stand	Bewegungslänge, Gelenkartikulation	3		120
2	Pilates Push Up	Stand	Zentrierung, Schultergürtelorganisation	3		120
3	Mad Cat Stretch	Vierfüßlerstand	Bewegungslänge, Gelenkartikulation	4		137
4	Neck Pull	Rückenlage	Zentrierung, Gelenkartikulation	3		133
5	Double Straight Leg Stretch	Rückenlage	Zentrierung, Gelenkartikulation	6		131
6	Teaser	Rückenlage	Zentrierung, Bewegungslänge	4		134
7	Roll Over	Rückenlage	Zentrierung, Gelenkartikulation	2		132
8	Control Balance	Rückenlage, rechtes Bein oben	Zentrierung, Bewegungslänge	1		134
9	Shoulder Bridge II	Rückenlage, rechtes Bein	Bewegungslänge, Gelenkartikulation	4		129
10	Leg Circles II	Rückenlage, rechtes Bein	Bewegungslänge, Gelenkartikulation	4 pro Richtung		129
11	Side Kick Series III	Seitenlage links	Bewegungslänge, Gelenkartikulation	4		136
12	Cobra	Bauchlage	Schultergürtelorganisation, Gelenkartikulation	6		140
13	Übungen 8 bis 11 auf der anderen Seite wiederholen, dann mit Übung 14 fortfahren.					
14	Swan	Bauchlage	Bewegungslänge, Gelenkartikulation	3		142
15	Swimmer	Bauchlage	Zentrierung, Bewegungslänge	5	2	142
16	Arabesque	Vierfüßlerstand	Schultergürtelorganisation, Bewegungslänge	3 pro Seite		139
17	Horizontal Balance	Stand	Zentrierung, Bewegungslänge	2 pro Seite		120

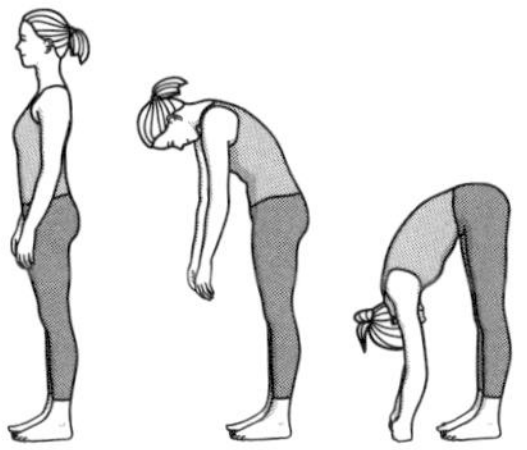

1 Roll Down

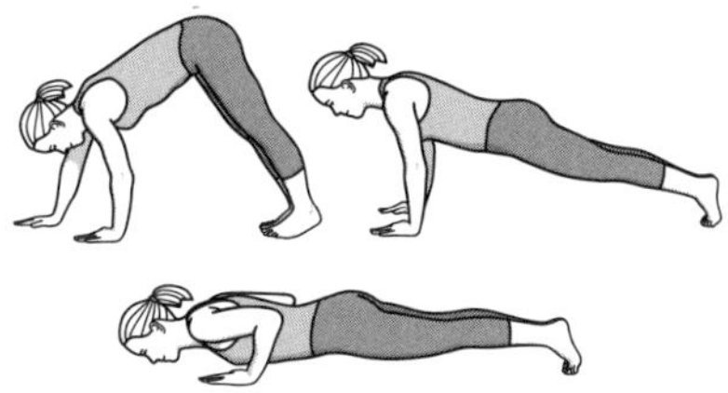

2 Pilates Push Up

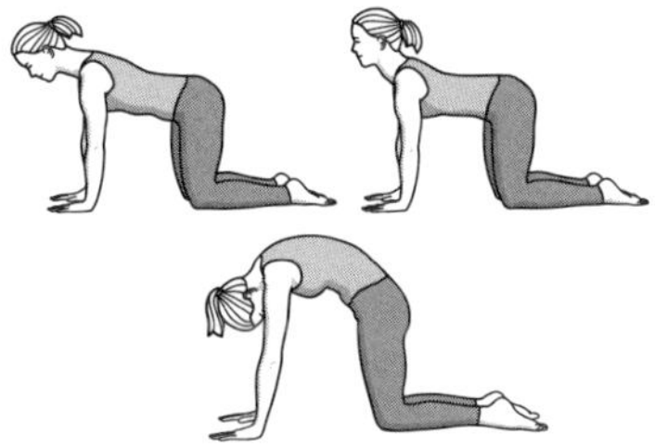

3 Mad Cat Stretch

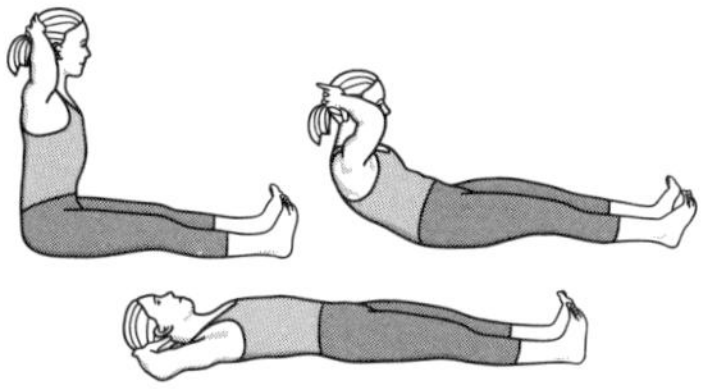

4 Neck Pull

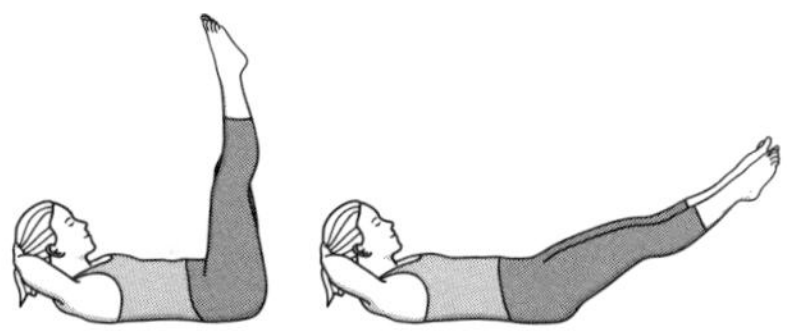

5 Double Straight Leg Stretch

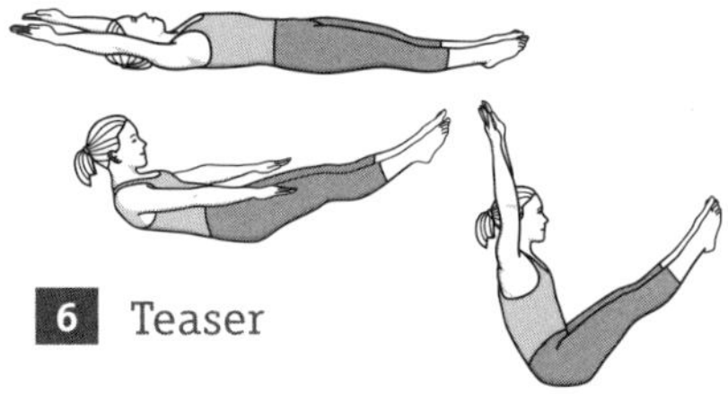

6 Teaser

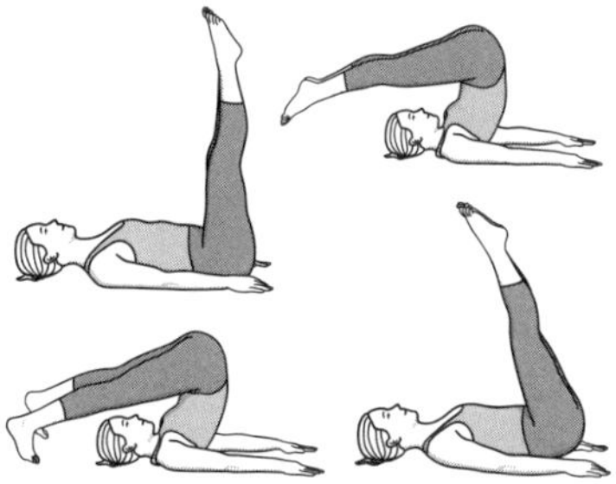

7 Roll Over

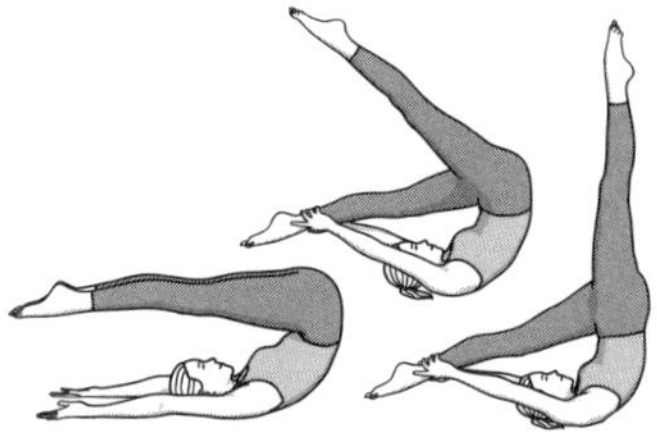

8 Control Balance

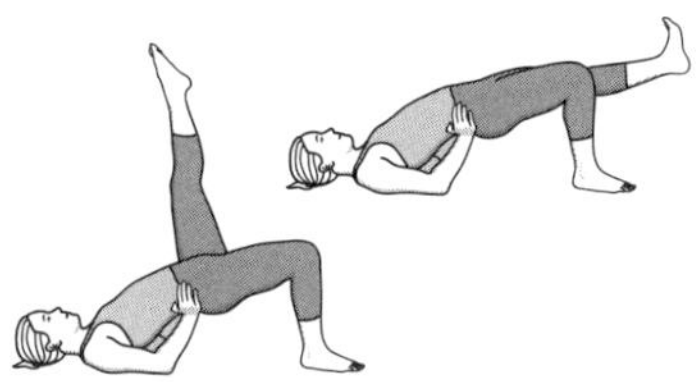

9 Shoulder Bridge II

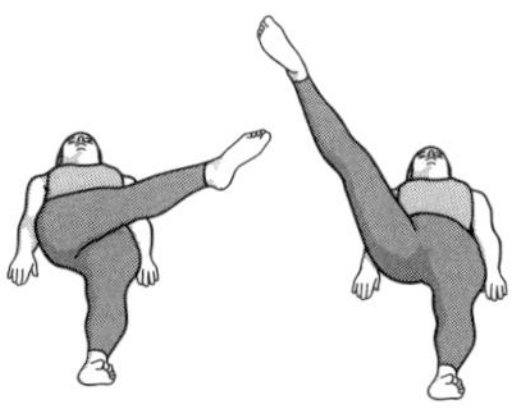

10 Leg Circles II

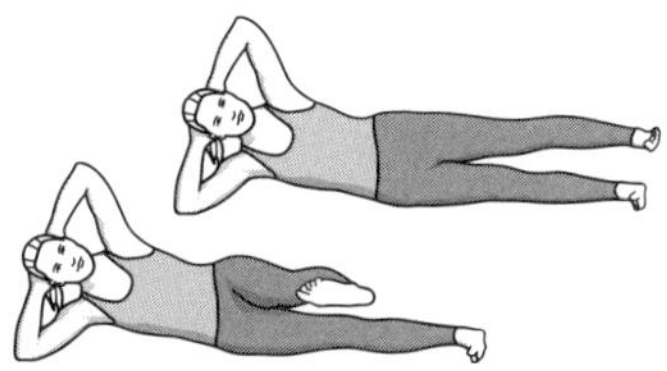

11 Side Kick Series III

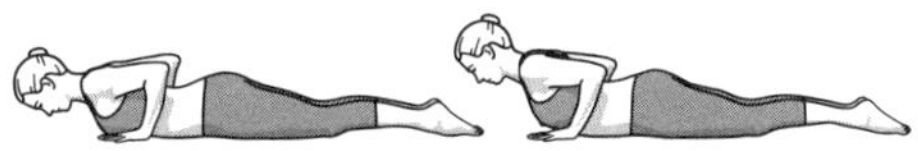

12 Cobra

13 Übungen 8 bis 11 auf der anderen Seite wiederholen, dann mit Übung 14 fortfahren.

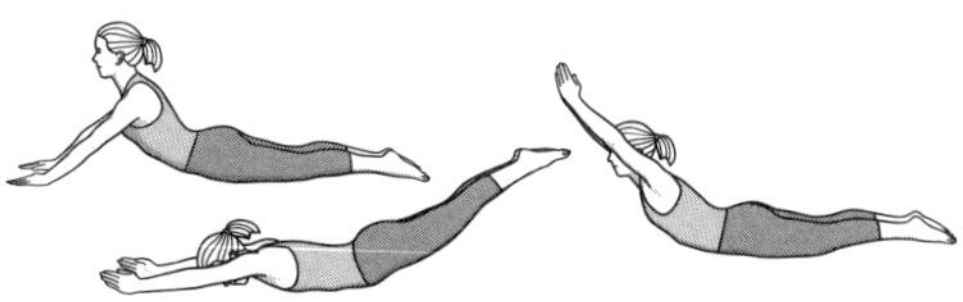

14 Swan

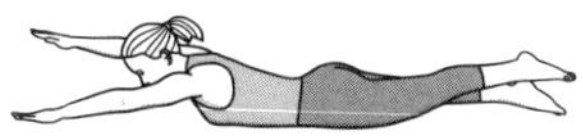

15 Swimmer

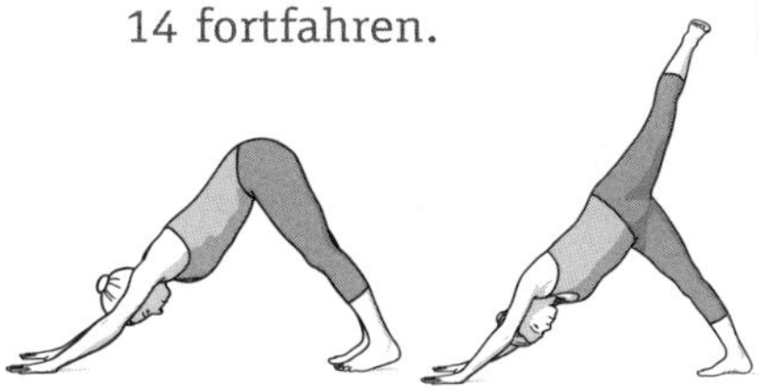

16 Arabesque

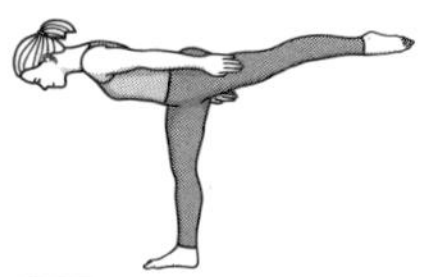

17 Horizontal Balance

33 Wahrnehmung schulen durch die bewegte Körperseite

1 2 3

Trainingsdauer: 30 Minuten

	Übungen	Grundposition	Vorrangige Prinzipien	Wiederholungen	Seite
1	Roll Down	Stand	Alignment, Gelenkartikulation	4	120
2	Rest Position		Atmung, Entspannung		13
3	Abduction I	Seitenlage rechts	Alignment, Zentrierung	8	135
4	Abduction II	Seitenlage rechts	Alignment, Zentrierung	8	135
5	Low Abs I	Rückenlage, linkes Bein	Alignment, Zentrierung	4	126
6	Thigh Circles	Rückenlage, linkes Bein	Alignment, Gelenkartikulation	4 pro Richtung	126
7	Shoulder Bridge I, Variante	Rückenlage, linkes Bein	Alignment, Bewegungslänge	8	128
8	Arm Circles	Rückenlage	Schultergürtelorganisation, Gelenkartikulation	4 pro Richtung	125
9	Roll Up, Variante 2	Rückenlage linkes Bein gestreckt	Zentrierung, Gelenkartikulation	4	127
10	Spine Stretch, Variante 2	Sitz, linkes Bein gestreckt	Bewegungslänge, Gelenkartikulation	3	123
11	Spine Twist, Variante 2	Sitz, linkes Bein gestreckt	Bewegungslänge, Gelenkartikulation	3 pro Seite	123
12	Saw, Variante 2	Sitz, linkes Bein gestreckt	Bewegungslänge, Gelenkartikulation	3 pro Seite	123
13	Single Leg Kick	Bauchlage, linkes Bein	Schultergürtelorganisation, Gelenkartikulation	8	141
14	Cobra	Bauchlage	Bewegungslänge, Gelenkartikulation	4	140
15	Rest Position		Atmung, Entspannung		13
16	Ab Übung 3 alles auf der anderen Seite wiederholen.				

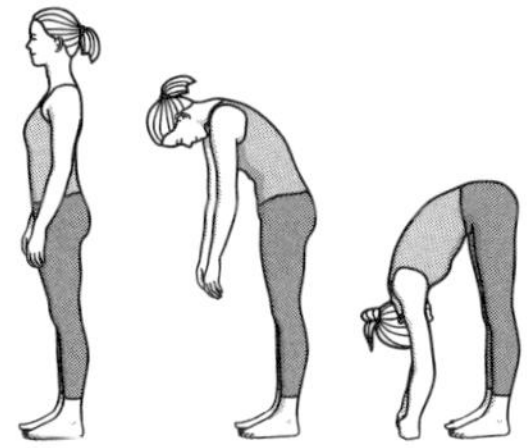

1 Roll Down

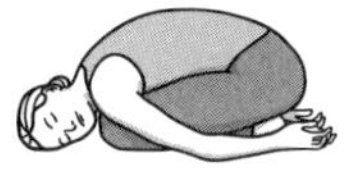

2 Rest Position

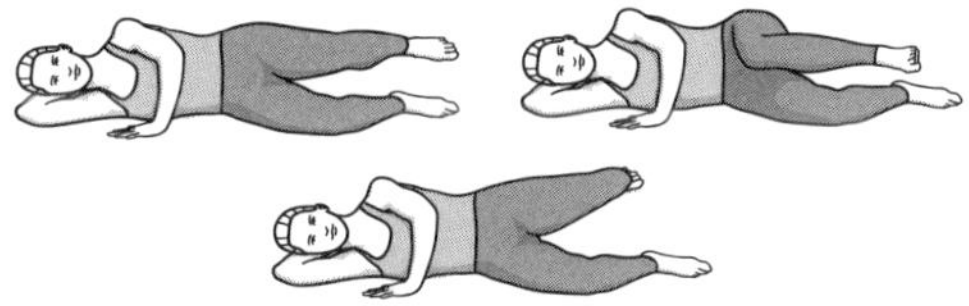

3 Abduction I

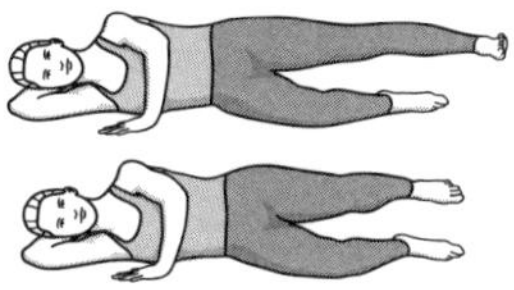

4 Abduction II

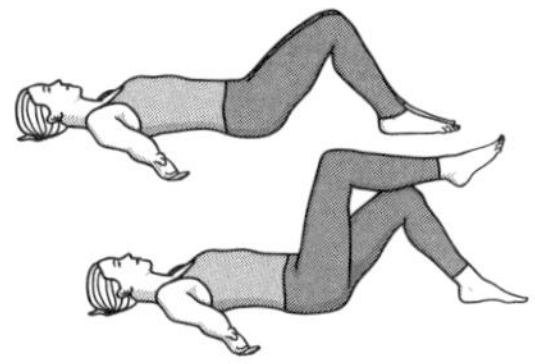

5 Low Abs I

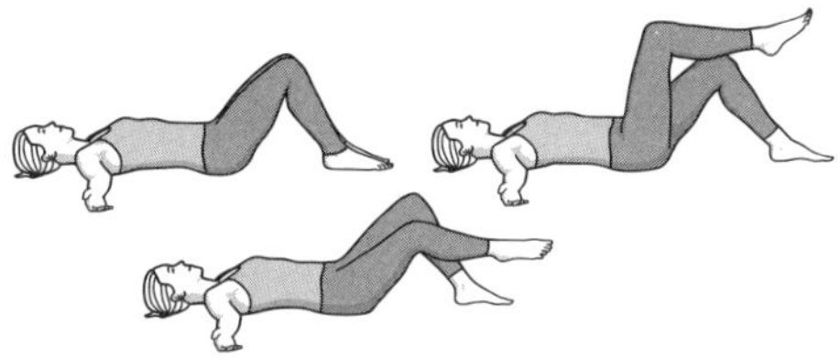

6 Thigh Circles

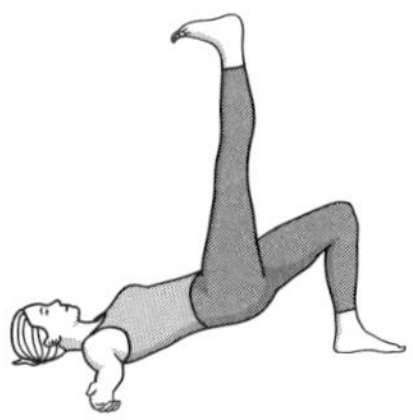

7 Shoulder Bridge I, Variante

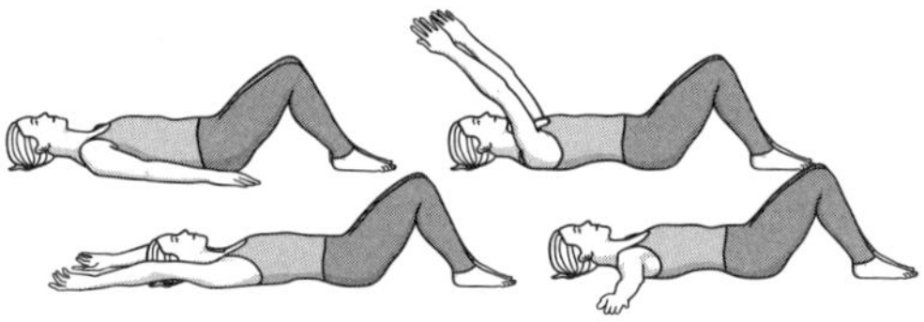

8 Arm Circles

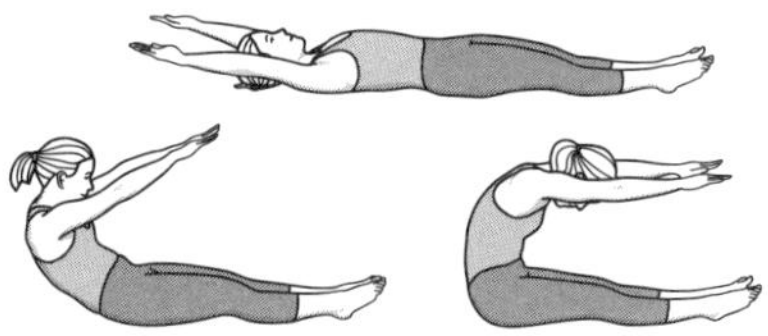

9 Roll Up, Variante 2

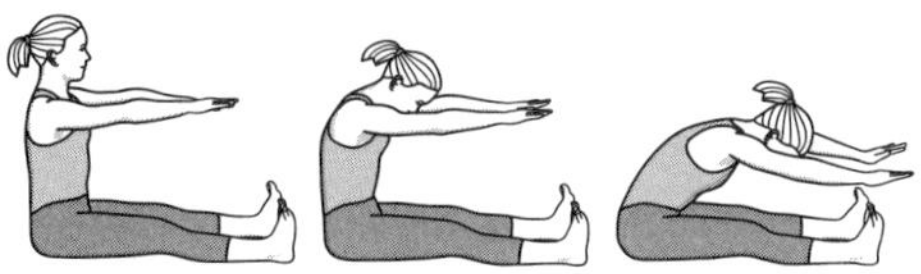

10 Spine Stretch, Variante 2

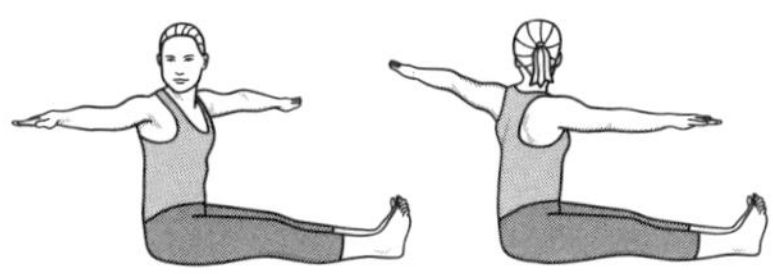

11 Spine Twist, Variante 2

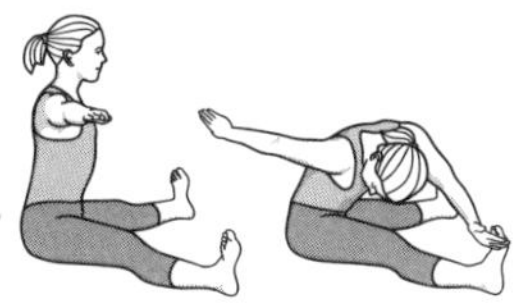

12 Saw, Variante 2

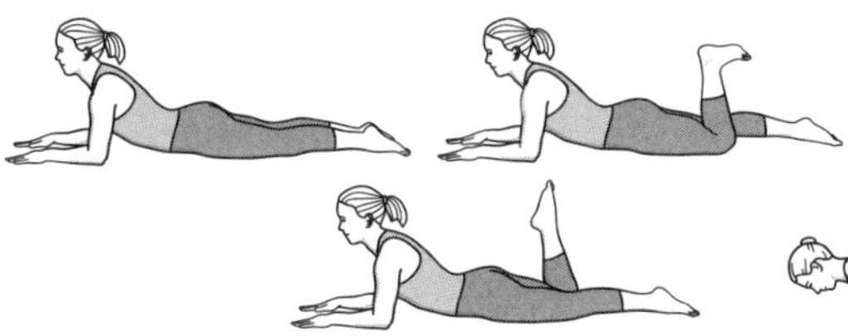

13 Single Leg Kick

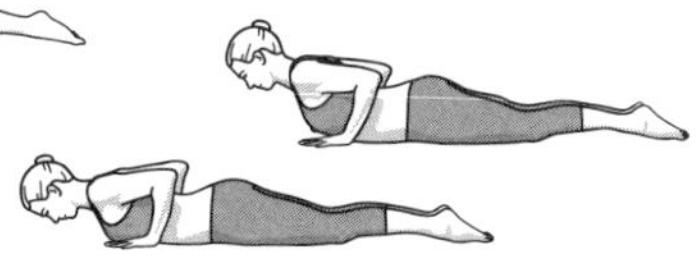

14 Cobra

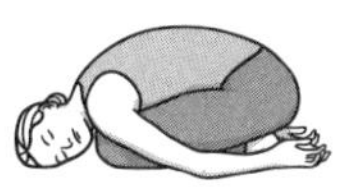

15 Rest Position

16 Ab Übung 3 alles auf der anderen Seite wiederholen.

34 Mobilisation der Gelenke

Trainingsdauer: 20 Minuten

1 2 3

	Übungen	Grundposition	Vorrangige Prinzipien	Wiederholungen	Seite
1	Puppet Arms	Rückenlage	Atmung, Lockerheit und Entspannung	8 pro Seite	125
2	Sternum Drop	Rückenlage	Atmung, Gelenkartikulation	8	125
3	Arm Circles	Rückenlage	Schultergürtelorganisation, Gelenkartikulation	4 pro Richtung	125
4	Thigh Circles	Rückenlage, rechtes Bein	Entspannung, Gelenkartikulation	4 pro Richtung	126
5	Low Abs I	Rückenlage, rechtes Bein	Zentrierung, Gelenkartikulation	4	126
6	Leg Circles I	Rückenlage, rechtes Bein	Alignment, Gelenkartikulation	4 pro Richtung	129
7	Bridging	Rückenlage	Bewegungslänge, Gelenkartikulation	4	128
8	Shoulder Bridge I	Rückenlage, rechtes Bein	Bewegungslänge, Gelenkartikulation	4	128
9	Leg Circles II	Rückenlage, rechtes Bein	Bewegungslänge, Gelenkartikulation	4 pro Richtung	129
10	Side Kick Series I Turnout	Seitenlage links	Alignment, Gelenkartikulation	8	136
11	Mermaid	Sitz, Füße nach rechts	Bewegungslänge, Gelenkartikulation	4	124
12	Side Kick Series I Parallel	Seitenlage links	Alignment, Gelenkartikulation	8	135
13	Übungen 4 bis 12 auf der anderen Seite wiederholen, dann mit Übung 14 fortfahren.				
14	Cobra	Bauchlage	Bewegungslänge, Gelenkartikulation	4	140
15	Spine Wave	Vierfüßlerstand	Bewegungslänge, Gelenkartikulation	4	137
16	Rest Position		Atmung, Entspannung		13

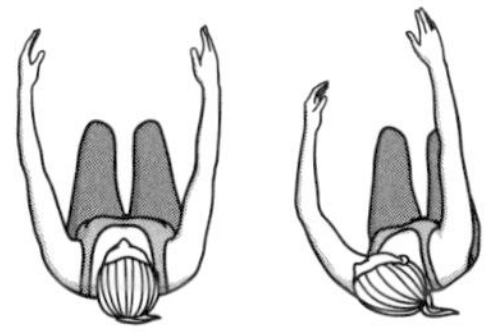

1 Puppet Arms

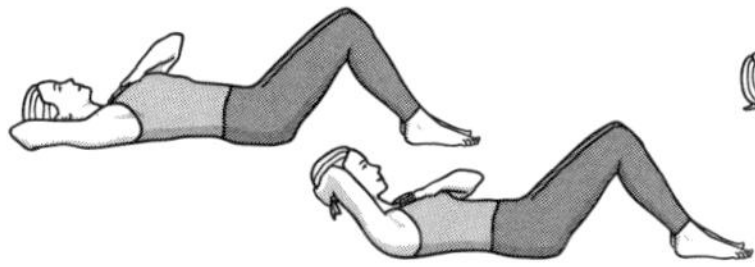

2 Sternum Drop

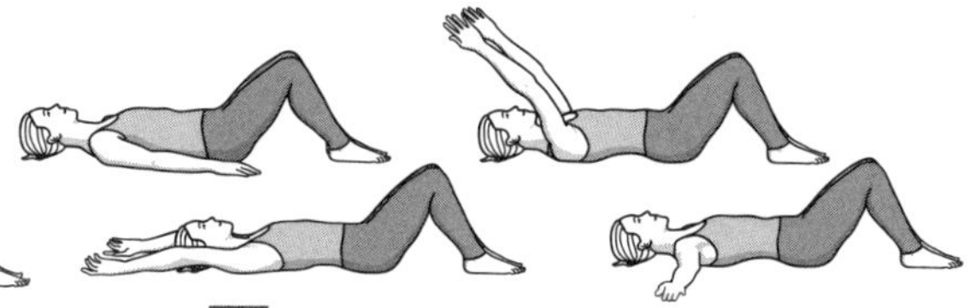

3 Arm Circles

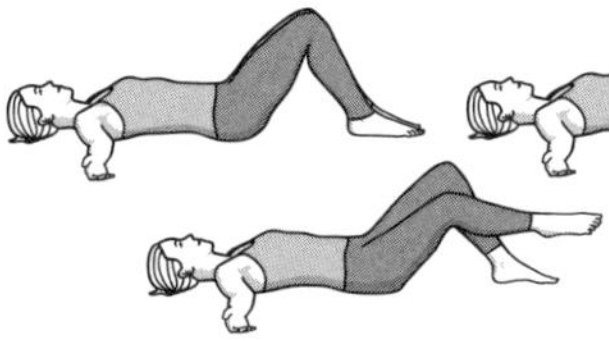

4 Thigh Circles

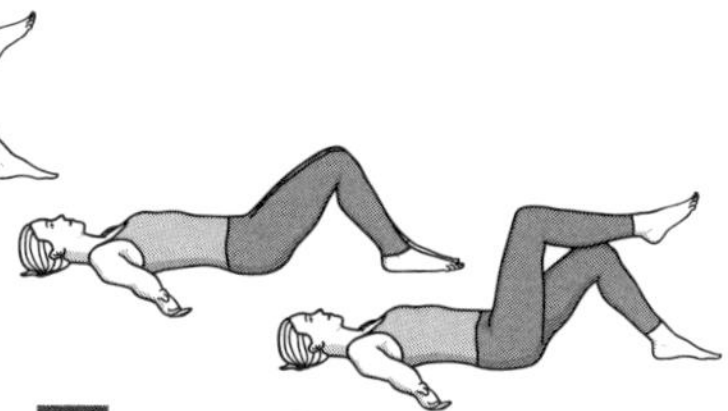

5 Low Abs I

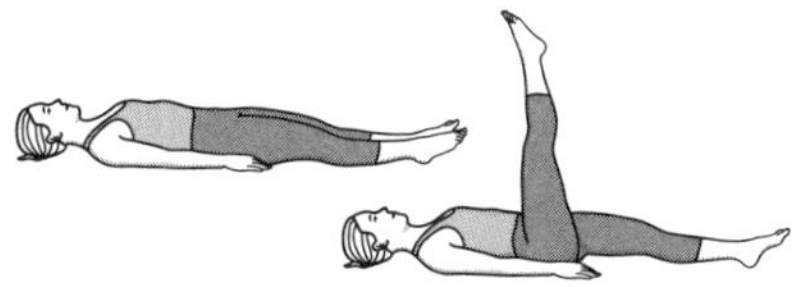

6 Leg Circles I

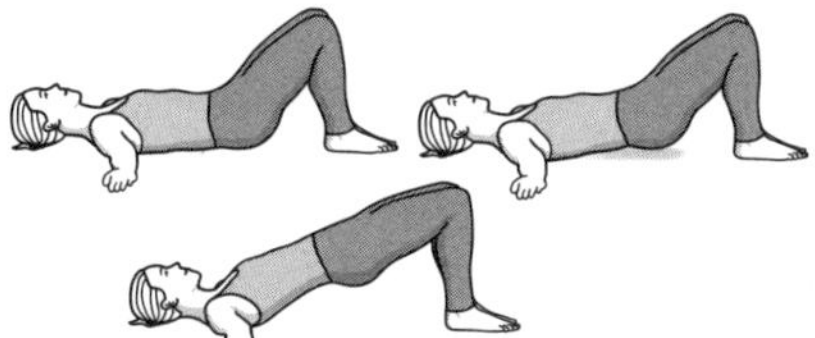

7 Bridging

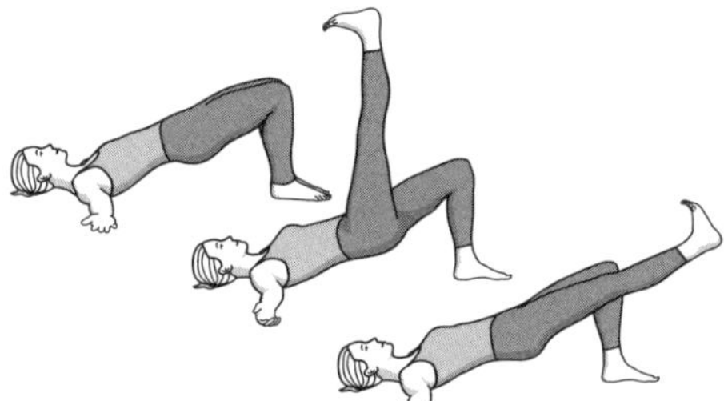

8 Shoulder Bridge I

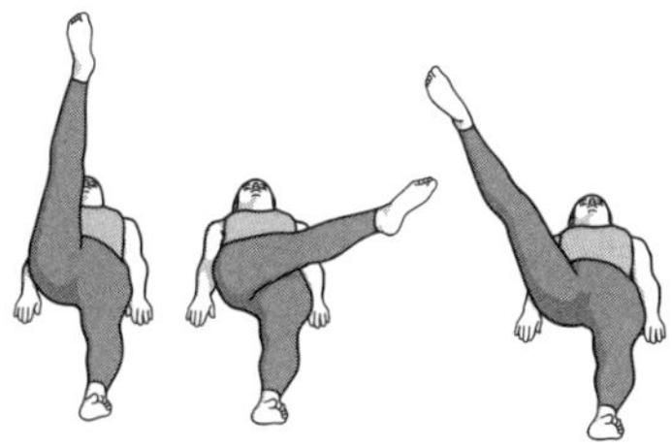

9 Leg Circles II

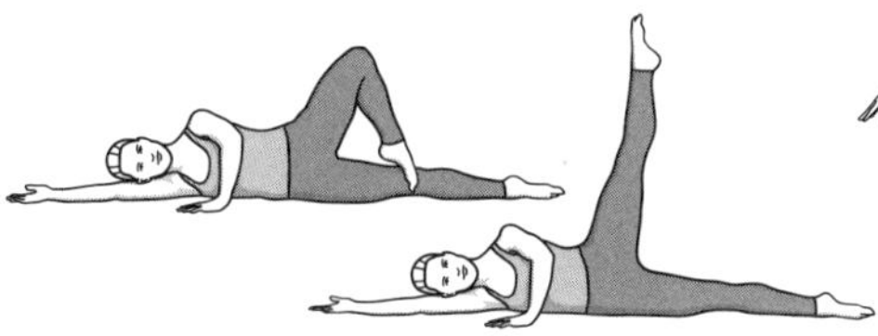

10 Side Kick Series I Turnout

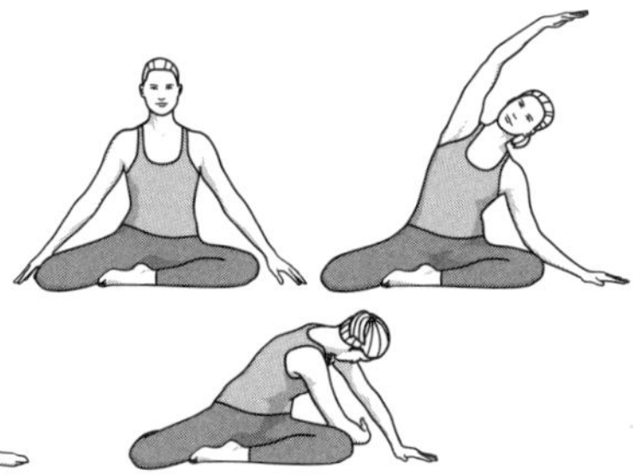

11 Mermaid

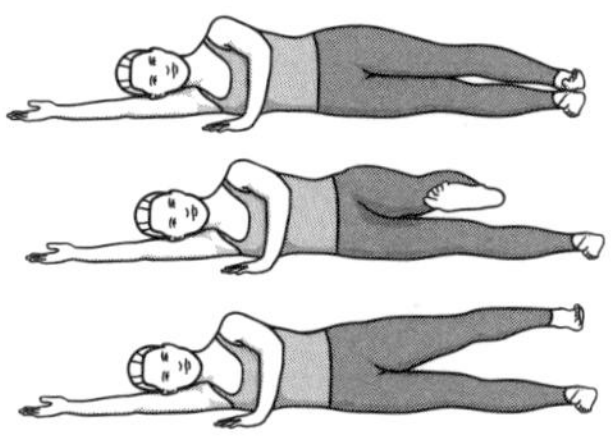

12 Side Kick Series I Parallel

13 Übungen 4 bis 12 auf der anderen Seite wiederholen, dann mit Übung 14 fortfahren.

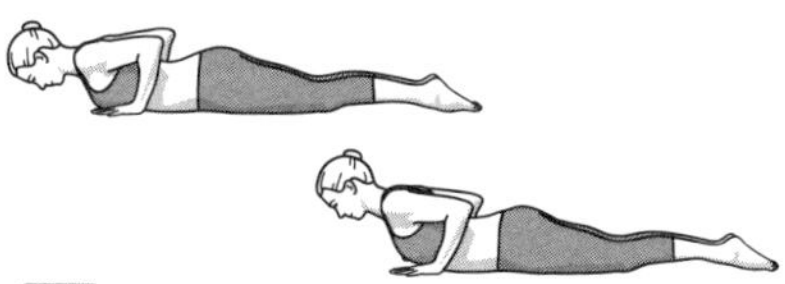

14 Cobra

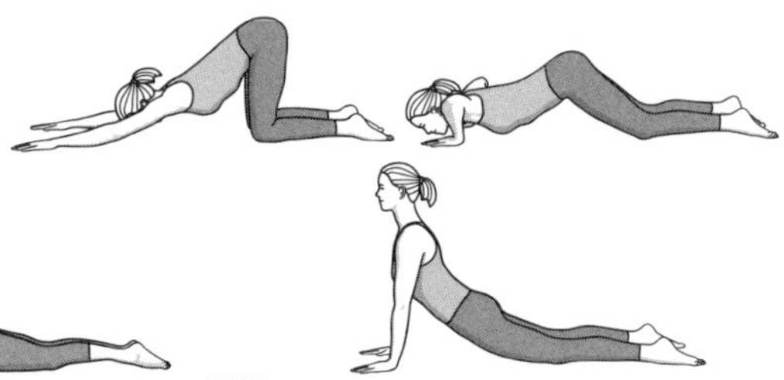

15 Spine Wave

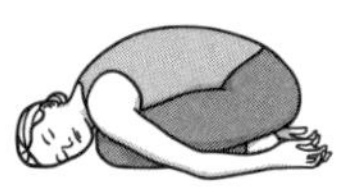

16 Rest Position

35 Bewegliche Wirbelsäule, geschmeidiger Rücken

1 2 3

Trainingsdauer: 30 Minuten

	Übungen	Grundposition	Vorrangige Prinzipien	Wiederholungen	Seite
1	Puppet Arms	Rückenlage	Atmung, Entspannung	4 pro Seite	125
2	Sternum Drop	Rückenlage	Schultergürtelorganisation, Entspannung	4	125
3	Bridging	Rückenlage	Bewegungslänge, Gelenkartikulation	4	128
4	Assisted Roll Up	Rückenlage	Zentrierung, Gelenkartikulation	4	127
5	Rolling like A Ball	Sitz	Zentrierung, Gelenkartikulation	4	122
6	Spine Stretch, Variante 2	Sitz, rechtes Bein gestreckt	Bewegungslänge, Gelenkartikulation	4	123
7	Mermaid, Füße nach rechts	Sitz	Bewegungslänge, Gelenkartikulation	3	124
8	Spine Stretch, Variante 2	Sitz, linkes Bein gestreckt	Bewegungslänge, Gelenkartikulation	4	123
9	Mermaid, Füße nach links	Sitz	Bewegungslänge, Gelenkartikulation	3	124
10	Spine Twist	Sitz	Bewegungslänge, Gelenkartikulation	4 pro Richtung	123
11	Saw	Sitz	Bewegungslänge, Gelenkartikulation	4 pro Richtung	123
12	Spine Stretch	Sitz	Bewegungslänge, Gelenkartikulation	4	123
13	Mad Cat Stretch	Vierfüßlerstand	Bewegungslänge, Gelenkartikulation	4	137
14	Spine Wave	Vierfüßlerstand	Bewegungslänge, Gelenkartikulation	4	137
15	Cobra	Bauchlage	Bewegungslänge, Gelenkartikulation	4	140
16	Rest Position		Entspannung		13

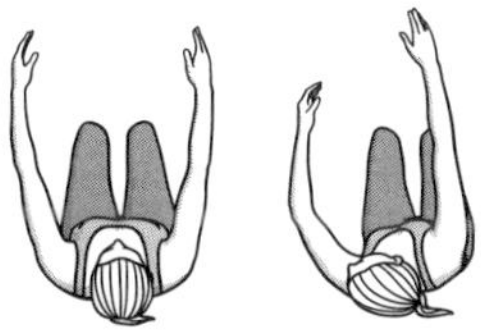

1 Puppet Arms

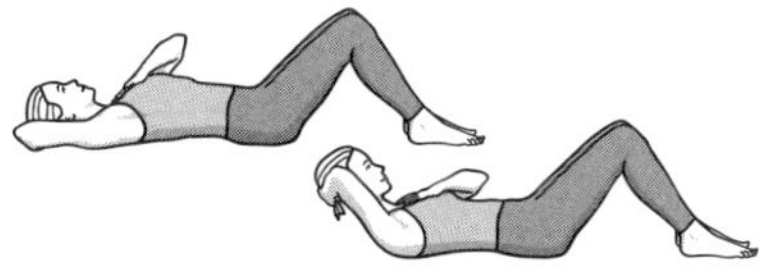

2 Sternum Drop

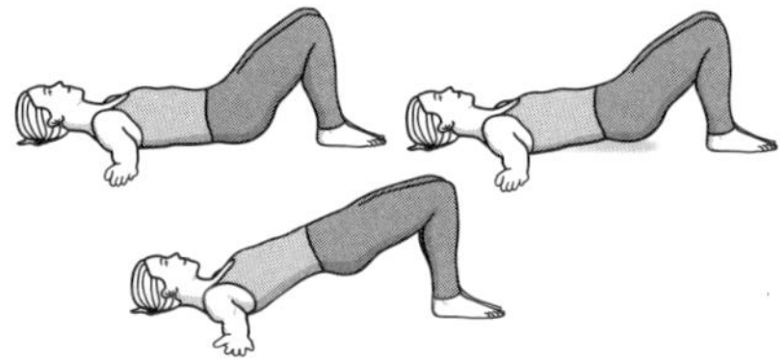

3 Bridging

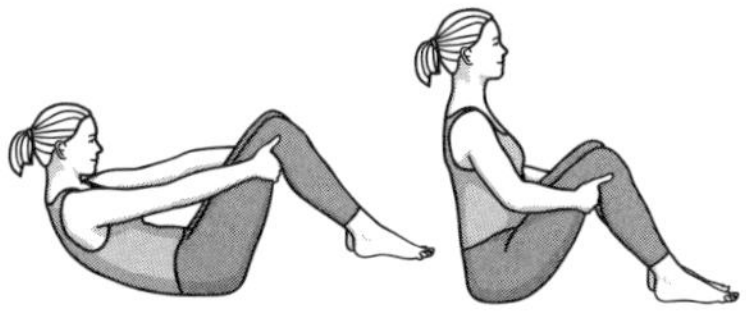

4 Assisted Roll Up

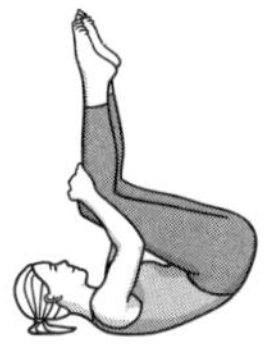

5 Rolling like A Ball

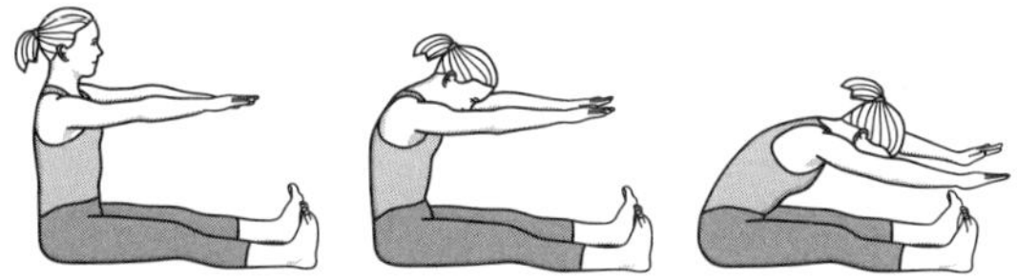

6 Spine Stretch, Variante 2

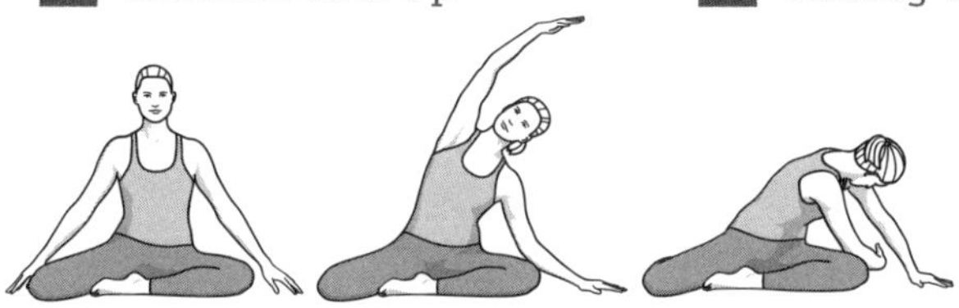

7 Mermaid, Füße nach rechts

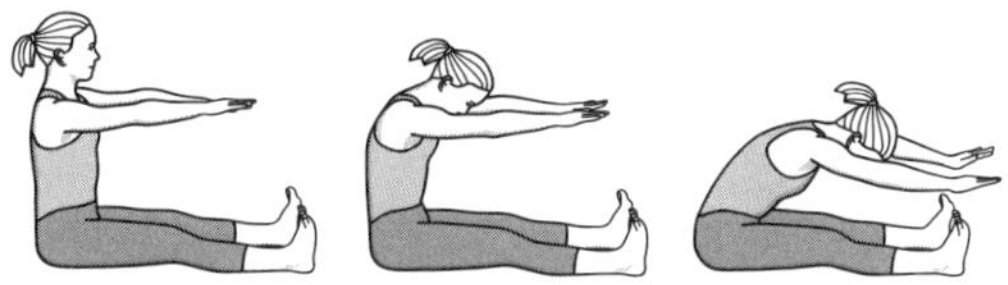

8 Spine Stretch, Variante 2

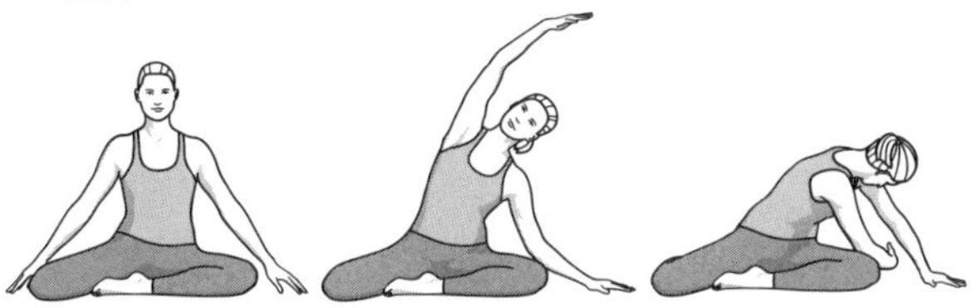

9 Mermaid, Füße nach links

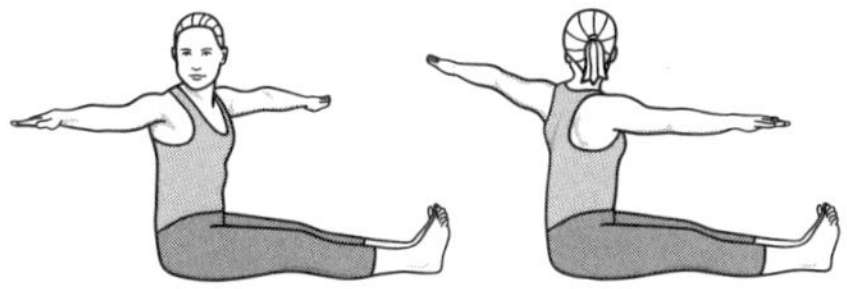

10 Spine Twist

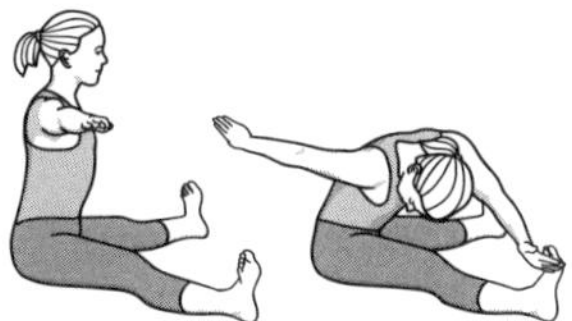

11 Saw

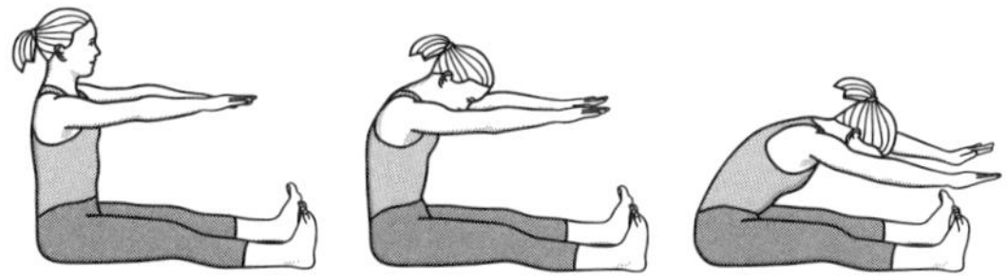

12 Spine Stretch

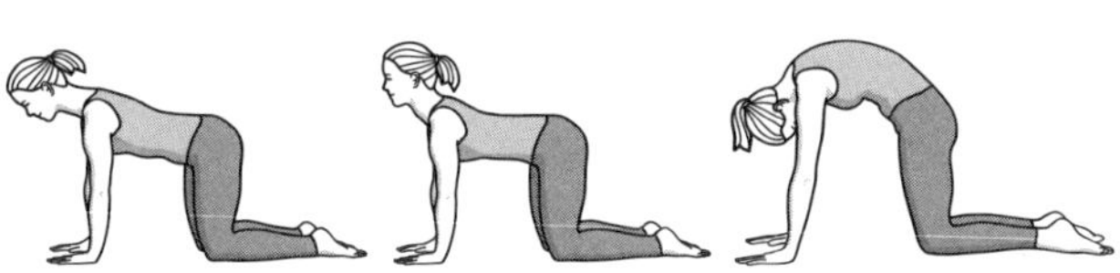

13 Mad Cat Stretch

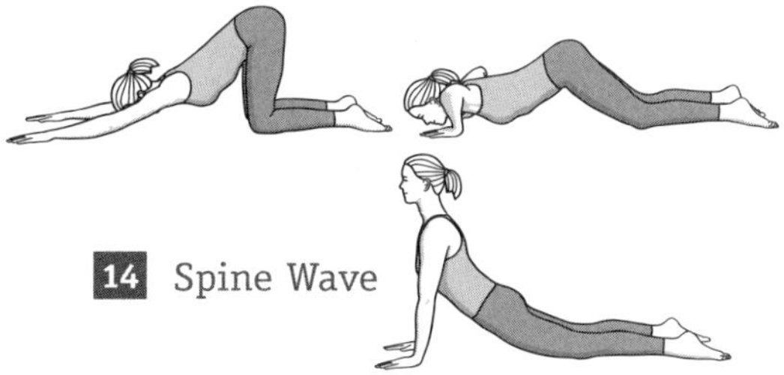

14 Spine Wave

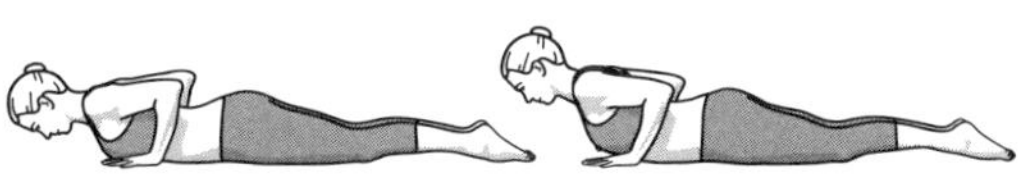

15 Cobra

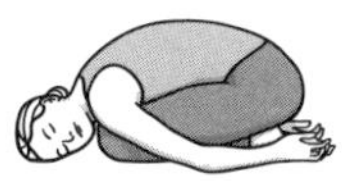

16 Rest Position

36 Mehr Flexibilität durch Rotationen

Trainingsdauer: 20 Minuten

1 2 3

	Übungen	Grundposition	Vorrangige Prinzipien	Wiederholungen	Seite
1	Roll Down	Stand	Bewegungslänge, Gelenkartikulation	4	120
2	Roll Up, Variante 2	Rückenlage	Zentrierung, Gelenkartikulation	3 pro Seite	127
3	Single Leg Stretch	Rückenlage	Zentrierung, Bewegungslänge	6	130
4	Single Leg Stretch with Rotation	Rückenlage	Zentrierung, Gelenkartikulation	8	130
5	Leg Circles II	Rückenlage rechtes Bein	Bewegungslänge, Gelenkartikulation	4 pro Richtung	129
6	Side Kick Series I Turnout	Seitenlage links	Alignment, Bewegungslänge	4	136
7	Mermaid	Sitz, Füße nach rechts	Bewegungslänge, Gelenkartikulation	4	124
8	Twist	Sitz, Füße nach rechts	Alignment, Zentrierung	3	124
9	Übungen 5 bis 8 auf der anderen Seite wiederholen, dann mit Übung 10 fortfahren.				
10	Spine Stretch	Sitz	Zentrierung, Gelenkartikulation	3	123
11	Spine Twist	Sitz	Bewegungslänge, Gelenkartikulation	4 pro Seite	123
12	Saw	Sitz	Bewegungslänge, Gelenkartikulation	2 pro Seite	123
13	Spine Wave	Vierfüßlerstand	Bewegungslänge, Gelenkartikulation	4	137
14	Roll Down, im Stand beenden	Stand	Bewegungslänge, Gelenkartikulation	3	120

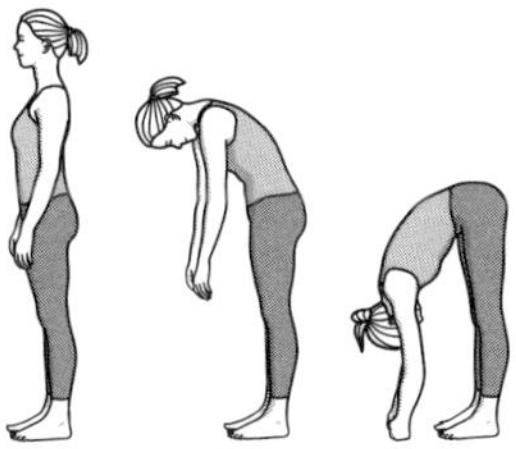

1 Roll Down

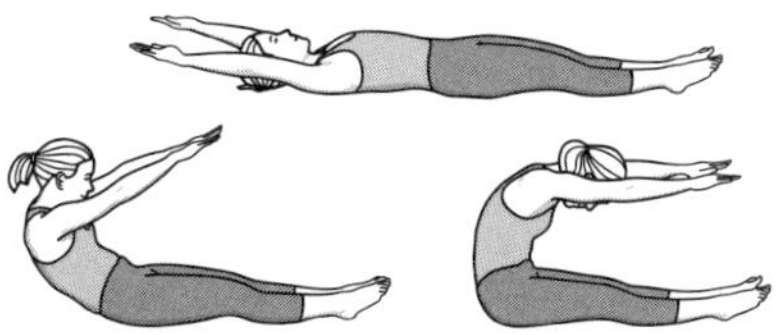

2 Roll Up, Variante 2

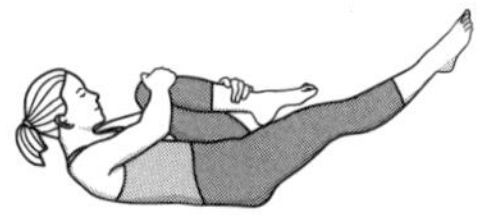

3 Single Leg Stretch

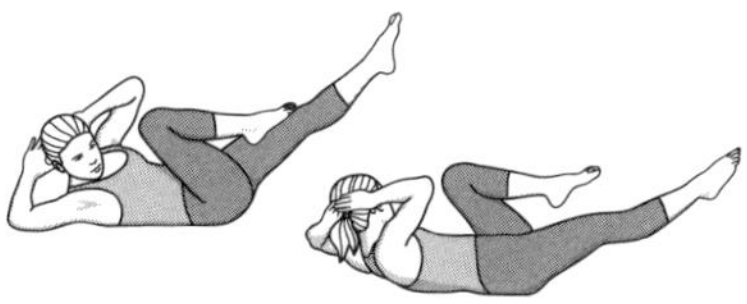

4 Single Leg Stretch with Rotation

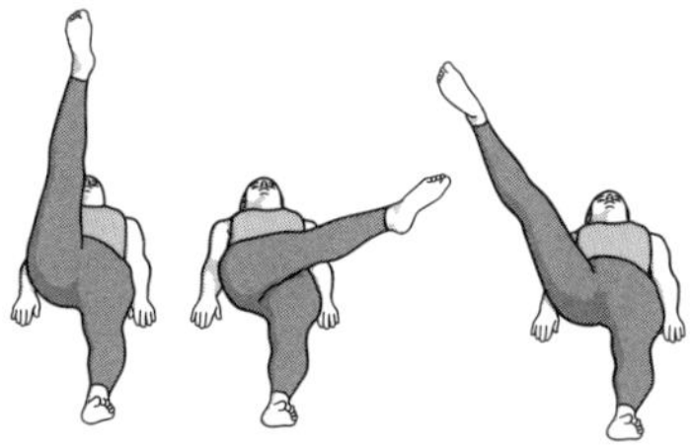

5 Leg Circles II

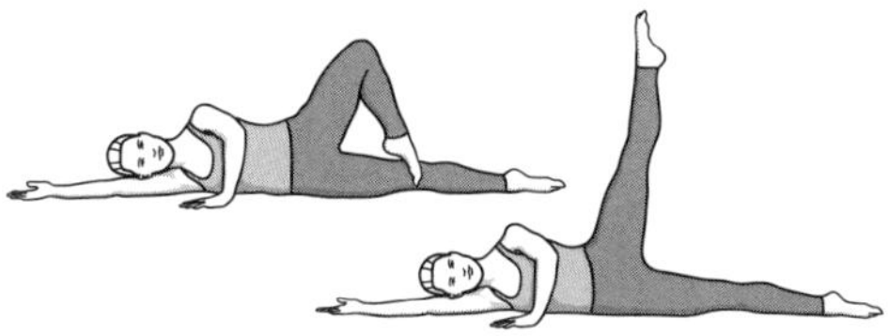

6 Side Kick Series I Turnout

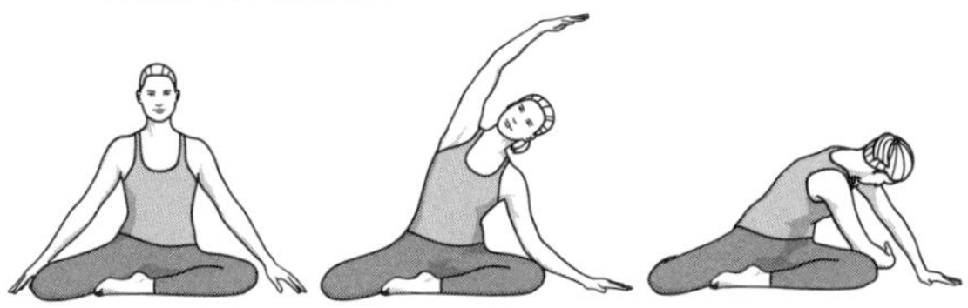

7 Mermaid

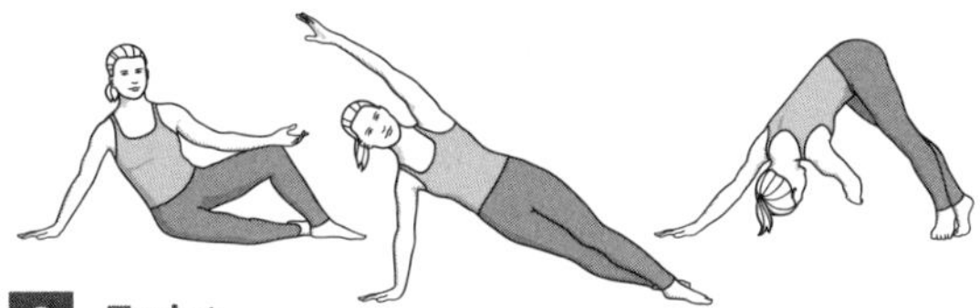

8 Twist

9 Übungen 5 bis 8 auf der anderen Seite wiederholen, dann mit Übung 10 fortfahren.

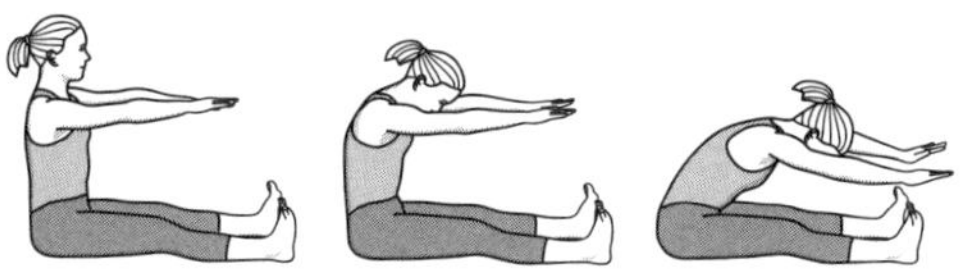

10 Spine Stretch

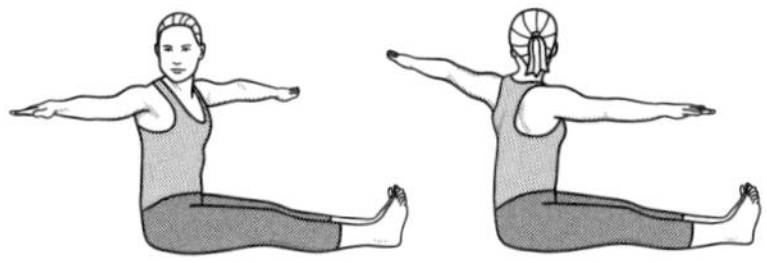

11 Spine Twist

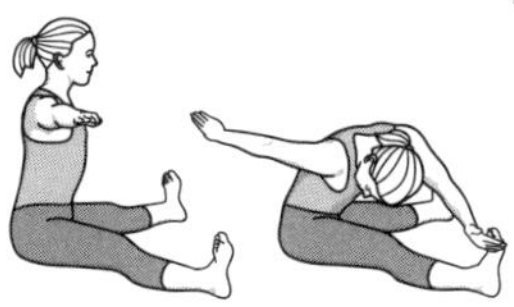

12 Saw

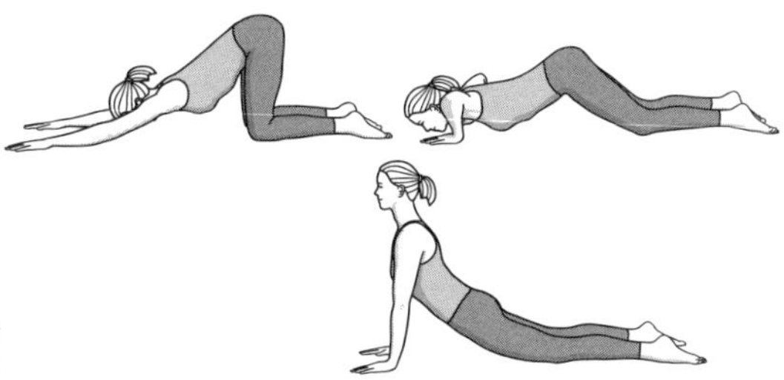

13 Spine Wave

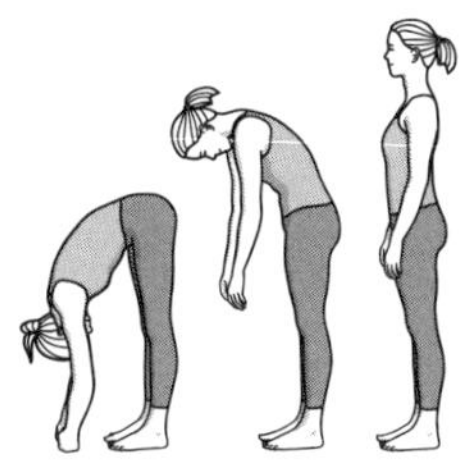

14 Roll Down

37 Umkehrübungen zur Anregung des Blutkreislaufs

1 **2** 3

Trainingsdauer: 20 Minuten

	Übungen	Grundposition	Vorrangige Prinzipien	Wiederholungen	Seite
1	Roll Down	Stand	Bewegungslänge, Gelenkartikulation	4	120
2	Up Stretch	Vierfüßlerstand	Alignment, Bewegungslänge	4	138
3	Assisted Roll Up	Rückenlage	Zentrierung, Gelenkartikulation	6	127
4	Bridging	Rückenlage	Zentrierung, Gelenkartikulation	4	128
5	Shoulder Bridge I	Rückenlage	Bewegungslänge, Gelenkartikulation	4 pro Seite	128
6	Straight Leg Curl Up	Rückenlage	Zentrierung, Gelenkartikulation	6	130
7	Roll Over	Rückenlage	Bewegungslänge, Gelenkartikulation	2	132
8	Bicycle	Rückenlage	Zentrierung, Bewegungslänge	6	132f.
9	Scissors	Rückenlage	Zentrierung, Bewegungslänge	6	132
10	Teaser	Rückenlage	Zentrierung, Gelenkartikulation	4	134
11	Twist	Sitz	Alignment, Zentrierung	3 pro Seite	124
12	Arabesque	Vierfüßlerstand	Bewegungslänge, Gelenkartikulation	4	139
13	Roll Down, im Stand beenden	Stand	Bewegungslänge, Gelenkartikulation	2	120

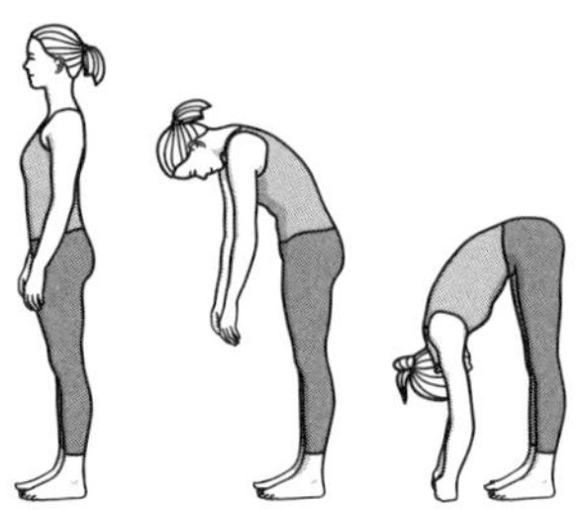

1 Roll Down

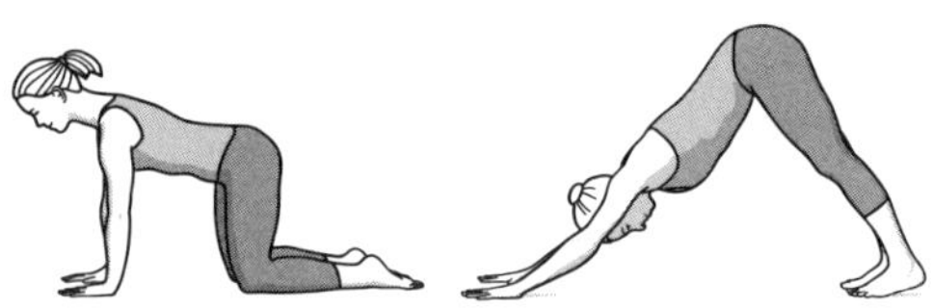

2 Up Stretch

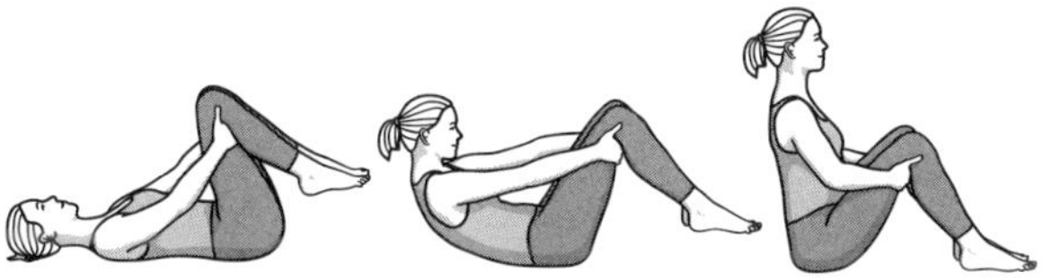

3 Assisted Roll Up

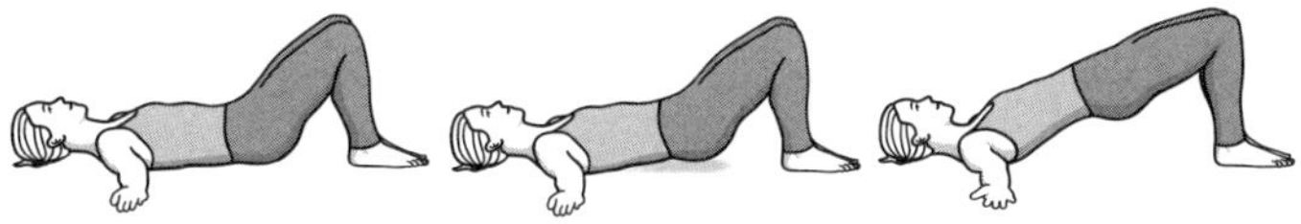

4 Bridging

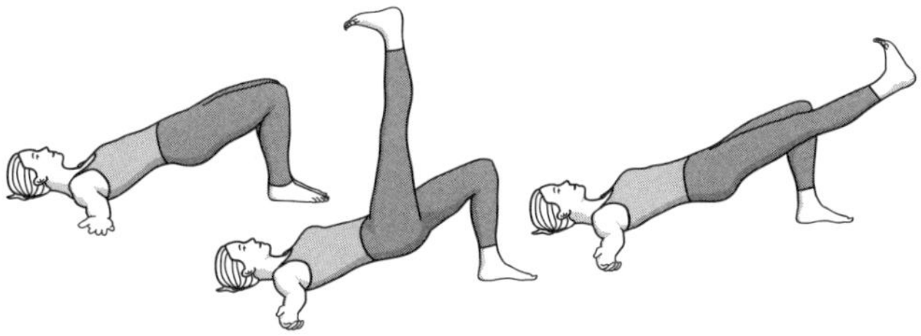

5 Shoulder Bridge I

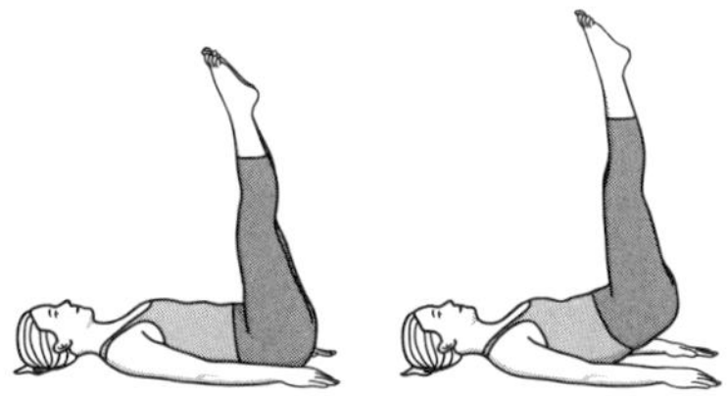

6 Straight Leg Curl Up

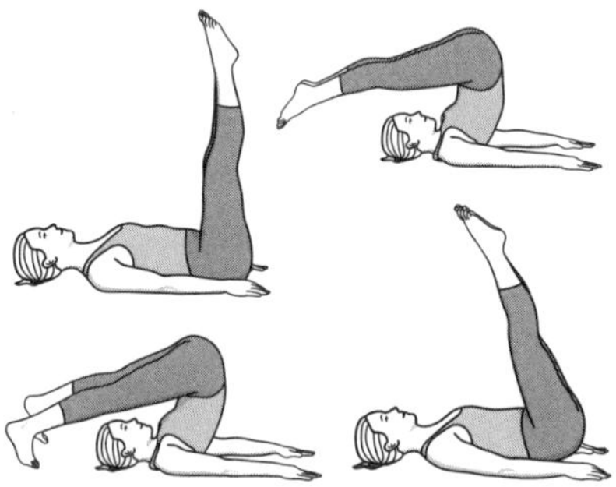

7 Roll Over

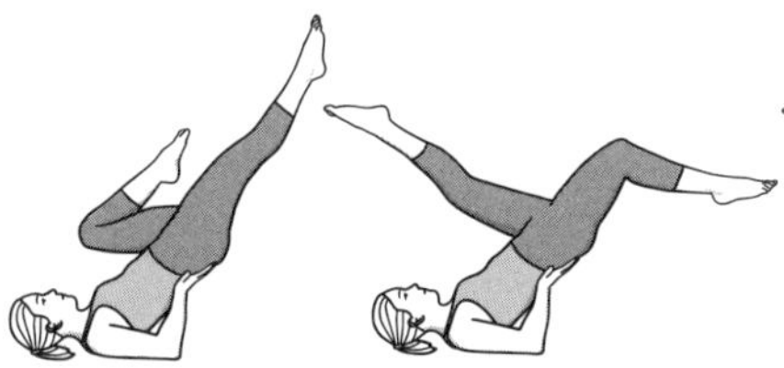

8 Bicycle

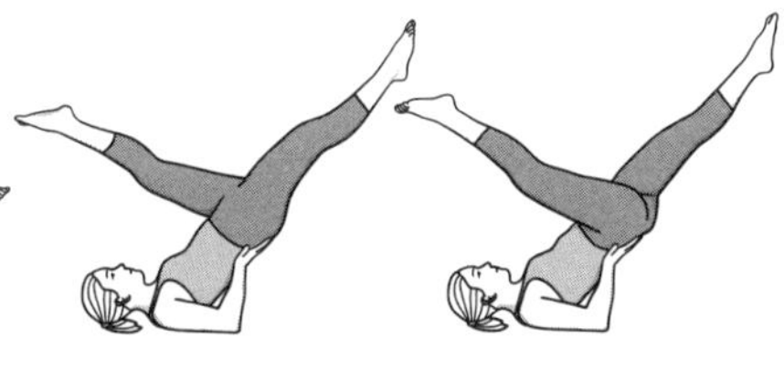

9 Scissors

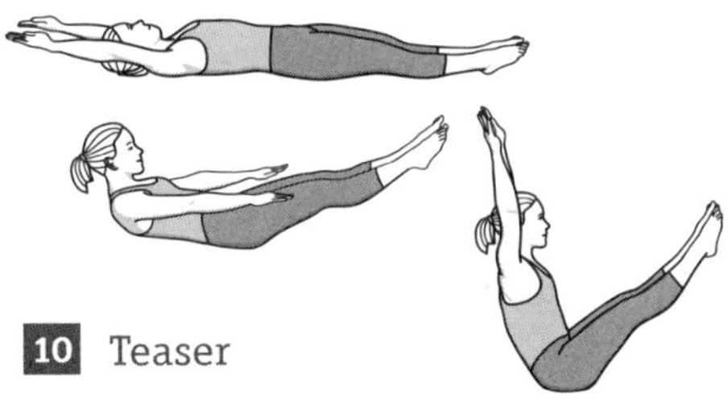

10 Teaser

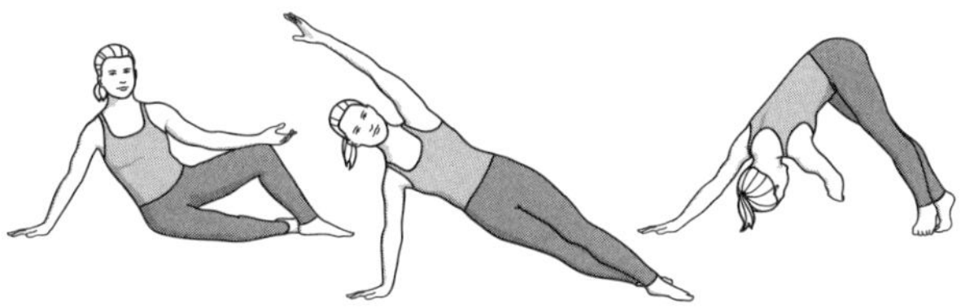

11 Twist

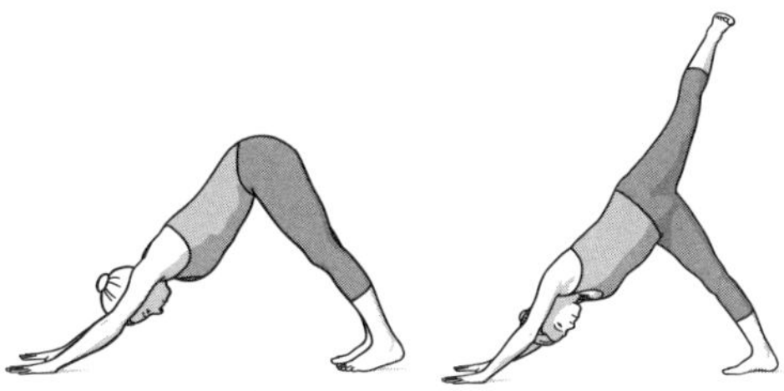

12 Arabesque

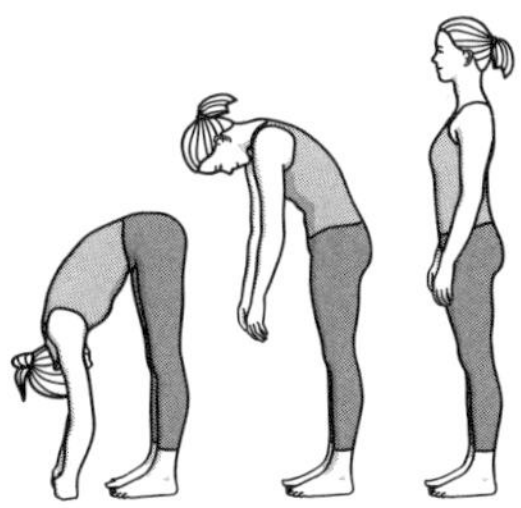

13 Roll Down

38 Alles in einem – Beweglichkeit, Kraft und Kontrolle

1 2 **3**

Trainingsdauer: 30 Minuten

	Übungen	Grundposition	Vorrangige Prinzipien	Wdh.	Seite
1	Pilates Push Up	Stand	Schultergürtelorganisation, Gelenkartikulation	3	120
2	Spine Wave	Vierfüßlerstand	Bewegungslänge, Gelenkartikulation	4	137
3	Neck Pull	Rückenlage	Zentrierung, Gelenkartikulation	4	133
4	Open Leg Rocker	Sitz	Zentrierung, Gelenkartikulation	4	122
5	Roll Over	Rückenlage	Zentrierung, Bewegungslänge	3	132
6	Bicycle	Rückenlage	Zentrierung, Bewegungslänge	6	132f.
7	Control Balance	Rückenlage	Zentrierung, Bewegungslänge	1 pro Seite	134
8	Corkscrew	Rückenlage	Zentrierung, Bewegungslänge	4 pro Richtung	133
9	Side Kick Series I Parallel	Seitenlage links	Bewegungslänge, Gelenkartikulation	8	135
10	Side Kick Series III	Seitenlage links	Bewegungslänge, Gelenkartikulation	4	136
11	Teaser	Rückenlage	Zentrierung, Bewegungslänge	4	134
12	Übungen 9 und 10 auf der anderen Seite wiederholen, dann mit Übung 13 fortfahren.				
13	Swimmer	Bauchlage	Zentrierung, Bewegungslänge	5	142
14	Swan	Bauchlage	Bewegungslänge, Gelenkartikulation	3	142
15	Arabesque	Vierfüßlerstand	Schultergürtelorganisation, Bewegungslänge	3 pro Seite	139
16	Rest Position		Atmung, Entspannung		13

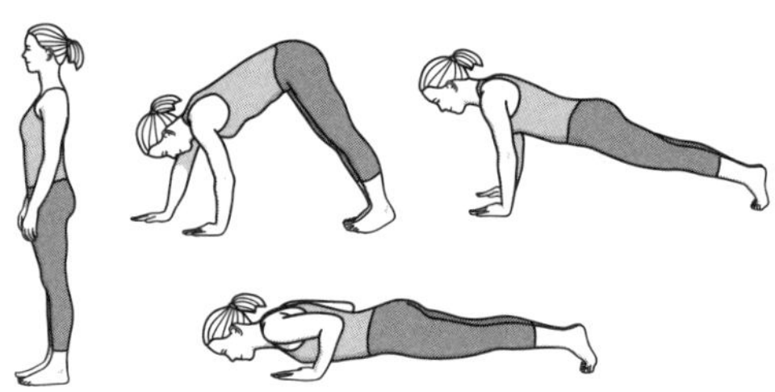

1 Pilates Push Up

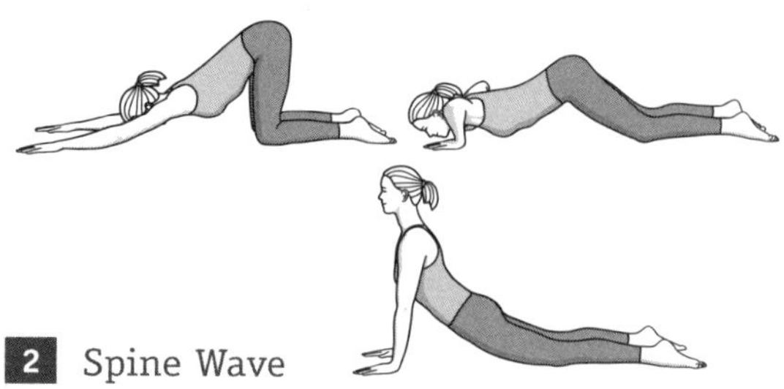

2 Spine Wave

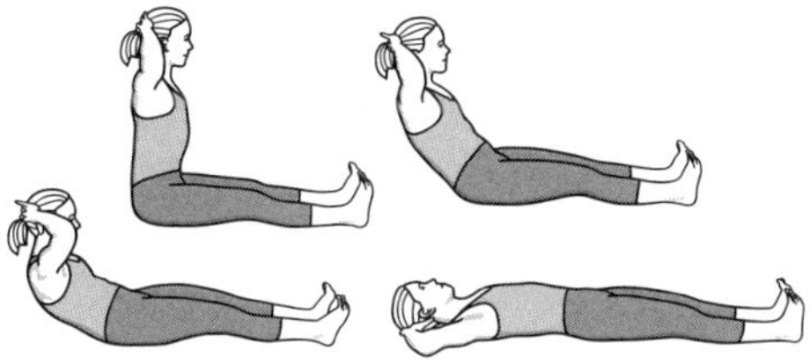

3 Neck Pull

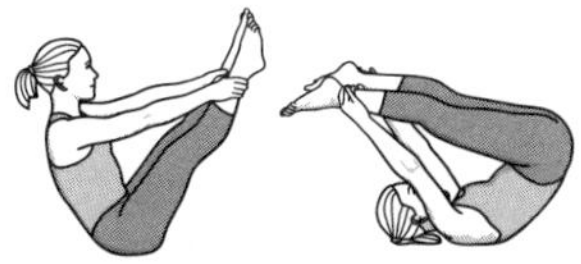

4 Open Leg Rocker

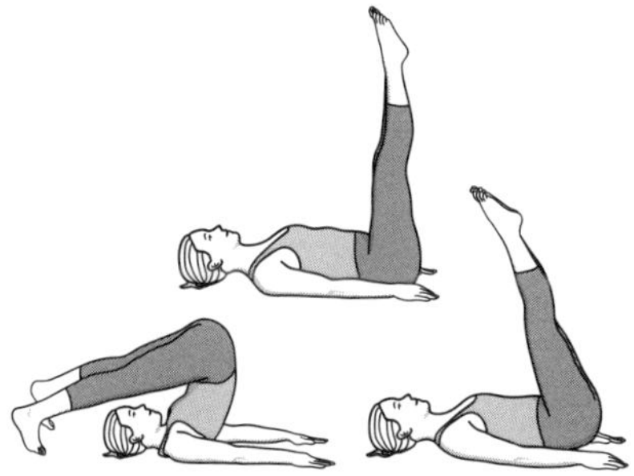

5 Roll Over

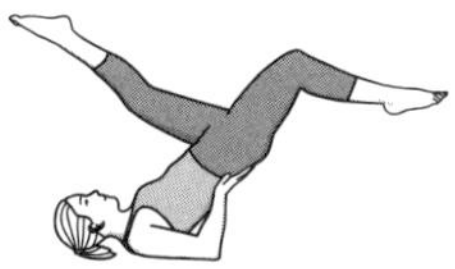

6 Bicycle

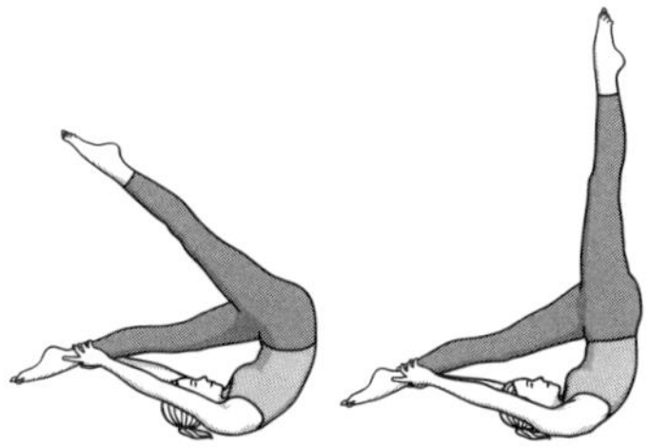

7 Control Balance

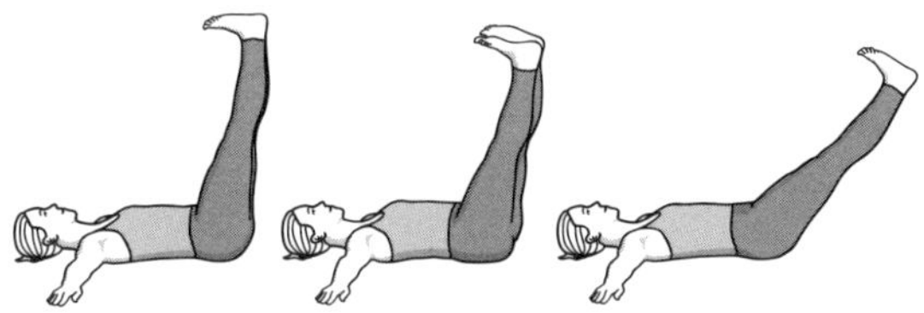

8 Corkscrew

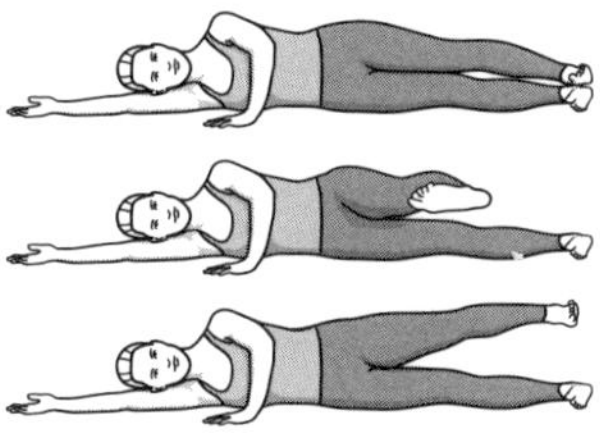

9 Side Kick Series I Parallel

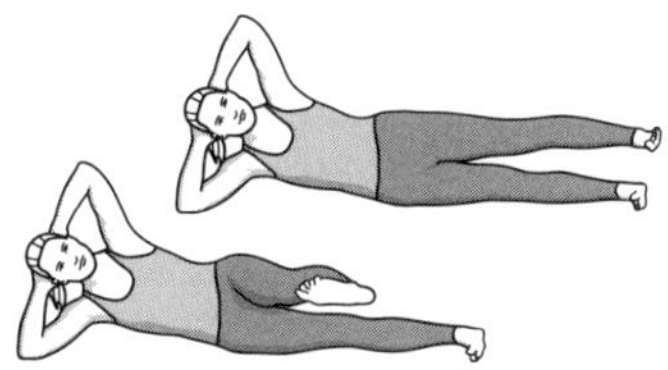

10 Side Kick Series III

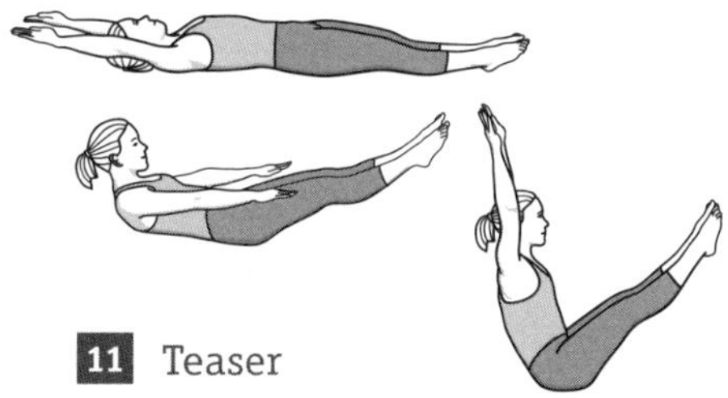

11 Teaser

12 Übungen 9 und 10 auf der anderen Seite wiederholen, dann mit Übung 13 fortfahren.

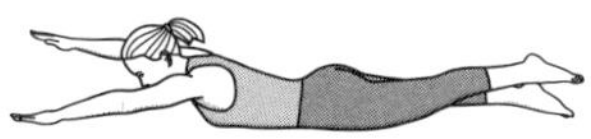

13 Swimmer

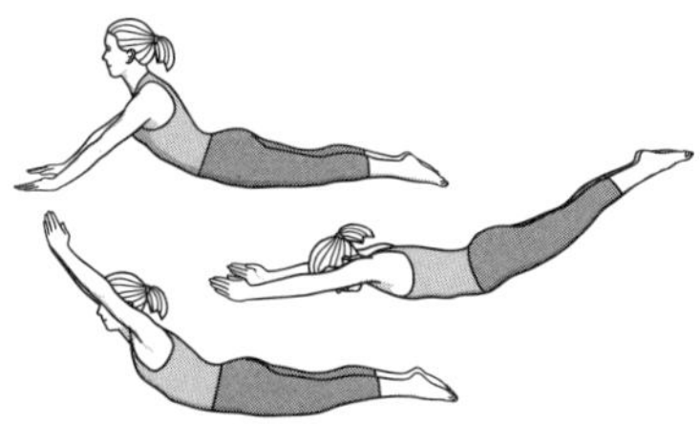

14 Swan

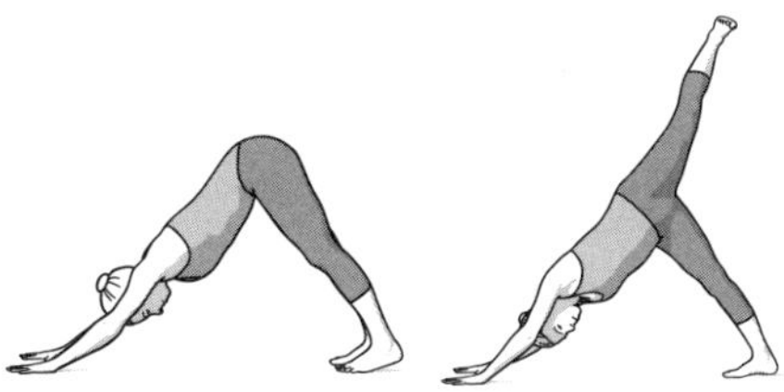

15 Arabesque

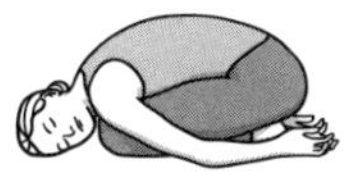

16 Rest Position

39 Vorbereitung für Läufer

Trainingsdauer: 20 Minuten

1 2 3

	Übungen	Grundposition	Vorrangige Prinzipien	Wiederholungen	Seite
1	Roll Down	Stand	Bewegungslänge, Gelenkartikulation	3	120
2	Breathing	Sitz	Atmung, Zentrierung	5	121
3	Spine Stretch, Variante 2	Sitz, linkes Bein gestreckt	Zentrierung, Gelenkartikulation	4	123
4	Spine Twist, Variante 2	Sitz, linkes Bein gestreckt	Zentrierung, Gelenkartikulation	4 pro Seite	123
5	Rolling like A Ball	Sitz	Zentrierung, Gelenkartikulation	4	122
6	Single Leg Stretch	Rückenlage	Zentrierung, Bewegungslänge	8	130
7	Übungen 3 und 4 auf der anderen Seite wiederholen, dann mit Übung 5 fortfahren.				
8	Stretching Dog	Vierfüßlerstand	Zentrierung, Alignment	6 pro Seite	137
9	Single Leg Kick	Bauchlage	Zentrierung, Gelenkartikulation	8 pro Seite	141
10	Spine Wave	Vierfüßlerstand	Bewegungslänge, Gelenkartikulation	4	137
11	Up Stretch	Vierfüßlerstand	Zentrierung, Bewegungslänge	3	138
12	Roll Down, im Stand beenden	Stand	Zentrierung, Bewegungslänge	3	120

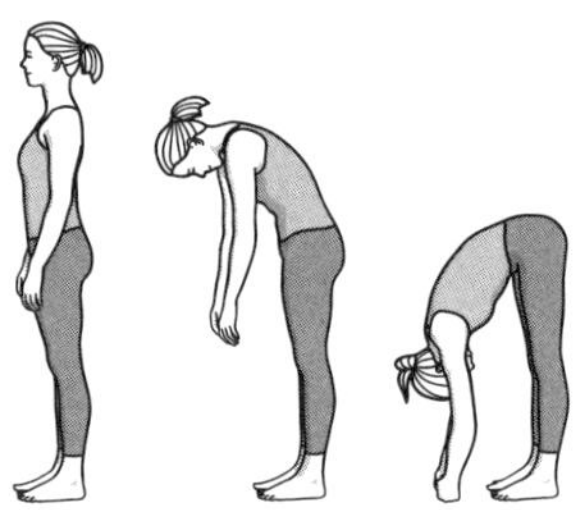

1 Roll Down

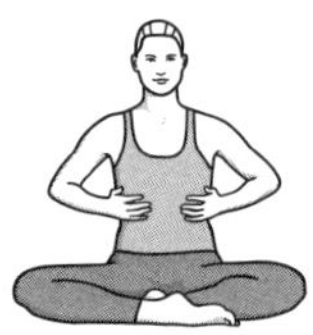

2 Breathing

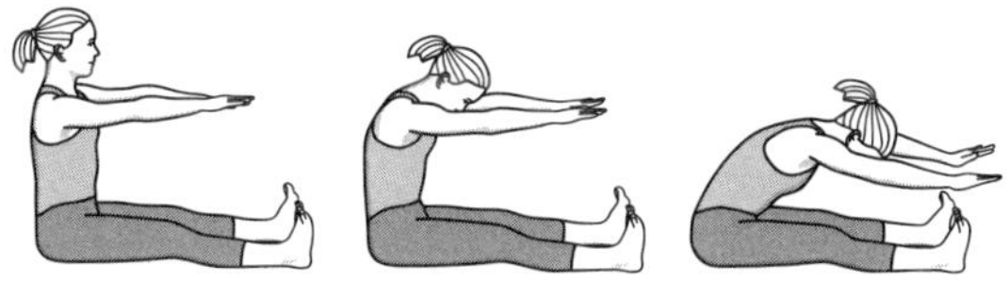

3 Spine Stretch, Variante 2

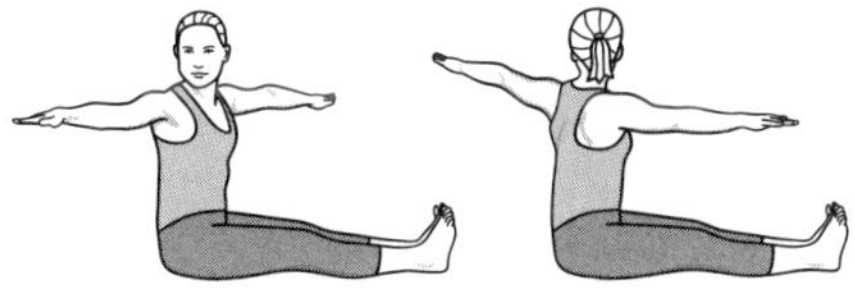

4 Spine Twist, Variante 2

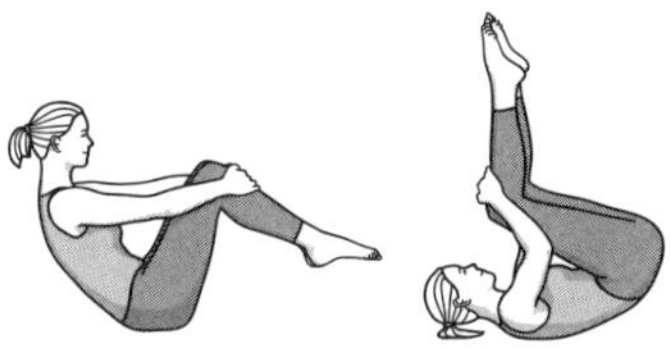

5 Rolling like A Ball

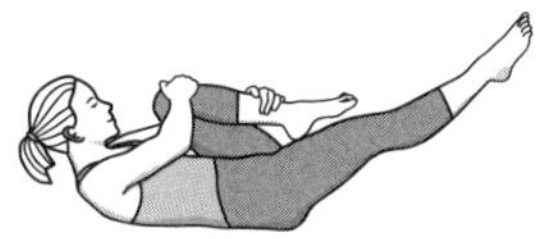

6 Single Leg Stretch

7 Übungen 3 und 4 auf der anderen Seite wiederholen, dann mit Übung 5 fortfahren.

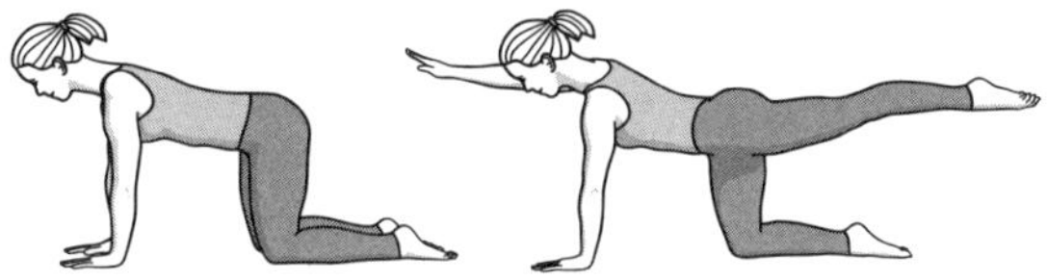

8 Stretching Dog

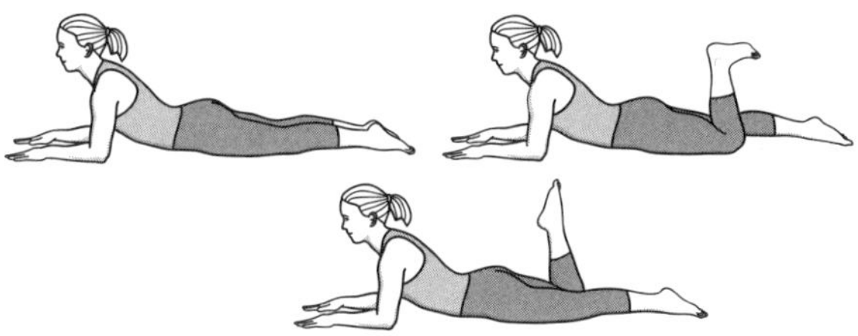

9 Single Leg Kick

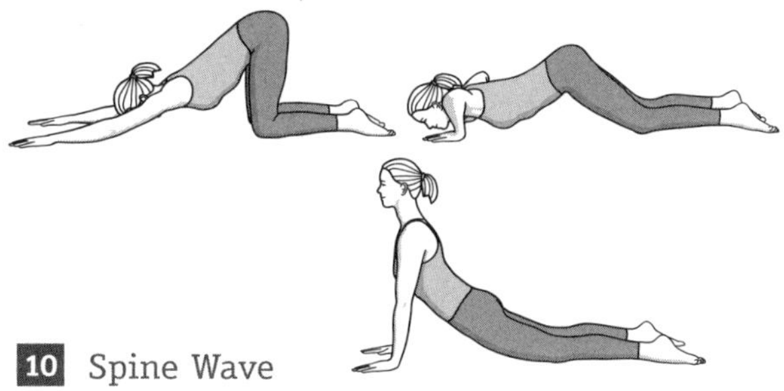

10 Spine Wave

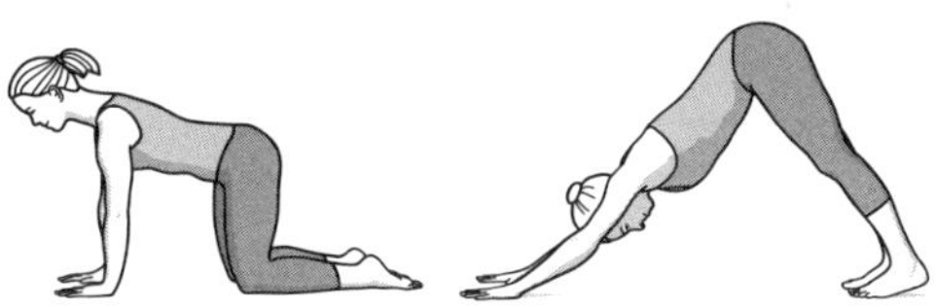

11 Up Stretch

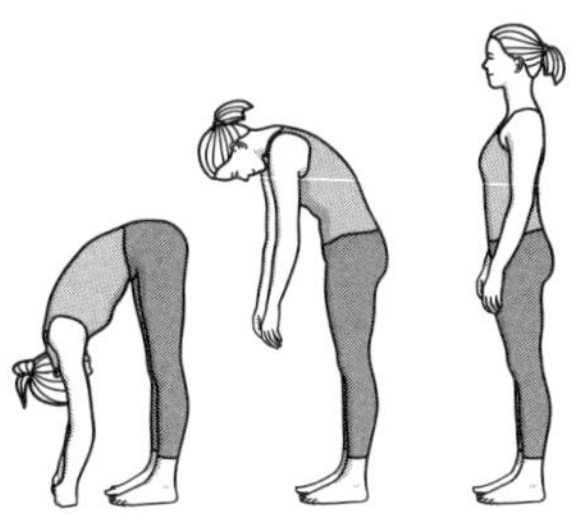

12 Roll Down

40 Mehr Flexibilität für Läufer

Trainingsdauer: 30 Minuten

1 **2** 3

	Übungen	Grundposition	Vorrangige Prinzipien	Wdh.	Sätze	Seite
1	Roll Down	Stand	Bewegungslänge, Gelenkartikulation	3		120
2	Curl Down	Sitz	Zentrierung, Gelenkartikulation	8		121
3	Sternum Drop, Variante	Rückenlage	Zentrierung, Schultergürtelorganisation	8		125
4	Single Leg Stretch	Rückenlage	Zentrierung, Bewegungslänge	12		130
5	Hundreds	Rückenlage	Atmung, Zentrierung	10	10	128
6	Single Leg Stretch with Rotation	Rückenlage	Zentrierung, Bewegungslänge	8		130
7	Leg Circles II	Rückenlage	Zentrierung, Gelenkartikulation	4 pro Seite		129
8	Shoulder Bridge I	Rückenlage	Zentrierung, Bewegungslänge	8 pro Seite	2	128
9	Single Straight Leg Stretch	Rückenlage	Zentrierung, Bewegungslänge	8		131
10	Übungen 4 bis 9 wiederholen, dann mit Übung 11 fortfahren.					
11	Spine Twist	Sitz	Bewegungslänge, Gelenkartikulation	6 pro Seite		123
12	Saw	Sitz	Bewegungslänge, Gelenkartikulation	4 pro Seite		123
13	Kneeling Side Kick	Vierfüßlerstand	Schultergürtelorganisation, Bewegungslänge	8 pro Seite		139
14	Diving	Bauchlage	Bewegungslänge, Gelenkartikulation	6	2	140
15	Double Leg Kick	Bauchlage	Bewegungslänge, Gelenkartikulation	6		141
16	Rest Position		Atmung, Entspannung			13

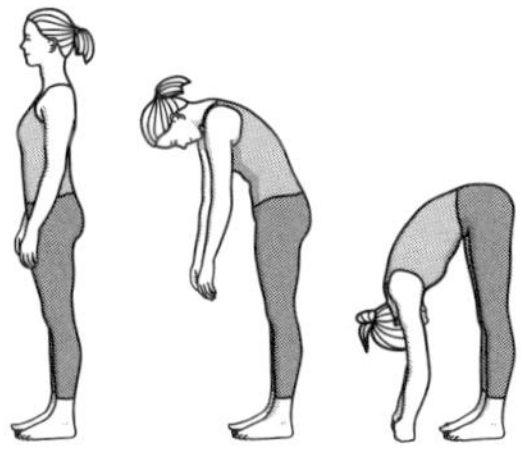

1 Roll Down

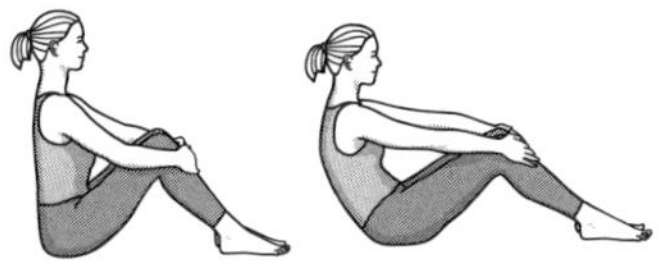

2 Curl Down

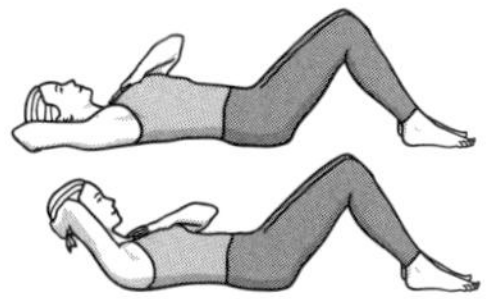

3 Sternum Drop, Variante

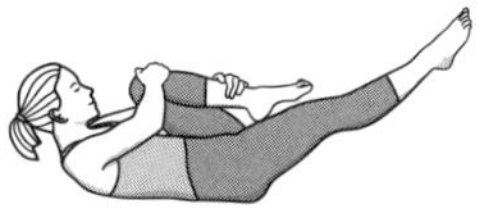

4 Single Leg Stretch

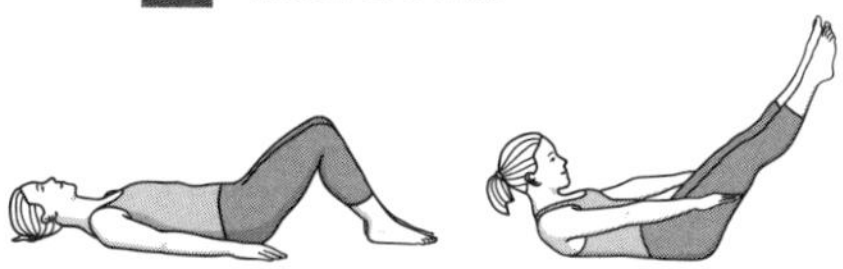

5 Hundreds

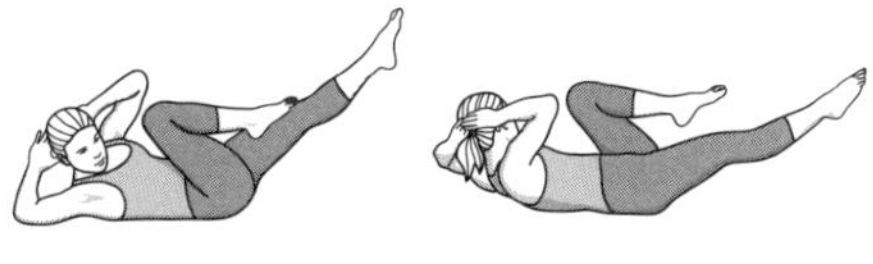

6 Single Leg Stretch with Rotation

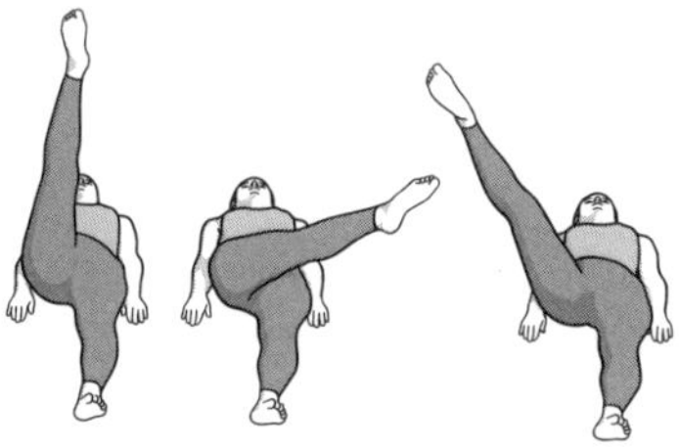

7 Leg Circles II

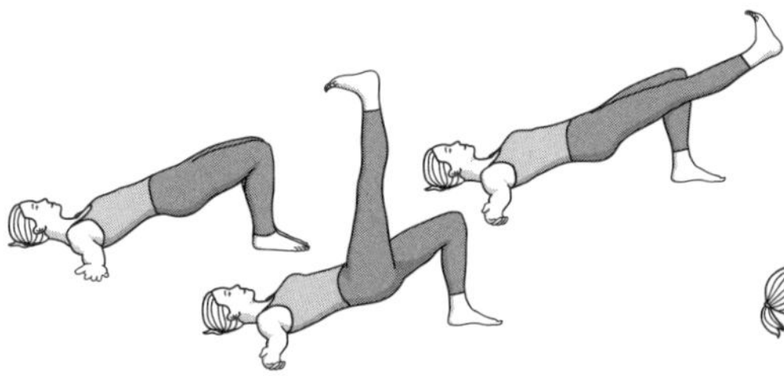

8 Shoulder Bridge I

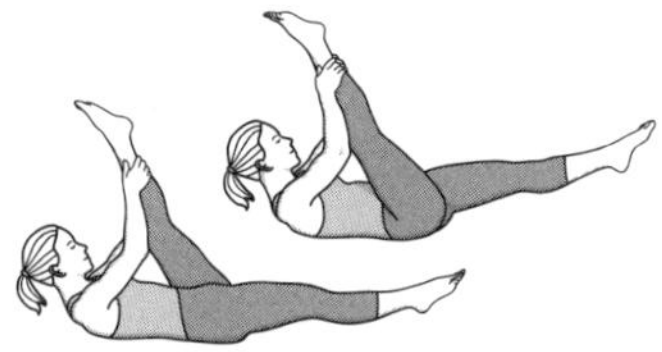

9 Single Straight Leg Stretch

10 Übungen 4 bis 9 wiederholen, dann mit Übung 11 fortfahren.

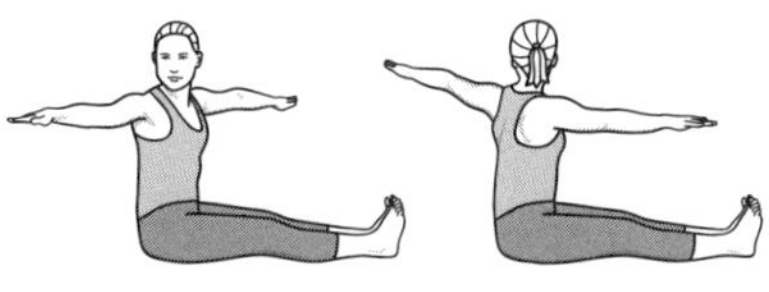

11 Spine Twist

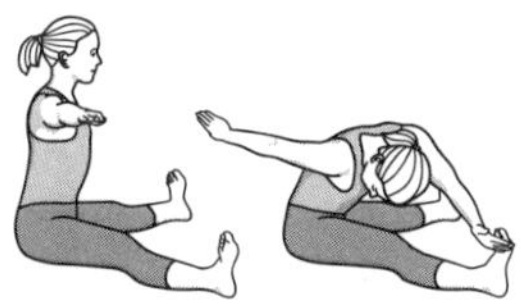

12 Saw

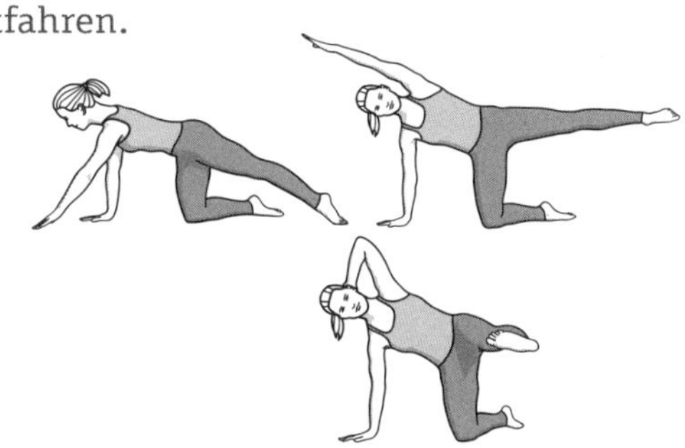

13 Kneeling Side Kick

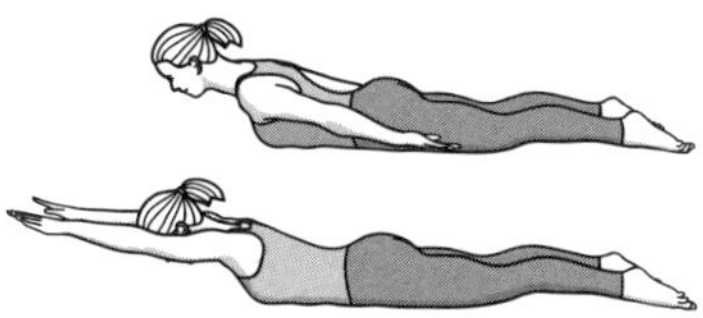

14 Diving

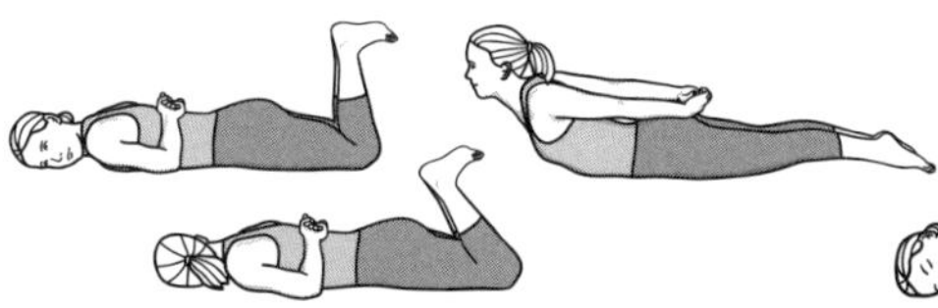

15 Double Leg Kick

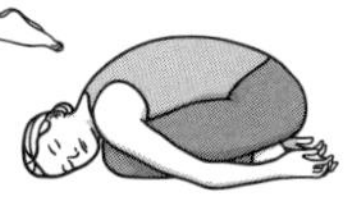

16 Rest Position

41 Vorbereitung für Schwimmer

Trainingsdauer: 20 Minuten

1 2 3

	Übungen	Grundposition	Vorrangige Prinzipien	Wdh.	Sätze	Seite
1	Roll Down	Stand	Bewegungslänge, Gelenkartikulation	4		120
2	Mad Cat Stretch	Vierfüßlerstand	Bewegungslänge, Gelenkartikulation	4		137
3	Stretching Dog	Vierfüßlerstand	Zentrierung, Schultergürtelorganisation	4 pro Richtung		137
4	Diving	Bauchlage	Zentrierung, Schultergürtelorganisation	6	2	140
5	Single Leg Kick	Bauchlage	Zentrierung, Gelenkartikulation	6 pro Seite		141
6	Swimmer	Bauchlage	Zentrierung, Bewegungslänge	4		142
7	Abduction II	Seitenlage rechts	Zentrierung, Gelenkartikulation	6		135
8	Side Kick Series I Parallel	Seitenlage rechts	Zentrierung, Bewegungslänge	6		135
9	Side Kick Series I Turnout	Seitenlage rechts	Bewegungslänge, Gelenkartikulation	6		136
10	Roll Up, Variante 2, linkes Bein gestreckt	Rückenlage	Zentrierung, Gelenkartikulation	3		127
11	Übungen 7 bis 10 auf der anderen Seite wiederholen, dann mit Übung 12 fortfahren.					
12	Bridging	Rückenlage	Zentrierung, Gelenkartikulation	4		128
13	Breathing	Sitz	Atmung, Entspannung	4		121

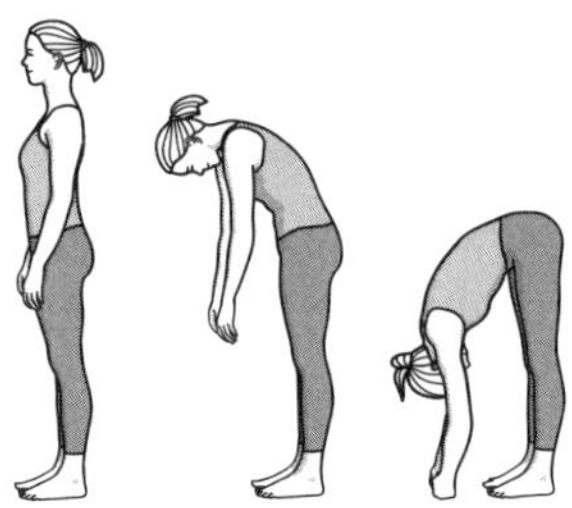

1 Roll Down

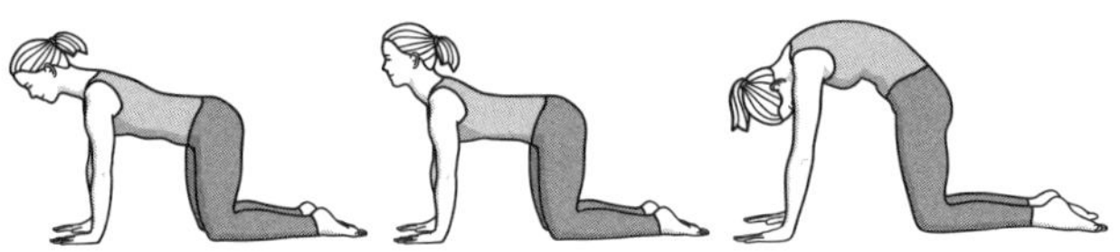

2 Mad Cat Stretch

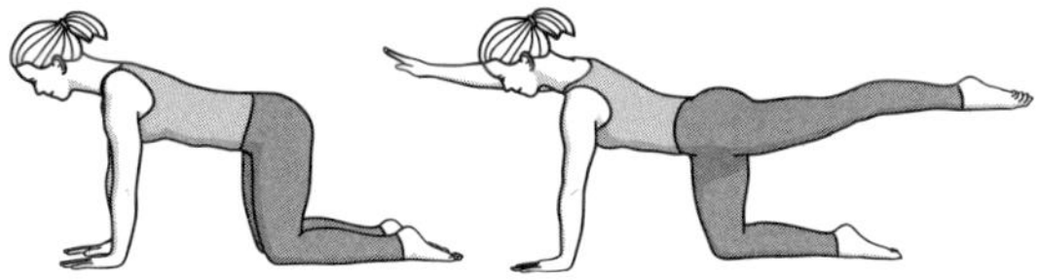

3 Stretching Dog

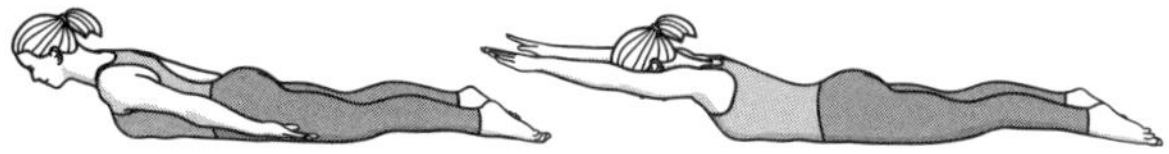

4 Diving

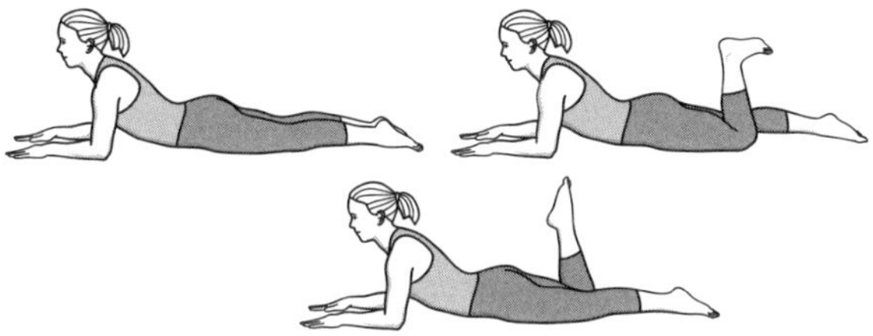

5 Single Leg Kick

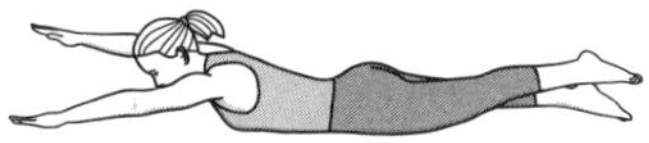

6 Swimmer

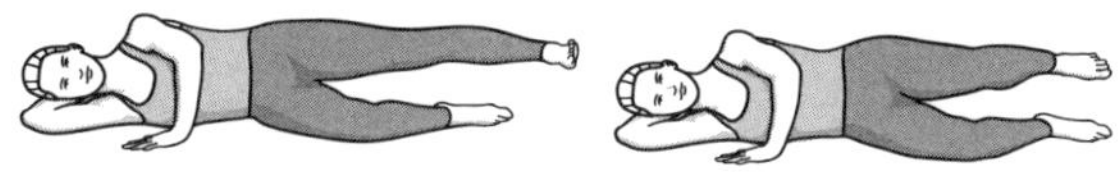

7 Abduction II

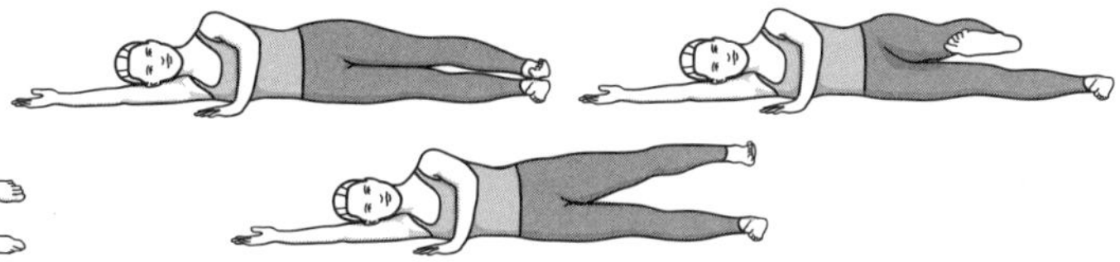

8 Side Kick Series I Parallel

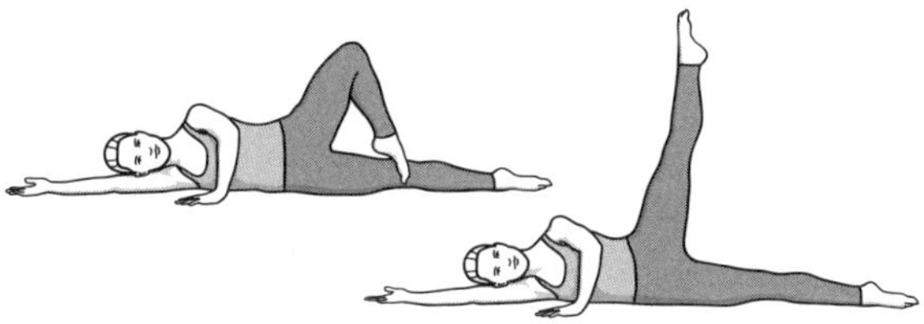

9 Side Kick Series I Turnout

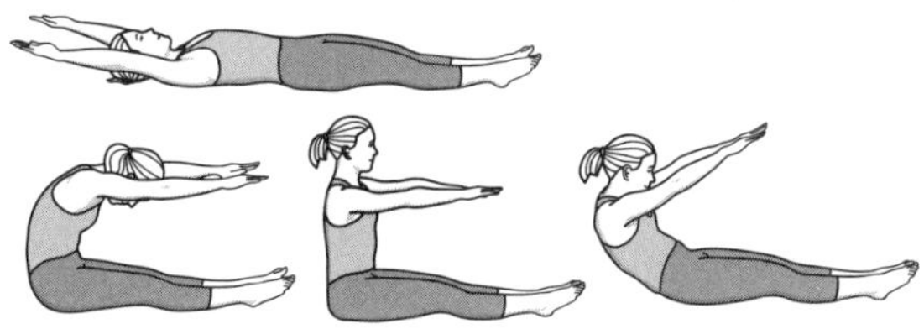

10 Roll Up, Variante 2, linkes Bein gestreckt

11 Übungen 7 bis 10 auf der anderen Seite wiederholen, dann mit Übung 12 fortfahren.

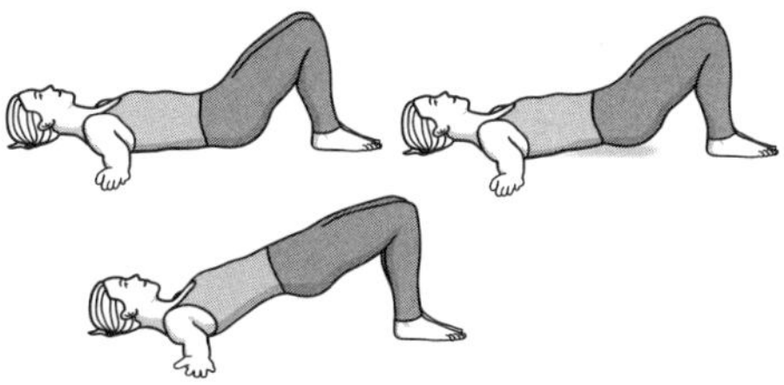

12 Bridging

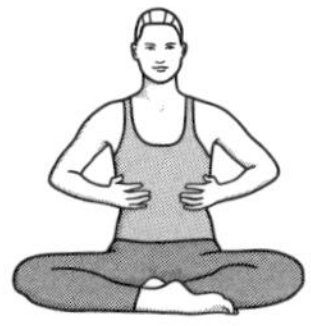

13 Breathing

42 Ein geschmeidiger, kraftvoller Rücken für Schwimmer

1 **2** 3

Trainingsdauer: 30 Minuten

	Übungen	Grundposition	Vorrangige Prinzipien	Wdh.	Sätze	Seite
1	Arm Circles	Rückenlage	Atmung, Schultergürtel-organisation	6 pro Richtung		125
2	Sternum Drop, Variante	Rückenlage	Zentrierung, Schulter-gürtelorganisation	8		125
3	Hundreds	Rückenlage	Atmung, Zentrierung	10	10	128
4	Rolling Like A Ball	Sitz	Zentrierung, Gelenkartikulation	6		122
5	Seal	Sitz	Zentrierung, Gelenkartikulation	6		122
6	Spine Twist	Sitz	Bewegungslänge, Gelenkartikulation	8 pro Seite		123
7	Saw	Sitz	Bewegungslänge, Gelenkartikulation	4 pro Seite		123
8	Mermaid	Sitz, Füße nach rechts	Bewegungslänge, Gelenkartikulation	4	2	124
9	Stretching Dog	Vierfüßlerstand, rechtes Bein und linker Arm gestreckt	Zentrierung, Schultergürtelorganisation	4		137
10	Kneeling Side Kick	Vierfüßlerstand, rechtes Bein und rechter Arm gestreckt	Zentrierung, Bewegungslänge	4		139
11	Spine Wave	Vierfüßlerstand	Bewegungslänge, Gelenkartikulation	4		137
12	Übungen 8 bis 10 wiederholen, Füße in der Mermaid-Position links, im Stretching Dog und Kneeling Side Kick auf der anderen Seite. Dann mit Übung 13 fortfahren.					
13	Diving	Bauchlage	Schultergürtelorganisation, Bewegungslänge	6	2	140
14	Swimmer	Bauchlage	Zentrierung, Bewegungslänge	5	2	142
15	Double Leg Kick	Bauchlage	Bewegungslänge, Gelenkartikulation	6		141
16	Pilates Push Up, im Stand beenden	Stand	Zentrierung, Schultergürtelorganisation	4		120
17	Horizontal Balance	Stand	Zentrierung, Bewegungslänge	2 pro Seite		120

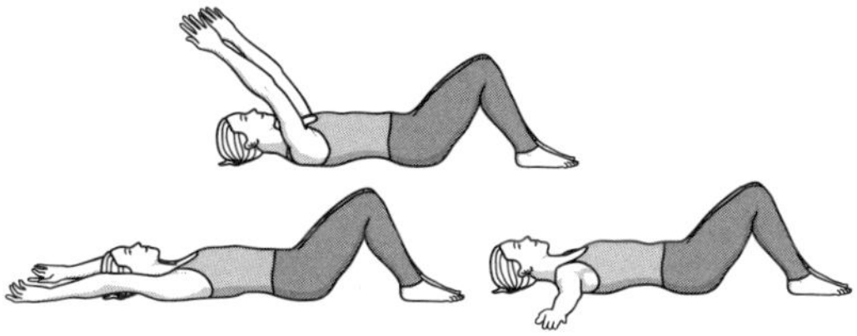

1 Arm Circles

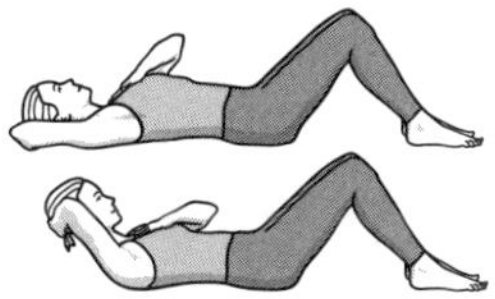

2 Sternum Drop, Variante

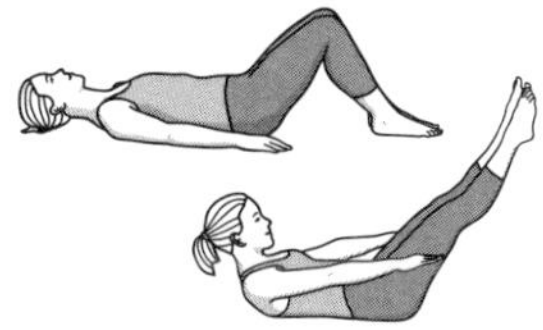

3 Hundreds

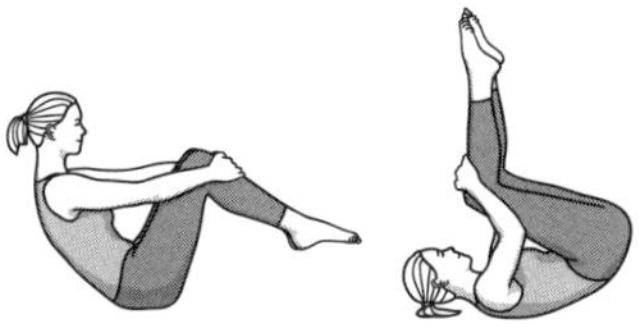

4 Rolling Like A Ball

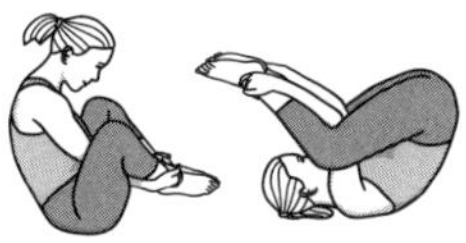

5 Seal

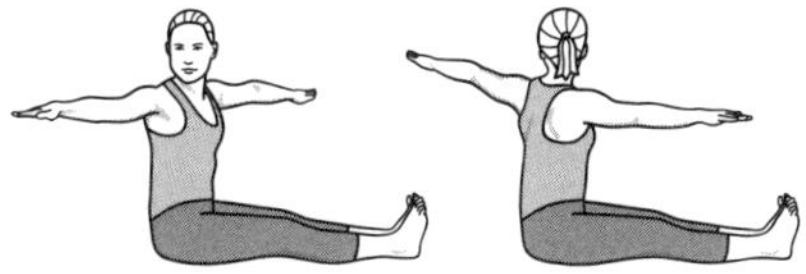

6 Spine Twist

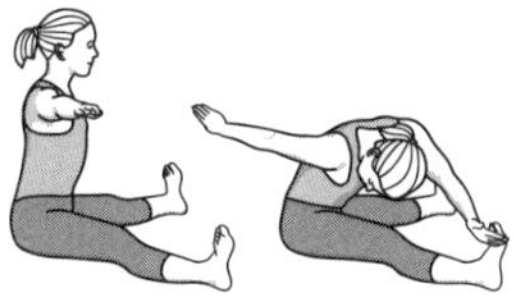

7 Saw

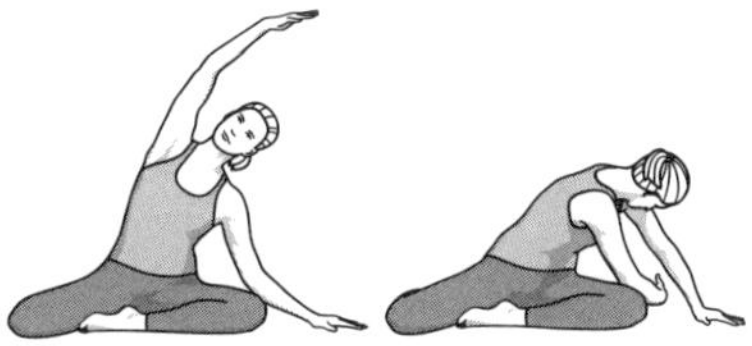

8 Mermaid

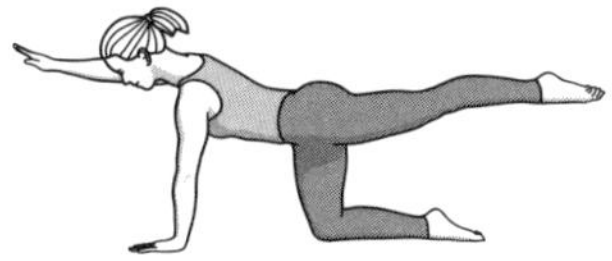

9 Stretching Dog

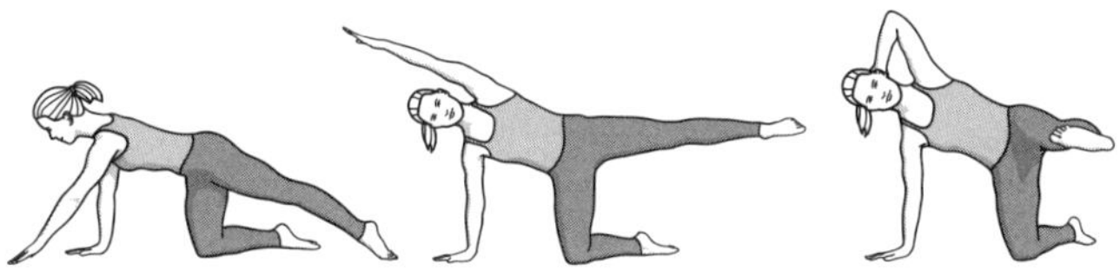

10 Kneeling Side Kick

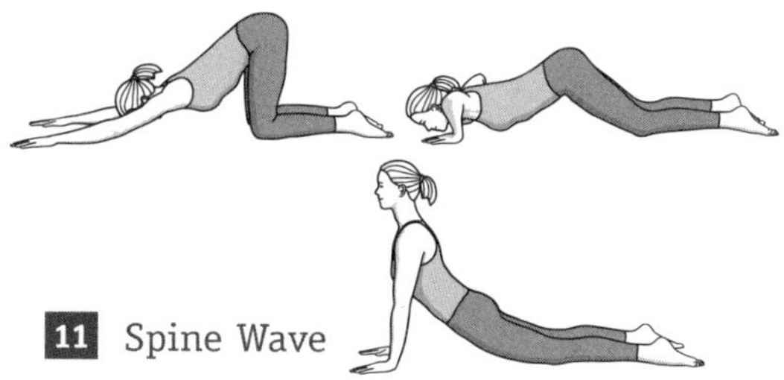

11 Spine Wave

12 Übungen 8 bis 10 wiederholen, Füße in der Mermaid-Position links, im Stretching Dog und Kneeling Side Kick auf der anderen Seite. Dann mit Übung 13 fortfahren.

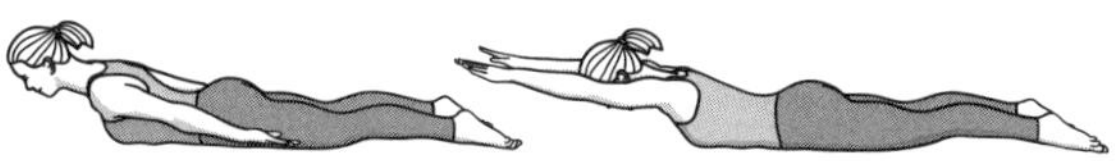

13 Diving

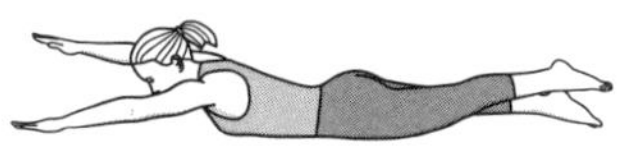

14 Swimmer

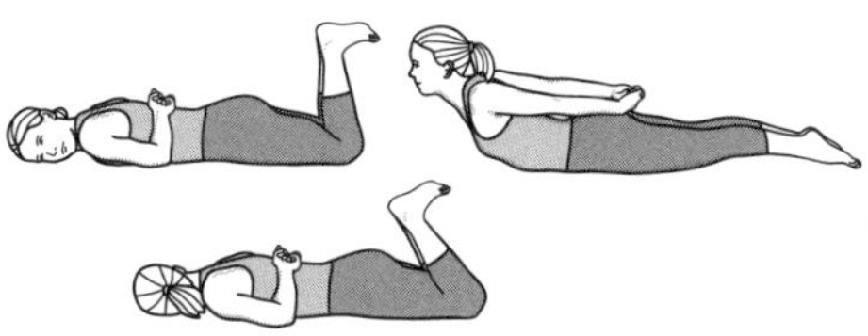

15 Double Leg Kick

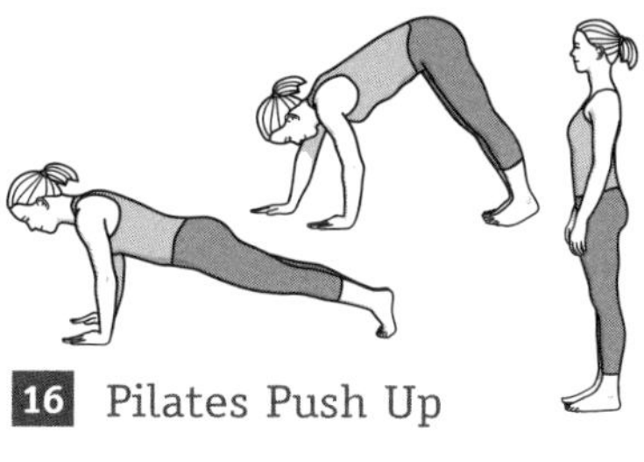

16 Pilates Push Up

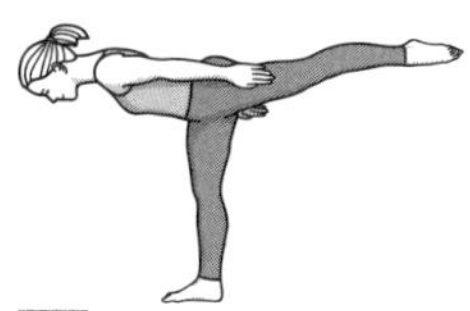

17 Horizontal Balance

43 Vorbereitung für Tennisspieler

Trainingsdauer: 20 Minuten

1 2 3

	Übungen	Grundposition	Vorrangige Prinzipien	Wdh.	Sätze	Seite
1	Roll Down	Stand	Bewegungslänge, Gelenkartikulation	4		120
2	Mad Cat Stretch	Vierfüßlerstand	Zentrierung, Gelenkartikulation	4		137
3	Stretching Dog, Variante 1	Vierfüßlerstand	Zentrierung, Schultergürtelorganisation	2 pro Seite		137
4	Stretching Dog, Variante 2	Rückenlage	Zentrierung, Gelenkartikulation	2 pro Seite		137
5	Stretching Dog	Rückenlage	Alignment, Schultergürtelorganisation	4		137
6	Floating Arms	Rückenlage	Schultergürtelorganisation, Bewegungslänge	8		121
7	Spine Stretch, Variante 2	Sitz, linkes Bein gestreckt	Zentrierung, Gelenkartikulation	3		123
8	Spine Twist, Variante 2	Sitz, linkes Bein gestreckt	Bewegungslänge, Gelenkartikulation	2 pro Seite		123
9	Saw, Variante 2	Sitz, linkes Bein gestreckt	Bewegungslänge, Gelenkartikulation	2 pro Seite		123
10	Mermaid	Sitz, Füße nach links	Bewegungslänge, Gelenkartikulation	4		124
11	Übungen 7 bis 10 auf der anderen Seite wiederholen, dann mit Übung 12 fortfahren.					
12	Assisted Roll Up	Rückenlage	Zentrierung, Gelenkartikulation	4		127
13	Arm Circles	Rückenlage	Zentrierung, Schultergürtelorganisation	4 pro Richtung		125
14	Diving	Bauchlage	Schultergürtelorganisation Gelenkartikulation	4	2	140
15	Cobra	Bauchlage	Zentrierung, Gelenkartikulation	4		140
16	Rest Position		Entspannung			13

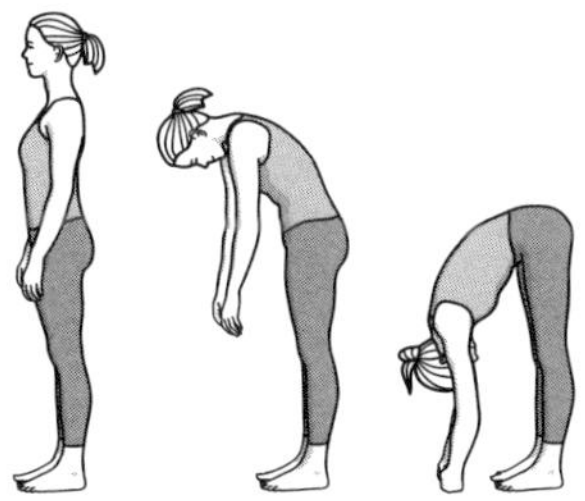

1 Roll Down

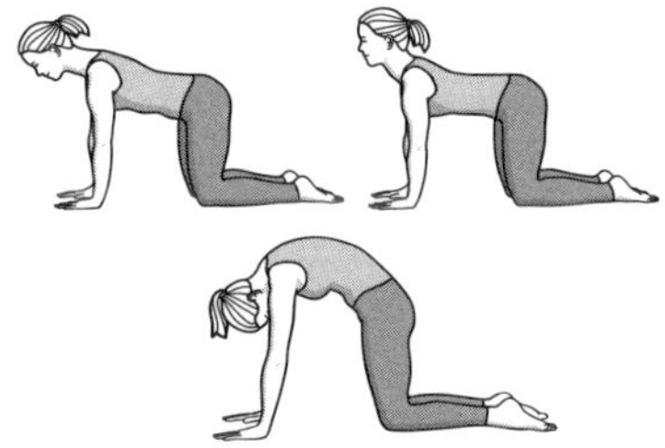

2 Mad Cat Stretch

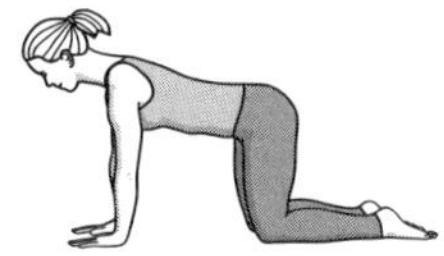

3 Stretching Dog, Variante 1

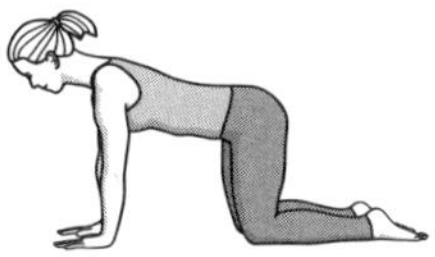

4 Stretching Dog, Variante 2

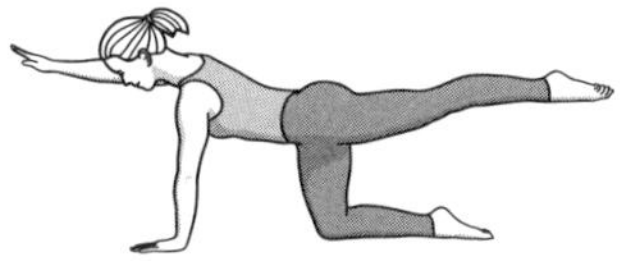

5 Stretching Dog

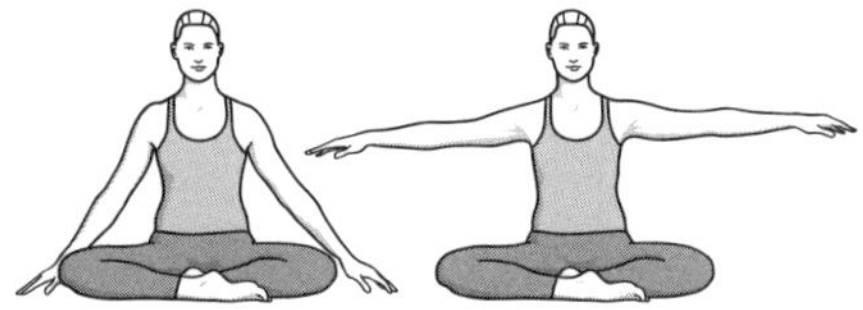

6 Floating Arms

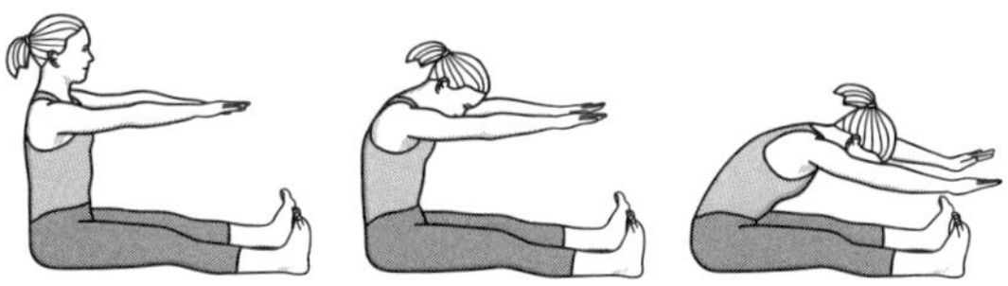

7 Spine Stretch, Variante 2

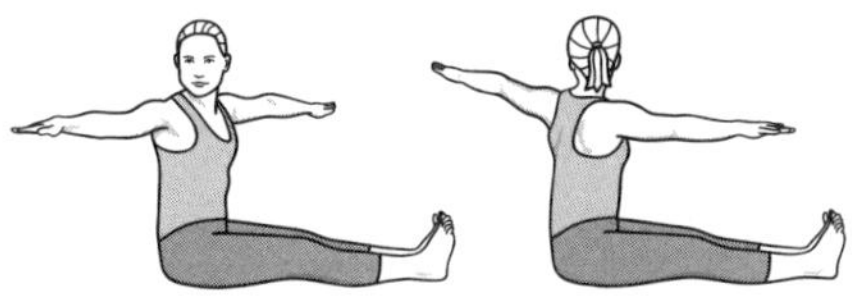

8 Spine Twist, Variante 2

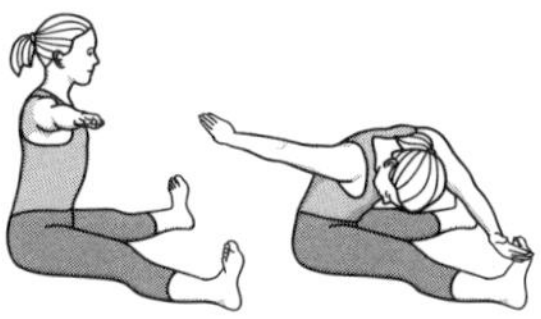

9 Saw, Variante 2

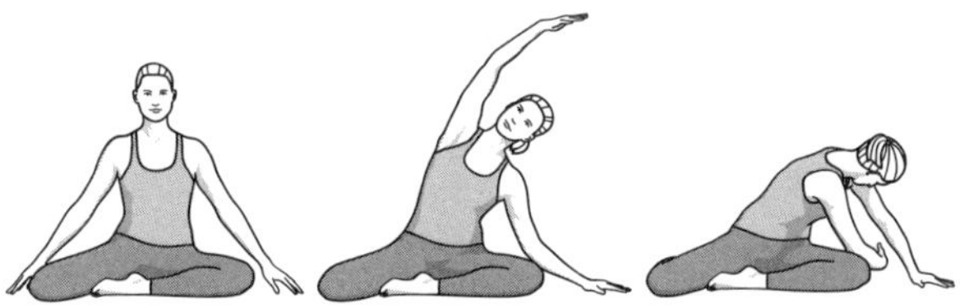

10 Mermaid

11 Übungen 7 bis 10 auf der anderen Seite wiederholen, dann mit Übung 12 fortfahren.

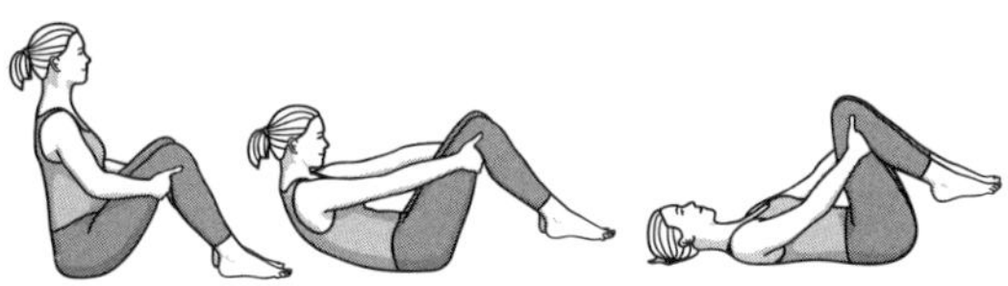

12 Assisted Roll Up

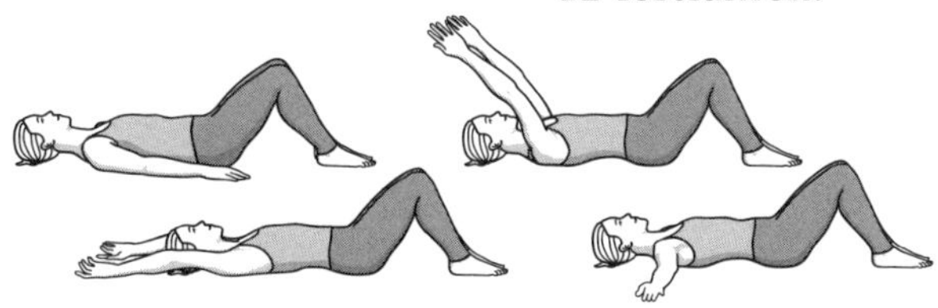

13 Arm Circles

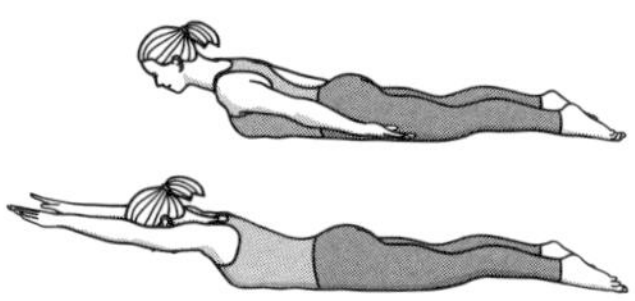

14 Diving

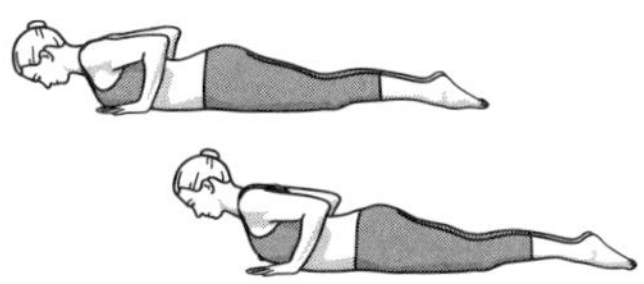

15 Cobra

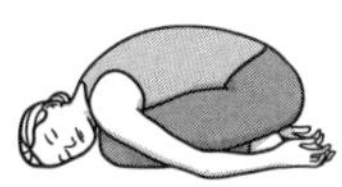

16 Rest Position

44 Rumpfstabilität und Beweglichkeit für den perfekten Tennisschlag

1 **2** 3

Trainingsdauer: 30 Minuten

	Übungen	Grundposition	Vorrangige Prinzipien	Wdh.	Sätze	Seite
1	Puppet Arms	Rückenlage	Schultergürtelorganisation, Entspannung	8 pro Seite		125
2	Arm Circles	Rückenlage	Atmung, Schultergürtelorganisation	6 pro Richtung		125
3	Thigh Circles	Rückenlage	Atmung, Zentrierung	8 pro Seite		126
4	Low Abs III	Rückenlage	Atmung, Zentrierung	10		127
5	Straight Leg Curl Up	Rückenlage	Zentrierung, Gelenkartikulation	8		130
6	Single Leg Stretch with Rotation	Rückenlage	Zentrierung, Gelenkartikulation	12		130
7	Shoulder Bridge I	Rückenlage, rechtes Bein	Zentrierung, Gelenkartikulation	8		128
8	Leg Circles II	Rückenlage, rechtes Bein	Bewegungslänge, Gelenkartikulation	4 pro Richtung		129
9	Side Kick Series I Parallel	Seitenlage links	Bewegungslänge, Gelenkartikulation	4 pro Seite		135
10	Side Kick Series II	Seitenlage links	Bewegungslänge, Gelenkartikulation	4		136
11	Stretching Dog	Vierfüßlerstand, rechtes Bein und linker Arm gestreckt	Zentrierung, Schultergürtelorganisation	4		137
12	Single Leg Kick	Bauchlage, rechtes Bein	Schultergürtelorganisation, Gelenkartikulation	8		141
13	Übungen 7 bis 12 auf der anderen Seite wiederholen, dann mit Übung 14 fortfahren.					
14	Diving	Bauchlage	Schultergürtelorganisation, Bewegungslänge	6	2	140
15	Front Support	Vierfüßlerstand	Zentrierung, Schultergürtelorganisation	4 pro Seite		138
16	Up Stretch	Vierfüßlerstand	Schultergürtelorganisation, Bewegungslänge	4		138
17	Rest Position		Atmung, Entspannung			13

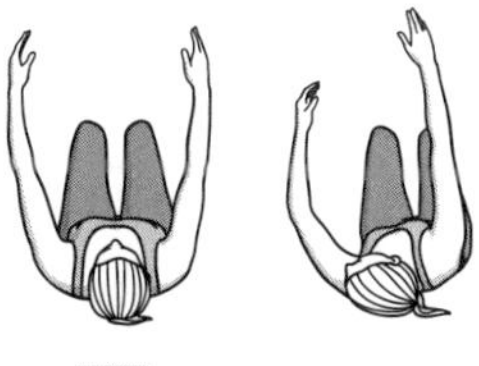

1 Puppet Arms

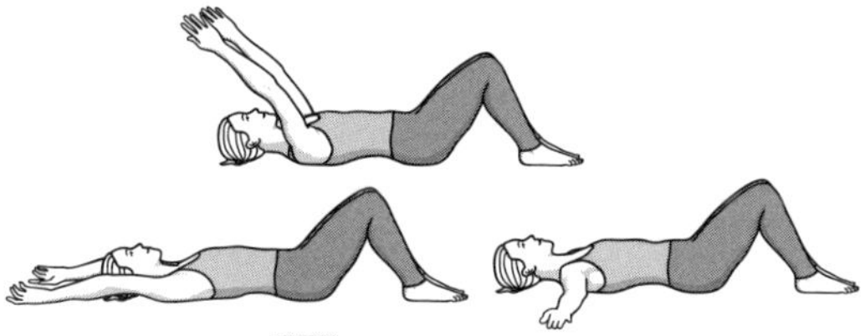

2 Arm Circles

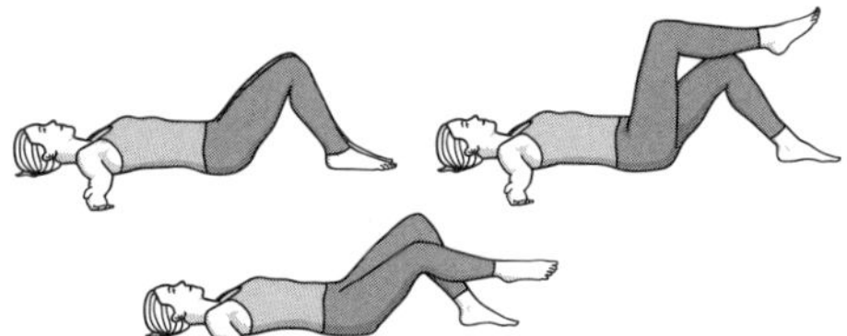

3 Thigh Circles

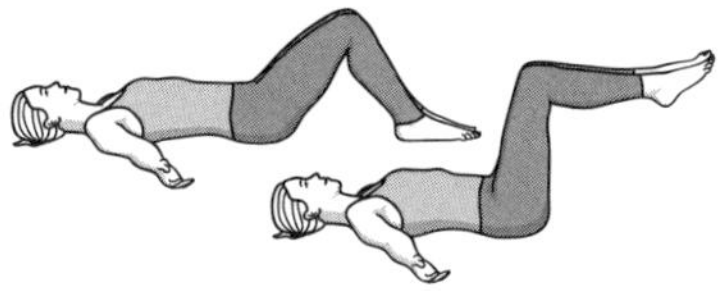

4 Low Abs III

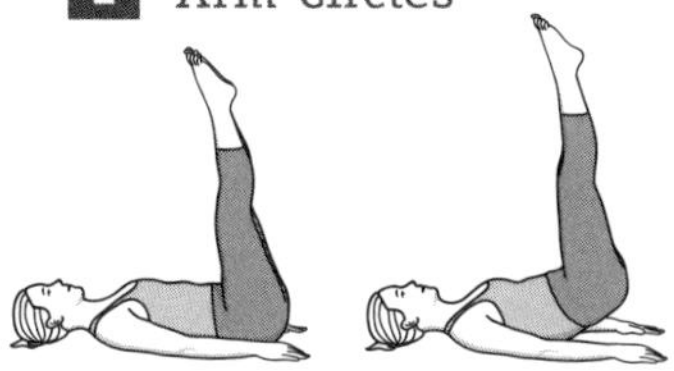

5 Straight Leg Curl Up

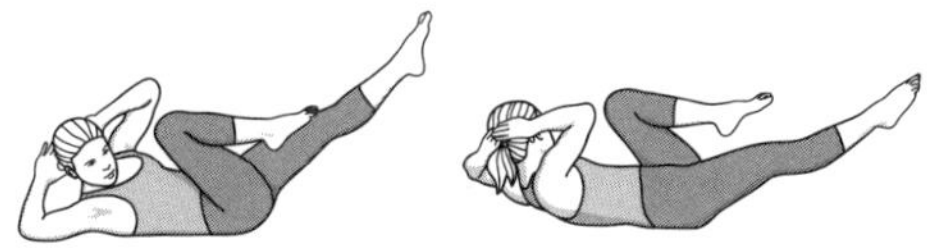

6 Single Leg Stretch with Rotation

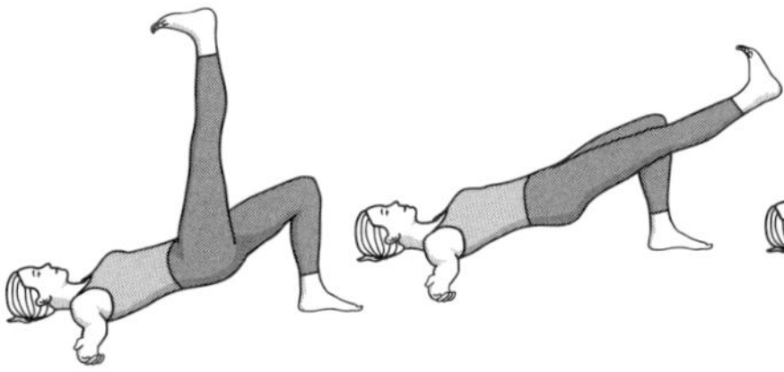

7 Shoulder Bridge I

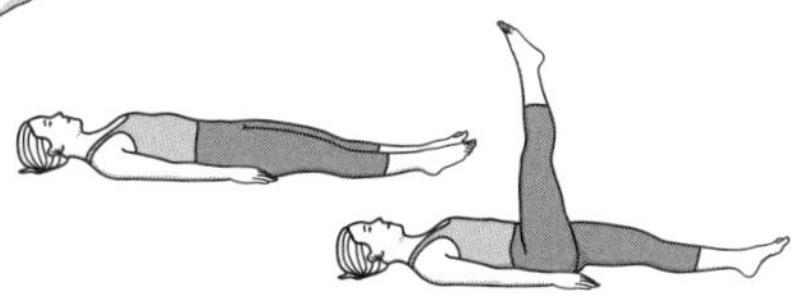

8 Leg Circles II

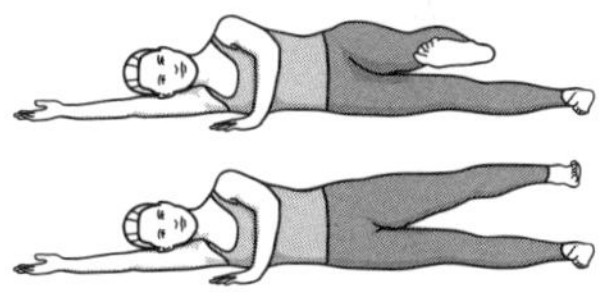

9 Side Kick Series I Parallel

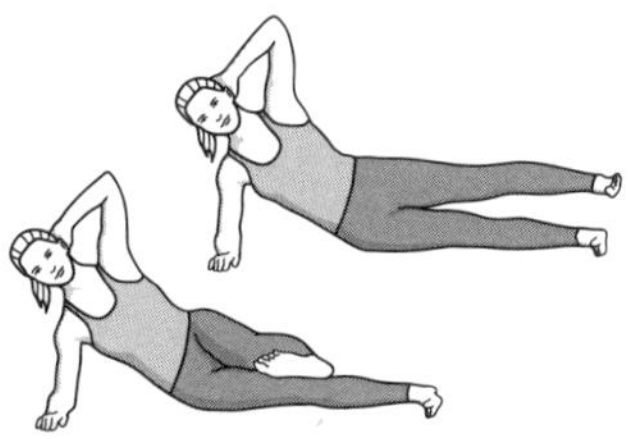

10 Side Kick Series II

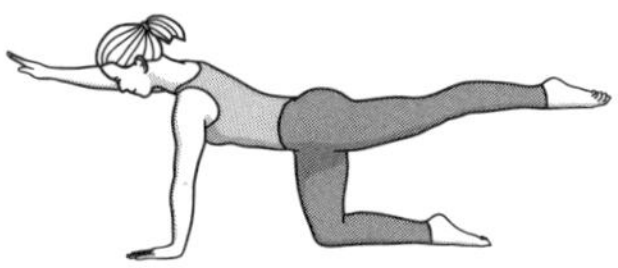

11 Stretching Dog

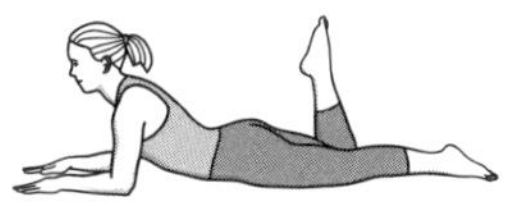

12 Single Leg Kick

13 Übungen 7 bis 12 auf der anderen Seite wiederholen, dann mit Übung 14 fortfahren.

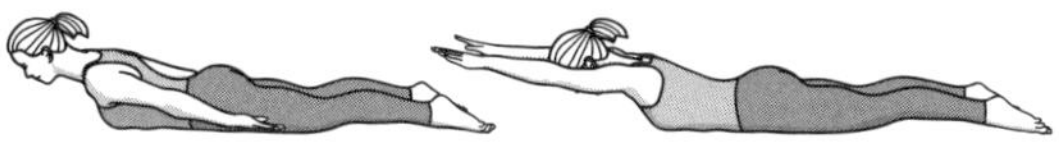

14 Diving

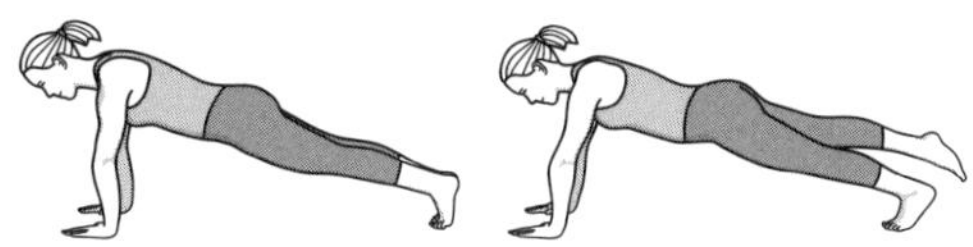

15 Front Support

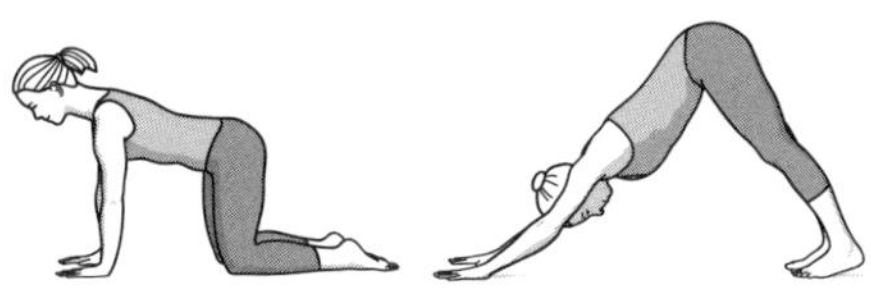

16 Up Stretch

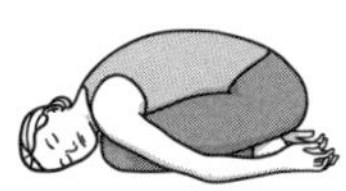

17 Rest Position

45 Vorbereitung für Golfer

Trainingsdauer: 20 Minuten

1 2 3

	Übungen	Grundposition	Vorrangige Prinzipien	Wiederholungen	Seite
1	Bridging	Rückenlage	Bewegungslänge, Gelenkartikulation	4	128
2	Puppet Arms	Rückenlage	Entspannung, Schultergürtelorganisation	4 pro Seite	125
3	Arm Circles	Rückenlage	Zentrierung, Schultergürtelorganisation	4 pro Richtung	125
4	Low Abs I	Rückenlage	Zentrierung, Gelenkartikulation	4 pro Seite	126
5	Thigh Circles	Rückenlage	Zentrierung, Gelenkartikulation	4 pro Seite	126
6	Low Abs II	Rückenlage	Zentrierung, Gelenkartikulation	6	126
7	Spine Twist, Variante 2	Sitz, linkes Bein gestreckt	Zentrierung, Gelenkartikulation	4 pro Seite	123
8	Mermaid	Sitz, Füße nach links	Bewegungslänge, Gelenkartikulation	4 pro Seite	124
9	Übung 8 auf der anderen Seite wiederholen, dann mit Übung 10 fortfahren.				
10	Stretching Dog	Vierfüßlerstand	Zentrierung, Bewegungslänge	6 pro Seite	137
11	Cobra	Bauchlage	Schultergürtelorganisation Gelenkartikulation	6	140
12	Diving	Bauchlage	Schultergürtelorganisation Gelenkartikulation	4	140
13	Mad Cat Stretch	Vierfüßlerstand	Bewegungslänge, Gelenkartikulation	4	137
14	Roll Down, im Stand beenden	Stand	Zentrierung, Bewegungslänge	2	120

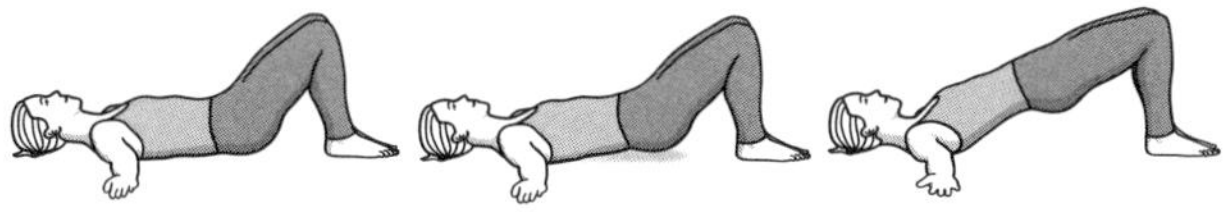

1 Bridging

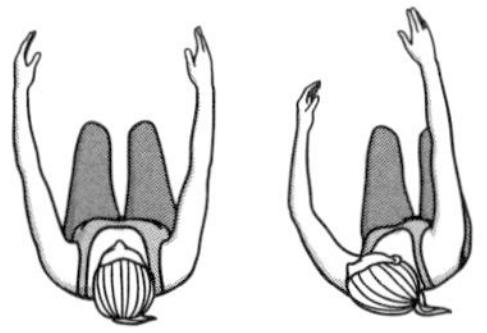

2 Puppet Arms

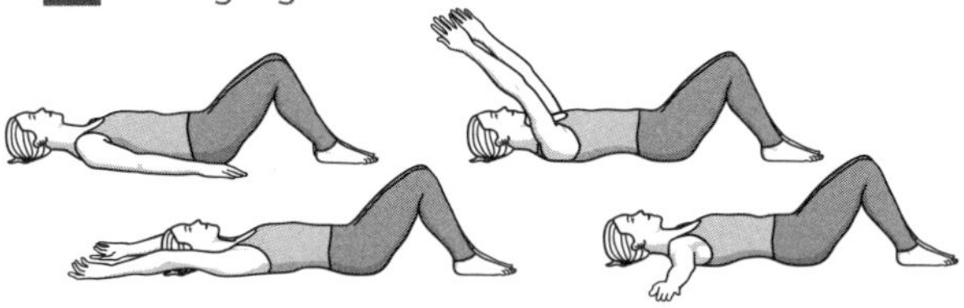

3 Arm Circles

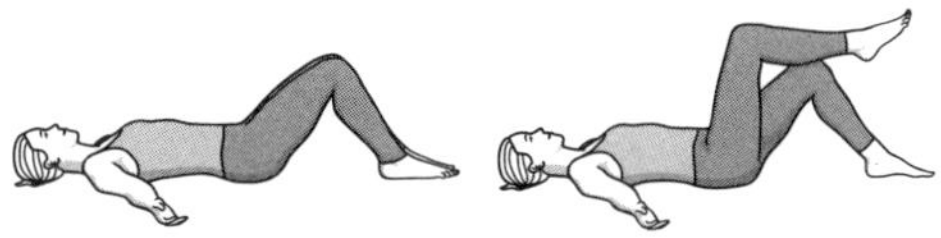

4 Low Abs I

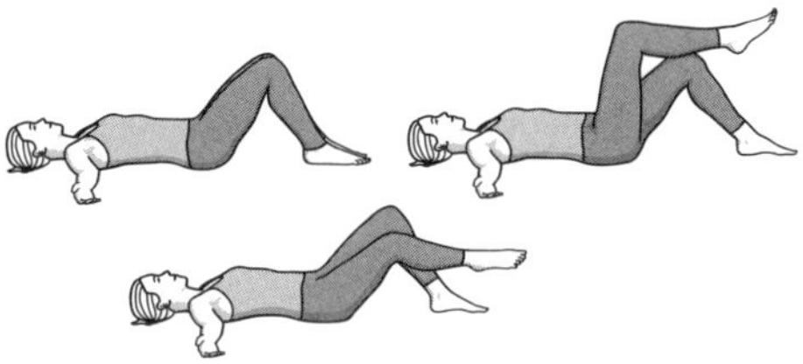

5 Thigh Circles

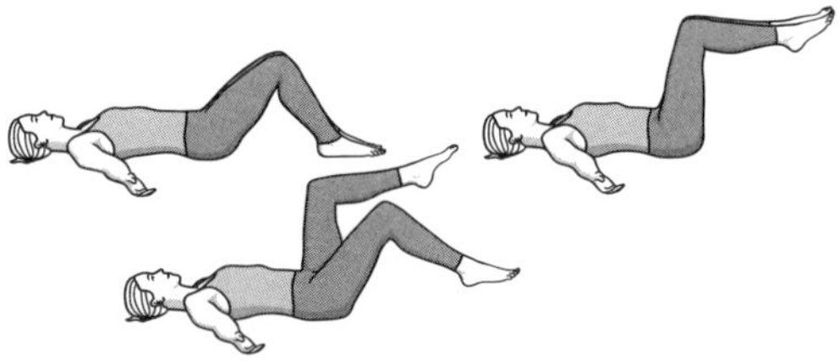

6 Low Abs II

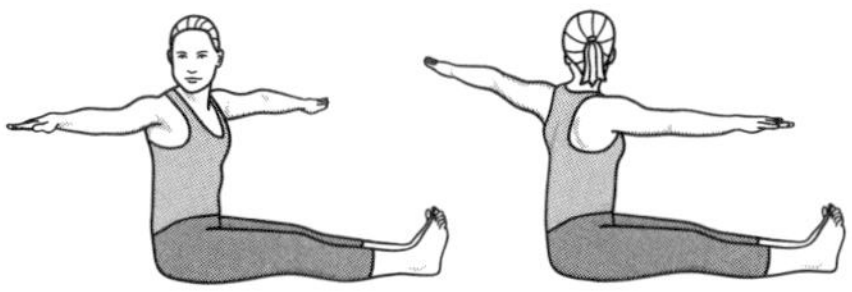

7 Spine Twist, Variante 2

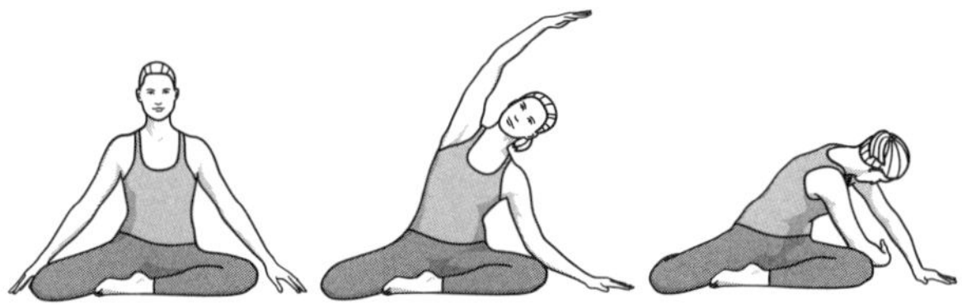

8 Mermaid

9 Übung 8 auf der anderen Seite wiederholen, dann mit Übung 10 fortfahren.

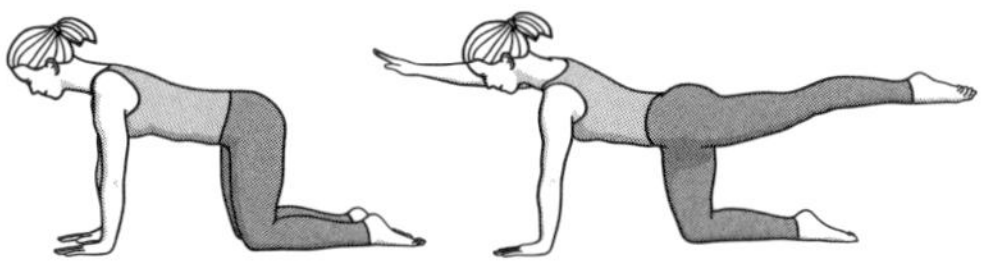

10 Stretching Dog

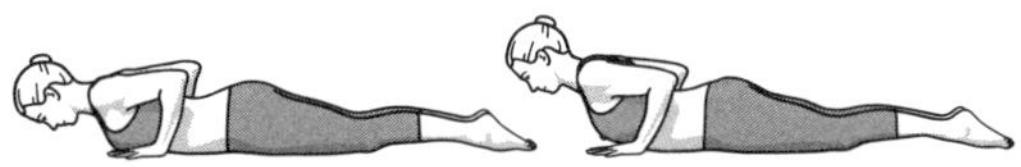

11 Cobra

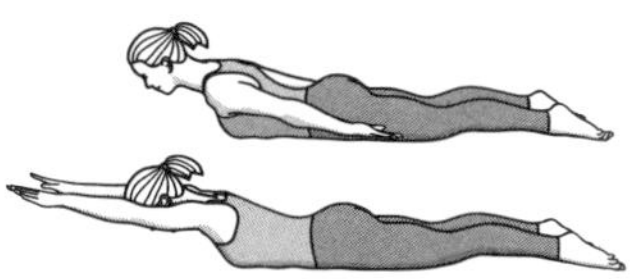

12 Diving

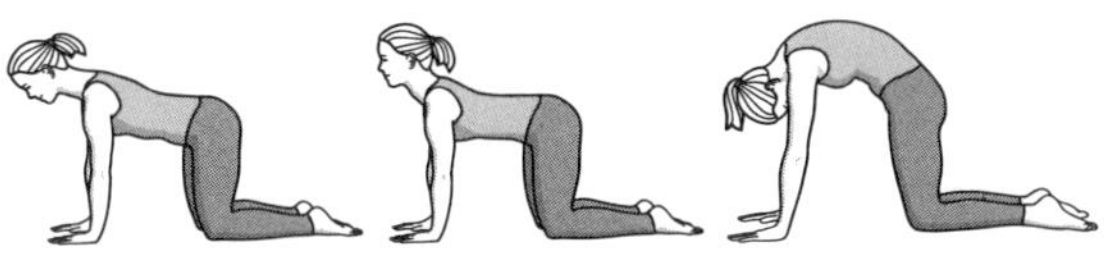

13 Mad Cat Stretch

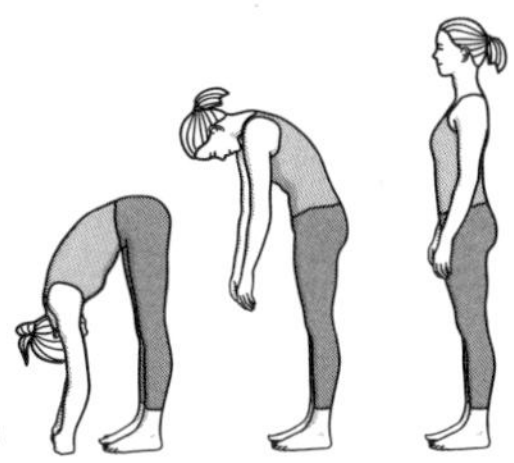

14 Roll Down

46 Rücken- und Hüftbeweglichkeit für den dynamischen Golfschwung

1 **2** 3

Trainingsdauer: 30 Minuten

	Übungen	Grundposition	Vorrangige Prinzipien	Wdh.	Sätze	Seite
1	Roll Down	Stand	Bewegungslänge, Gelenkartikulation	3		120
2	Assisted Roll Up	Sitz	Zentrierung, Gelenkartikulation	6		127
3	Arm Circles	Rückenlage	Zentrierung, Schultergürtelorganisation	6 pro Richtung		125
4	Low Abs II	Rückenlage	Zentrierung, Gelenkartikulation	6		126
5	Low Abs III	Rückenlage	Atmung, Zentrierung	6		127
6	Shoulder Bridge I, Variante	Rückenlage	Zentrierung, Bewegungslänge	8 pro Seite		128
7	Single Leg Stretch	Rückenlage	Zentrierung, Bewegungslänge	12		130
8	Shoulder Bridge I	Rückenlage	Zentrierung, Bewegungslänge	8 pro Seite	2	128
9	Single Leg Stretch with Rotation	Rückenlage	Zentrierung, Bewegungslänge	8		130
10	Spine Twist, Variante 1	Sitz	Bewegungslänge, Gelenkartikulation	6 pro Seite		123
11	Saw, Variante 1	Sitz	Bewegungslänge, Gelenkartikulation	4 pro Seite		123
12	Mermaid	Sitz, Füße nach rechts	Bewegungslänge, Gelenkartikulation	4 pro Seite		124
13	Übungen 10 bis 12 wiederholen, Füße in der Mermaid-Position links, dann mit Übung 14 fortfahren.					
14	Stretching Dog	Vierfüßlerstand	Alignment, Schultergürtelorganisation	4 pro Seite		137
15	Diving	Bauchlage	Bewegungslänge, Gelenkartikulation	4	2	140
16	Single Leg Kick	Bauchlage	Schultergürtelorganisation, Bewegungslänge	8 pro Seite		141
17	Rest Position		Atmung, Entspannung			13

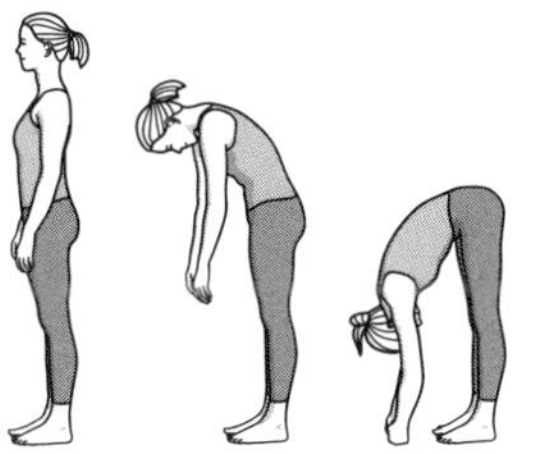

1 Roll Down

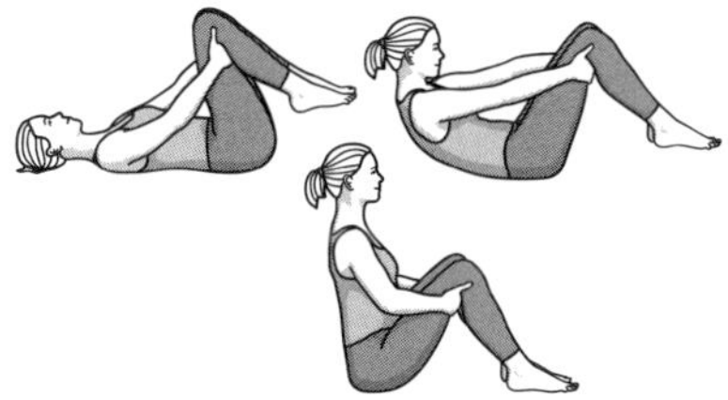

2 Assisted Roll Up

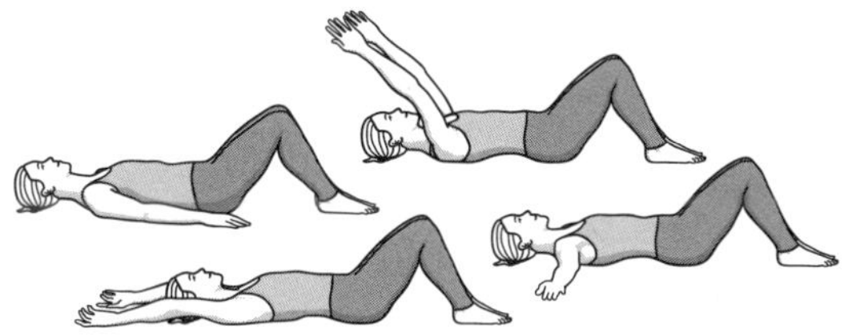

3 Arm Circles

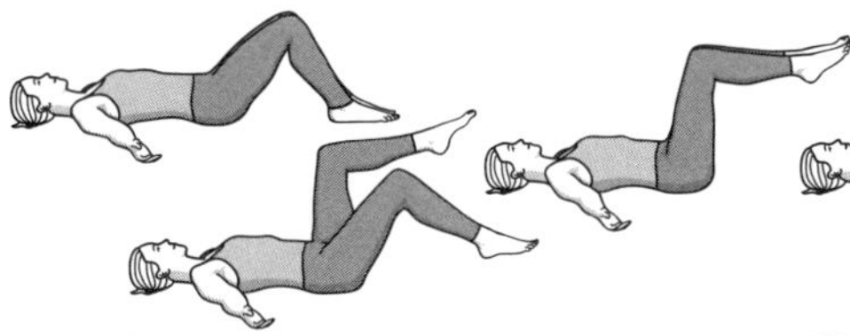

4 Low Abs II

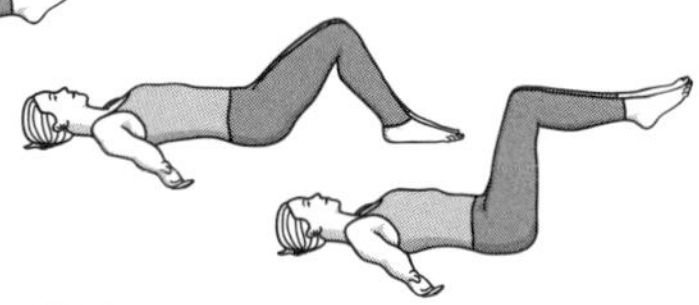

5 Low Abs III

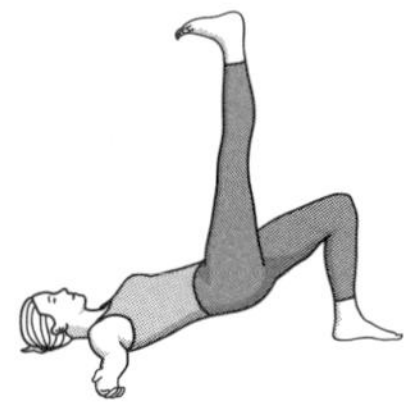

6 Shoulder Bridge I, Variante

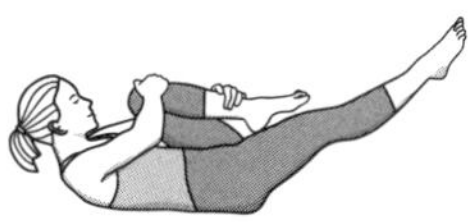

7 Single Leg Stretch

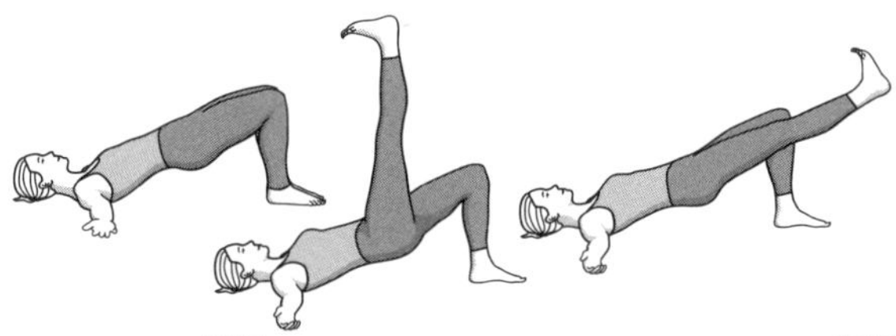

8 Shoulder Bridge I

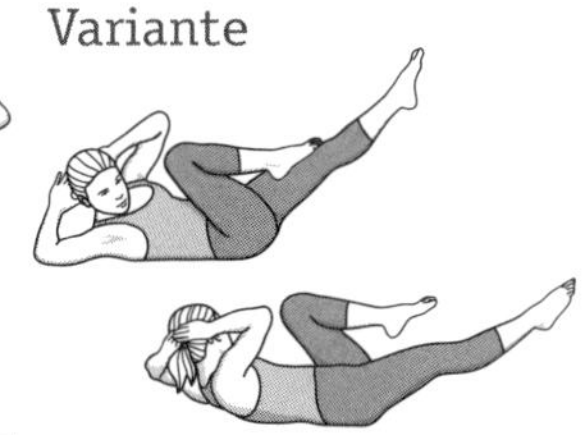

9 Single Leg Stretch with Rotation

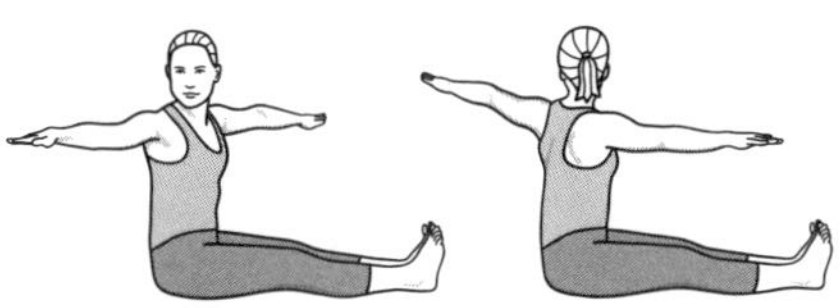

10 Spine Twist, Variante 1

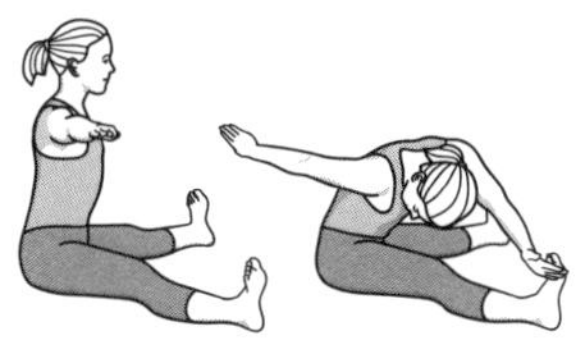

11 Saw, Variante 1

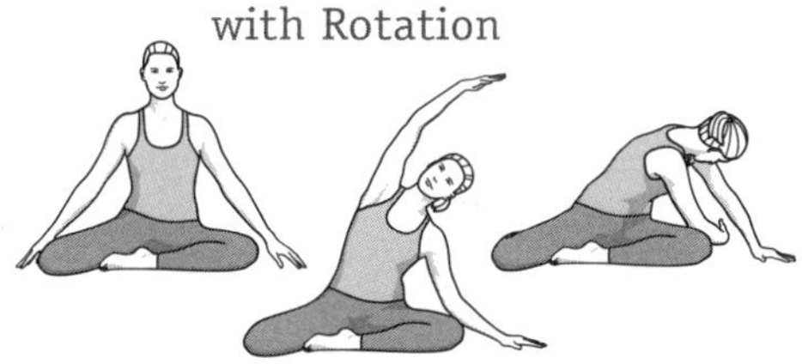

12 Mermaid

13 Übungen 10 bis 12 wiederholen, Füße in der Mermaid-Position links, dann mit Übung 14 fortfahren.

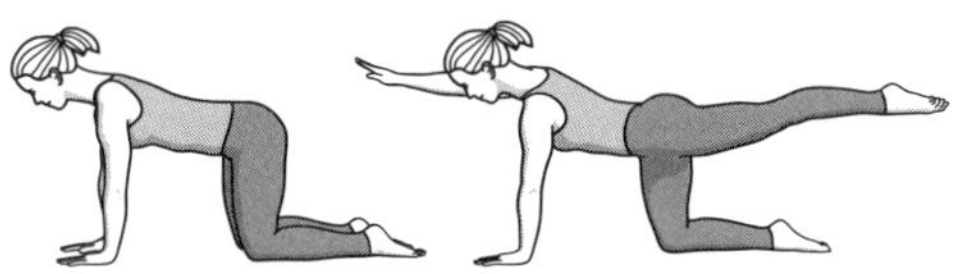

14 Stretching Dog

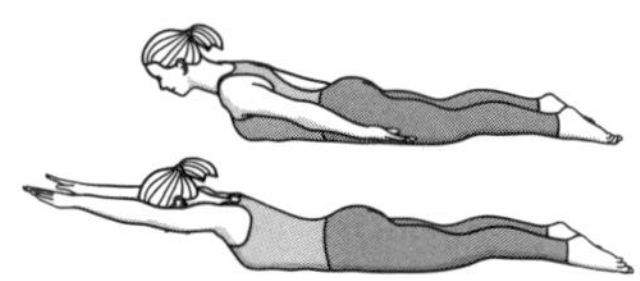

15 Diving

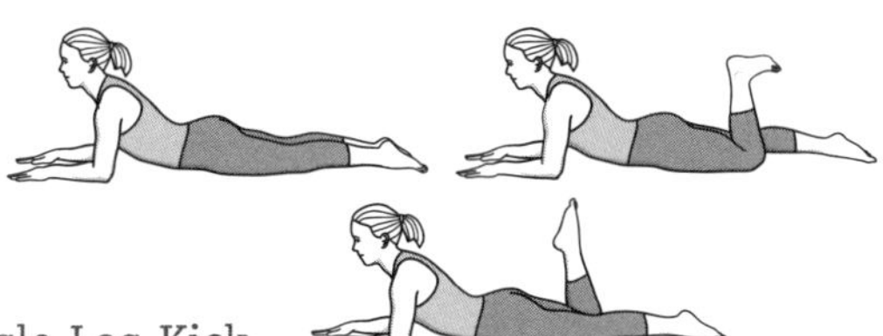

16 Single Leg Kick

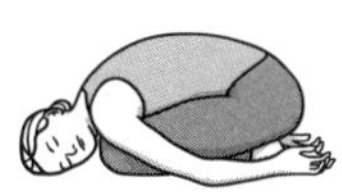

17 Rest Position

47 Vorbereitung für Reiter

Trainingsdauer: 20 Minuten

1 2 3

	Übungen	Grundposition	Vorrangige Prinzipien	Wdh.	Sätze	Seite
1	Bridging	Rückenlage	Atmung, Gelenkartikulation	8		128
2	Low Abs I	Rückenlage, rechtes Bein	Alignment, Gelenkartikulation	4		126
3	Thigh Circles	Rückenlage, rechtes Bein	Alignment, Gelenkartikulation	4 pro Richtung		126
4	Shoulder Bridge I, Variante	Rückenlage, rechtes Bein	Alignment, Bewegungslänge	8		128
5	Abduction II	Seitenlage links	Alignment, Gelenkartikulation	8		135
6	Side Kick Series I Turnout	Seitenlage links	Bewegungslänge, Gelenkartikulation	8		136
7	Single Leg Kick	Bauchlage, rechtes Bein	Schultergürtelorganisation, Zentrierung	8		141
8	Übungen 2 bis 7 auf der anderen Seite wiederholen, dann mit Übung 9 fortfahren.					
9	Diving	Bauchlage	Bewegungslänge, Schultergürtelorganisation	6	2	140
10	Mad Cat Stretch	Vierfüßlerstand	Alignment, Gelenkartikulation	6		137
11	Floating Arms	Sitz	Alignment, Schultergürtelorganisation	8		121
12	Spine Twist, Variante 1	Sitz	Alignment, Gelenkartikulation	6 pro Seite		123
13	Breathing	Sitz	Alignment, Zentrierung	6		121

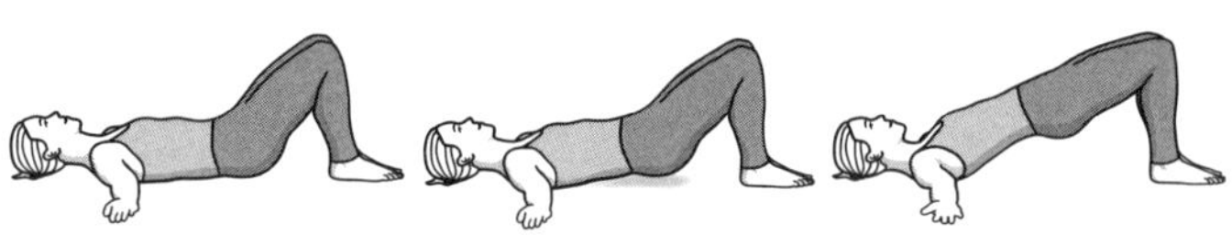

1 Bridging

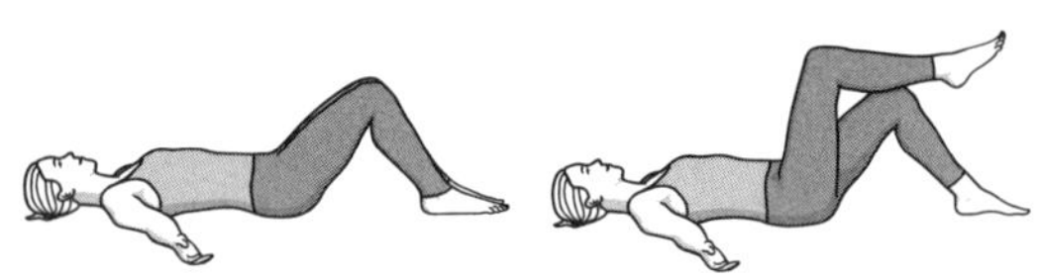

2 Low Abs I

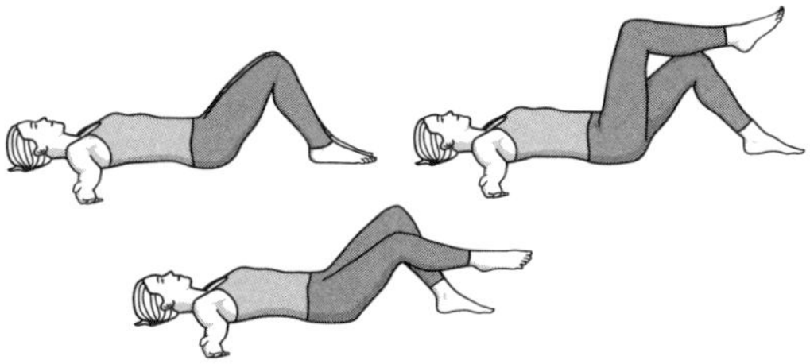

3 Thigh Circles

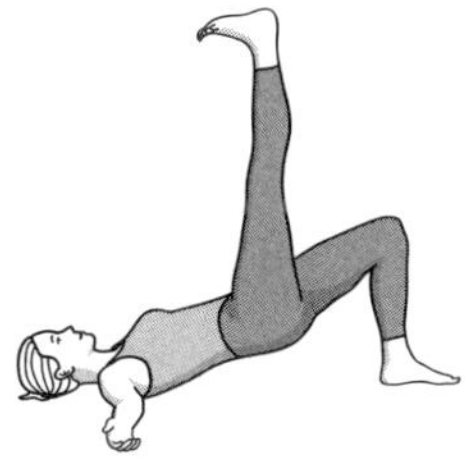

4 Shoulder Bridge I, Variante

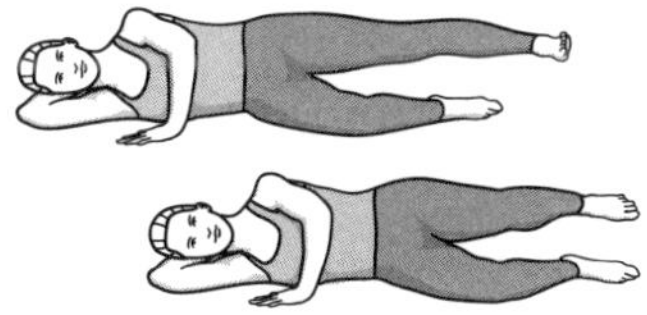

5 Abduction II

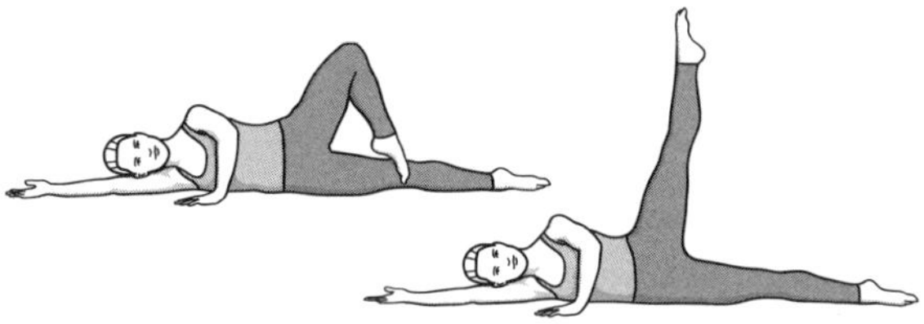

6 Side Kick Series I Turnout

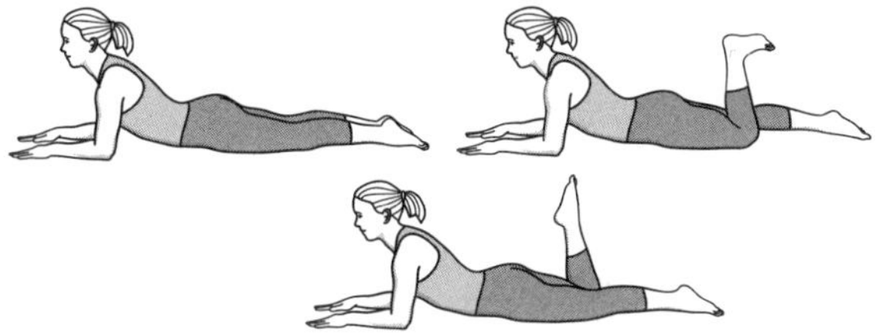

7 Single Leg Kick

8 Übungen 2 bis 7 auf der anderen Seite wiederholen, dann mit Übung 9 fortfahren.

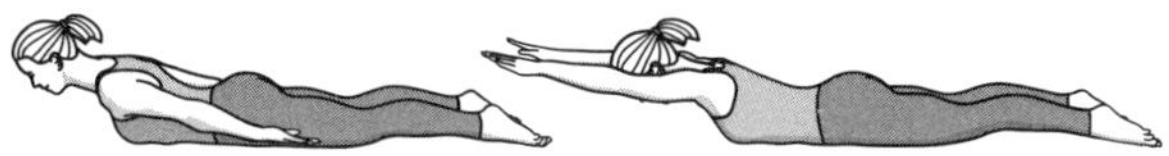

9 Diving

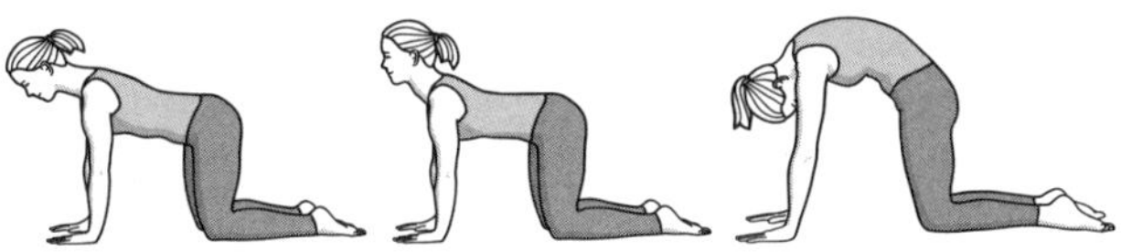

10 Mad Cat Stretch

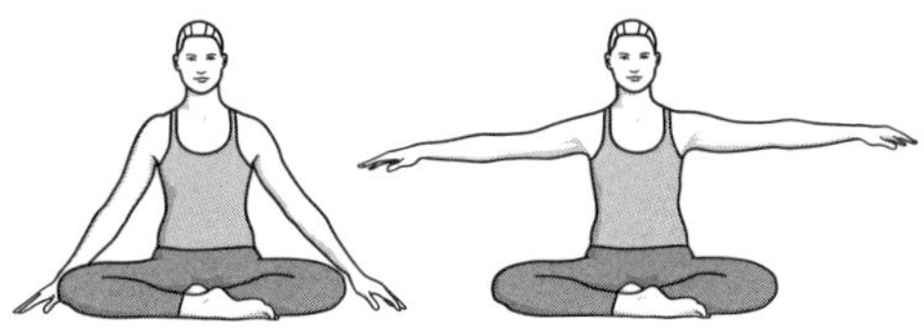

11 Floating Arms

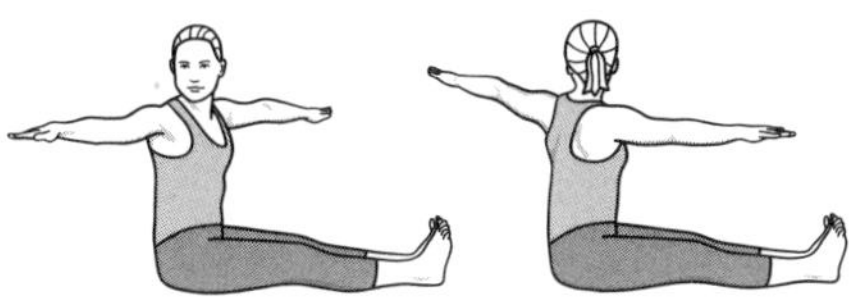

12 Spine Twist, Variante 1

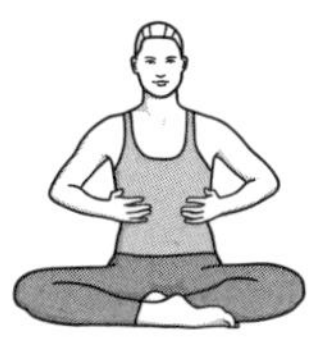

13 Breathing

48 Bewegliche Hüften und ein ausbalancierter Körper im Sattel

1 **2** 3

Trainingsdauer: 30 Minuten

	Übungen	Grundposition	Vorrangige Prinzipien	Wdh.	Sätze	Seite
1	Mad Cat Stretch	Vierfüßlerstand	Bewegungslänge, Gelenkartikulation	6		137
2	Curl Down	Sitz	Zentrierung, Gelenkartikulation	6		121
3	Low Abs III	Rückenlage	Alignment, Zentrierung	6		127
4	Hundreds, Variante 2	Rückenlage	Atmung, Zentrierung	10	10	128
5	Single Leg Stretch	Rückenlage	Alignment, Zentrierung	10		130
6	Single Straight Leg Stretch	Rückenlage	Zentrierung, Bewegungslänge	10		131
7	Leg Circles II	Rückenlage, linkes Bein	Bewegungslänge, Gelenkartikulation	4 pro Richtung		129
8	Side Kick Series I Turnout	Seitenlage rechts	Bewegungslänge, Gelenkartikulation	8		136
9	Side Kick Series II	Seitenlage rechts	Schultergürtelorganisation, Bewegungslänge	8		136
10	Mermaid	Sitz, Füße nach links	Bewegungslänge, Gelenkartikulation	4		124
11	Twist	Sitz	Zentrierung, Bewegungslänge	3		124
12	Spine Twist	Sitz	Alignment, Bewegungslänge	6 pro Seite		123
13	Übungen 7 bis 11 in umgekehrter Reihenfolge auf der anderen Seite wiederholen, dann mit Übung 14 fortfahren.					
14	Diving	Bauchlage	Bewegungslänge, Gelenkartikulation	6	2	140
15	Spine Wave	Vierfüßlerstand	Bewegungslänge, Gelenkartikulation	4		137
16	Rest Position		Atmung, Entspannung			13

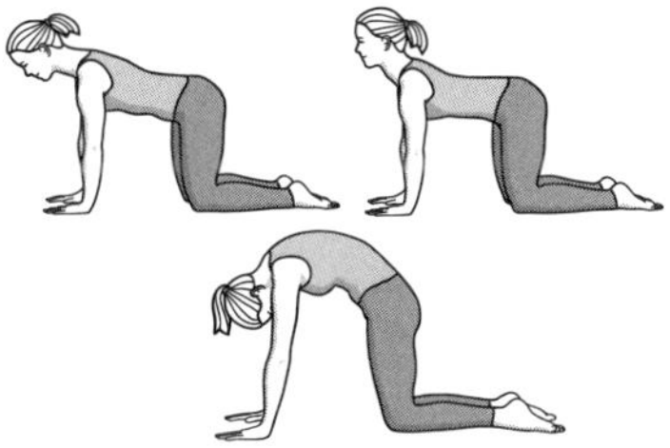

1 Mad Cat Stretch

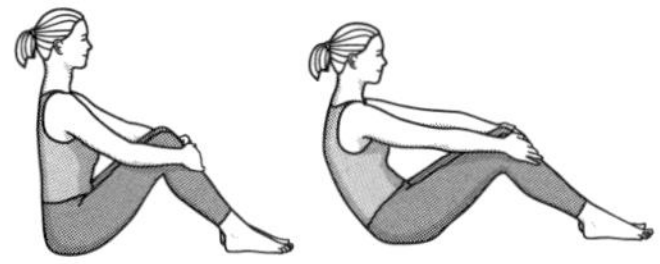

2 Curl Down

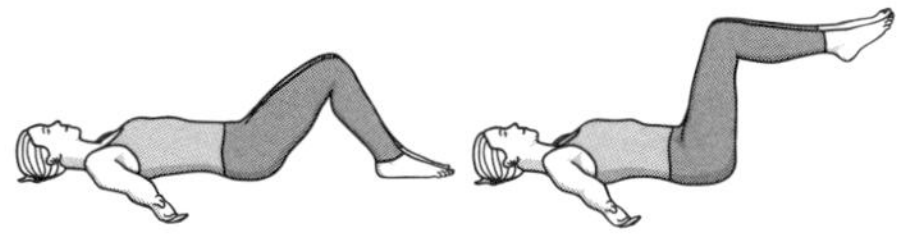

3 Low Abs III

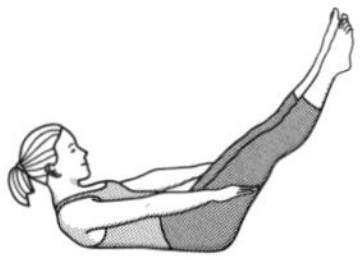

4 Hundreds, Variante 2

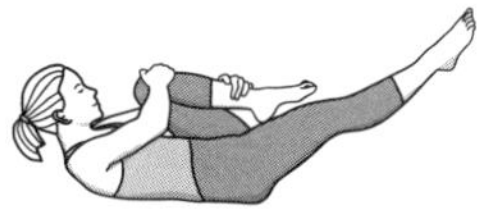

5 Single Leg Stretch

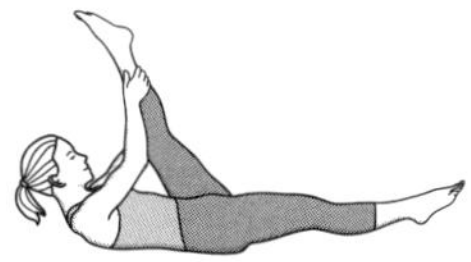

6 Single Straight Leg Stretch

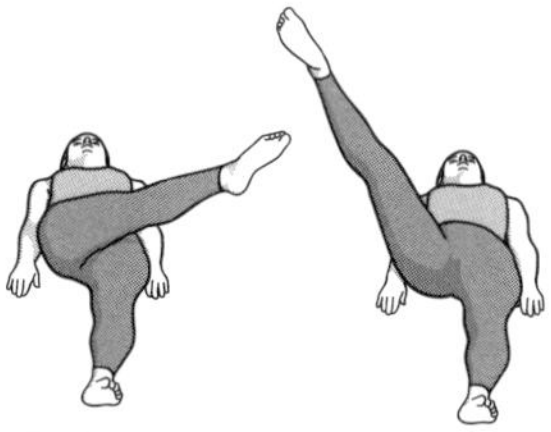

7 Leg Circles II

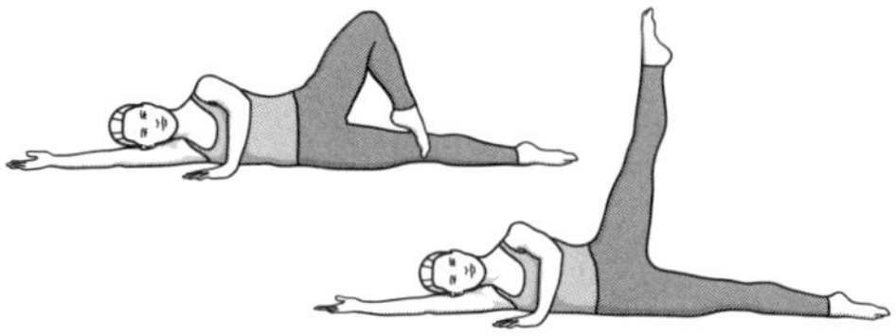

8 Side Kick Series I Turnout

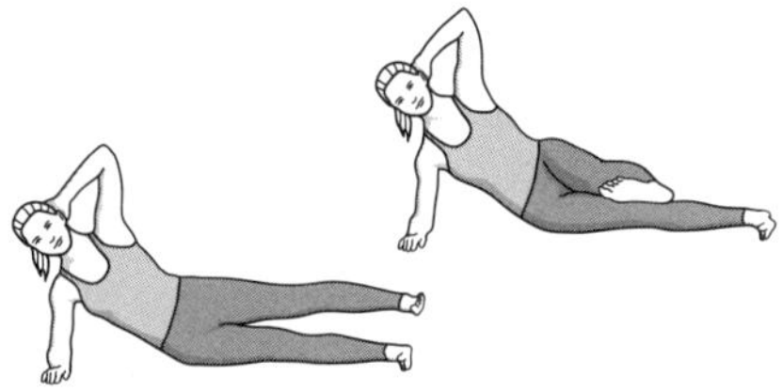

9 Side Kick Series II

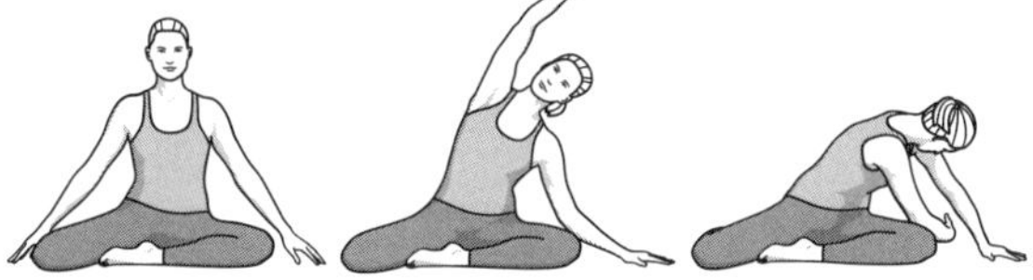

10 Mermaid

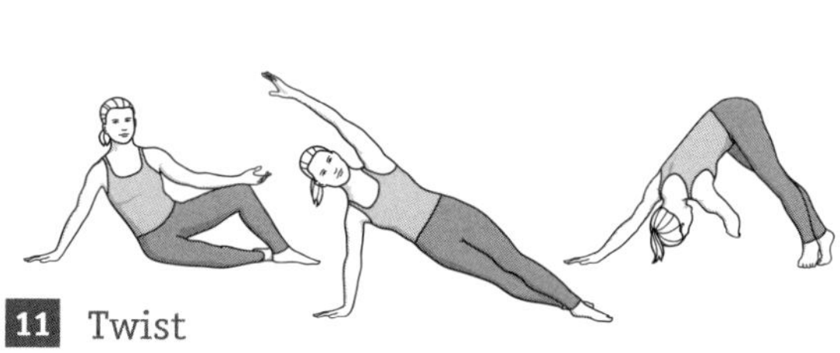

11 Twist

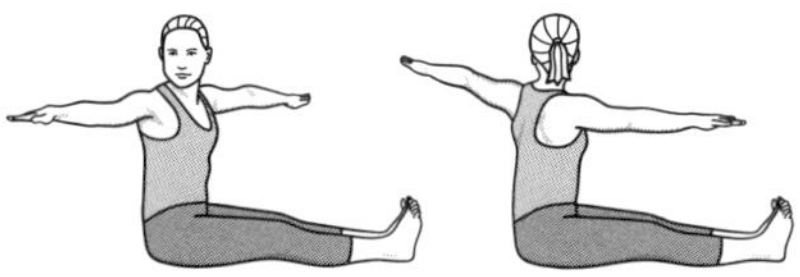

12 Spine Twist

13 Übungen 7 bis 11 in umgekehrter Reihenfolge auf der anderen Seite wiederholen, dann mit Übung 14 fortfahren.

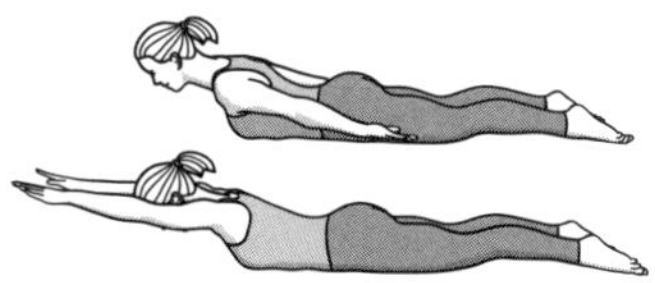

14 Diving

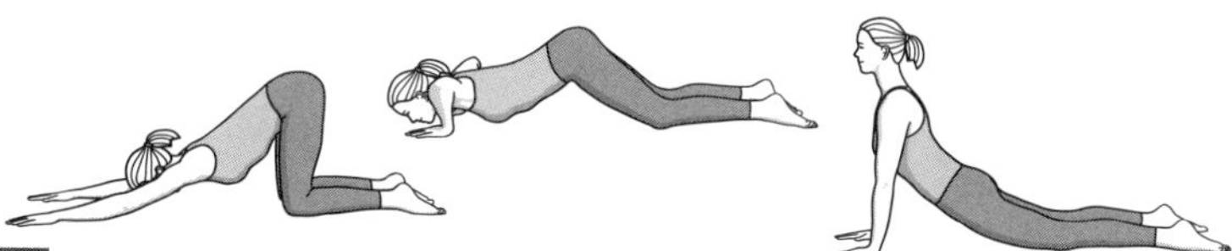

15 Spine Wave

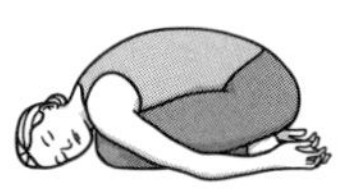

16 Rest Position

49 Vorbereitung für Tänzer

Trainingsdauer: 30 Minuten

1 **2** 3

	Übungen	Grundposition	Vorrangige Prinzipien	Wdh.	Sätze	Seite
1	Roll Down	Stand	Atmung, Gelenkartikulation	3		120
2	Floating Arms	Sitz	Schultergürtelorganisation, Bewegungslänge	6		121
3	Curl Down	Sitz	Bewegungslänge, Gelenkartikulation	6		121
4	Assisted Roll Up	Rückenlage	Zentrierung, Bewegungslänge	4		127
5	Sternum Drop	Rückenlage	Zentrierung, Entspannung	6		125
6	Hundreds, Variante 1	Rückenlage	Atmung, Zentrierung	10	5	128
7	Low Abs II	Rückenlage	Alignment, Zentrierung	6		126
8	Leg Circles I	Rückenlage, rechtes Bein	Zentrierung, Gelenkartikulation	4 pro Richtung		129
9	Abduction II	Seitenlage links	Alignment, Gelenkartikulation			135
10	Side Kick Series I Turnout	Seitenlage links	Alignment, Gelenkartikulation	8		136
11	Leg Circles II	Rückenlage, rechtes Bein	Zentrierung, Bewegungslänge	4 pro Richtung		129
12	Übungen 8 bis 11 auf der anderen Seite wiederholen, dann mit Übung 13 fortfahren.					
13	Swimmer, Variante	Bauchlage	Schultergürtelorganisation, Bewegungslänge	3 pro Diagonale		142
14	Cobra	Bauchlage	Schultergürtelorganisation, Gelenkartikulation	6		140
15	Mad Cat Stretch	Vierfüßlerstand	Bewegungslänge, Gelenkartikulation	6		137
16	Rest Position		Atmung, Entspannung			13

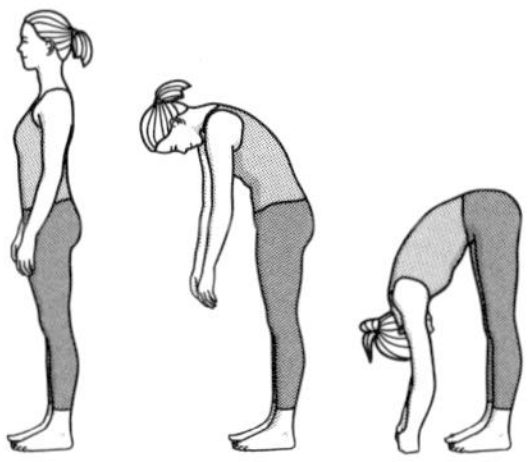

1 Roll Down

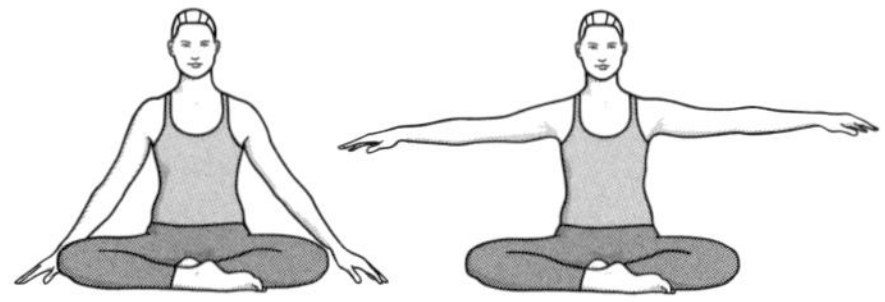

2 Floating Arms

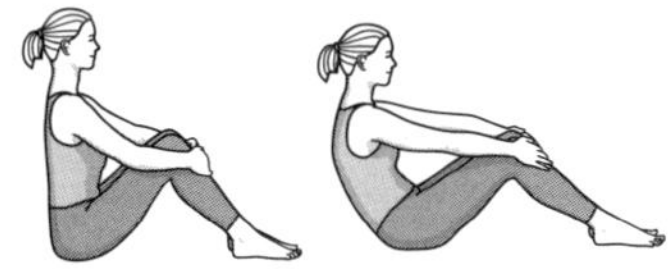

3 Curl Down

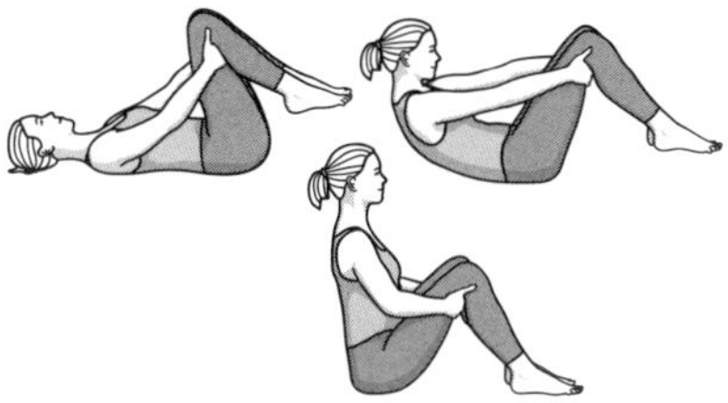

4 Assisted Roll Up

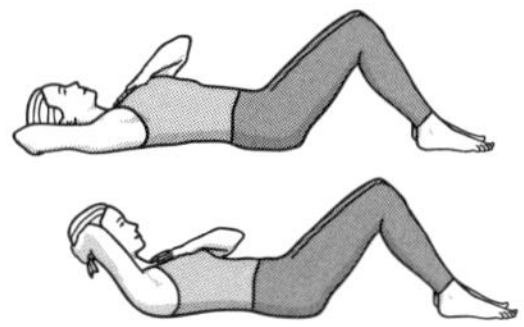

5 Sternum Drop

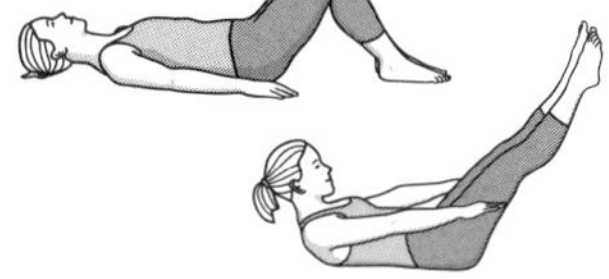

6 Hundreds, Variante 1

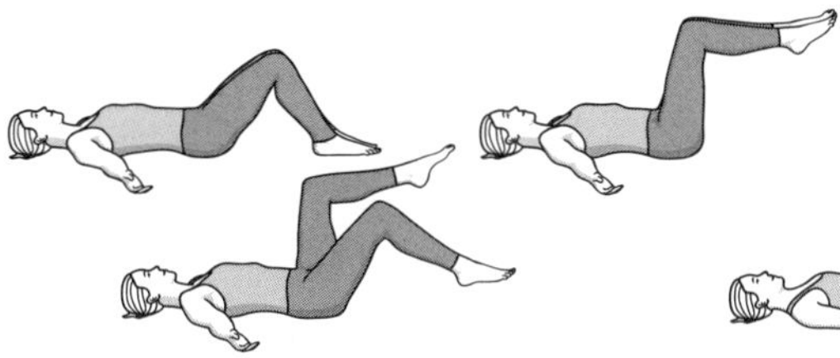

7 Low Abs II

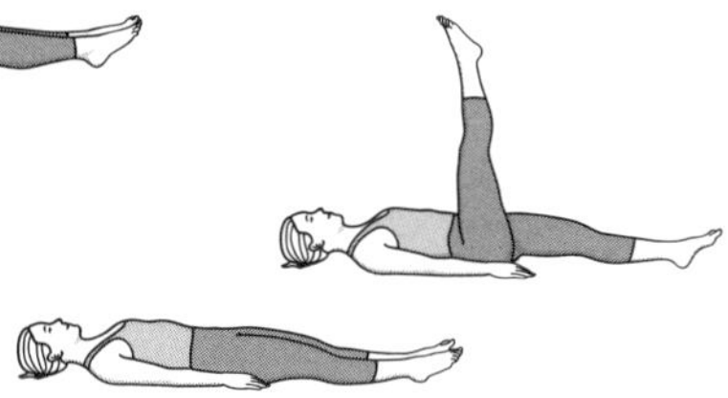

8 Leg Circles I

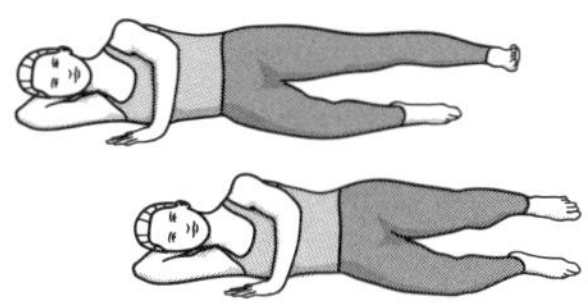

9 Abduction II

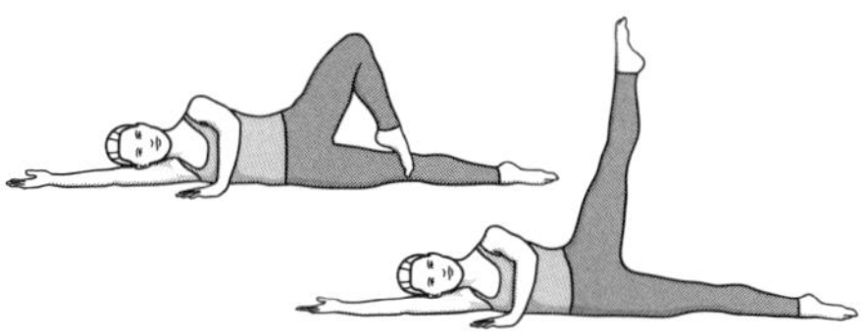

10 Side Kick Series I Turnout

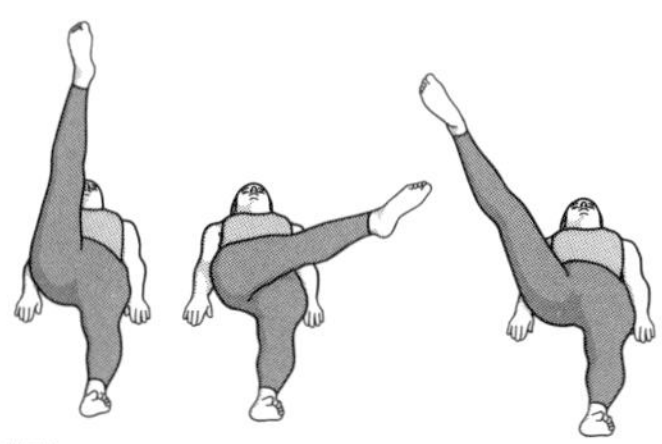

11 Leg Circles II

12 Übungen 8 bis 11 auf der anderen Seite wiederholen, dann mit Übung 13 fortfahren.

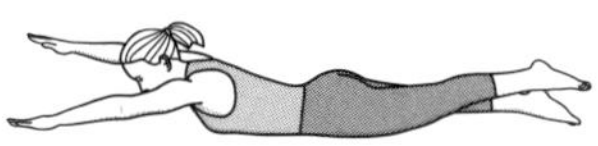

13 Swimmer, Variante

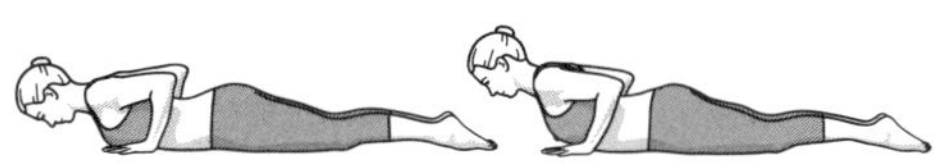

14 Cobra

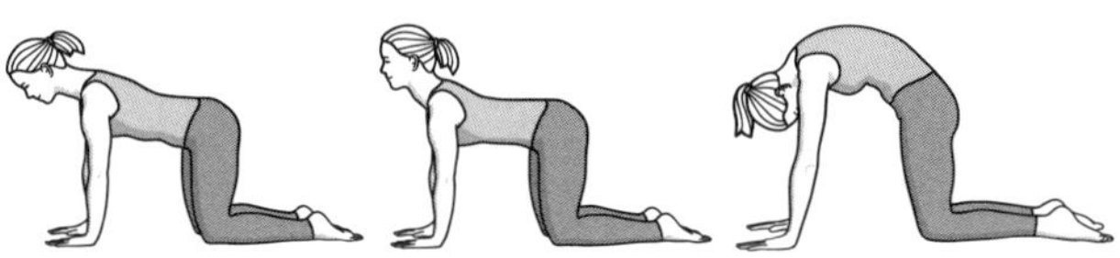

15 Mad Cat Stretch

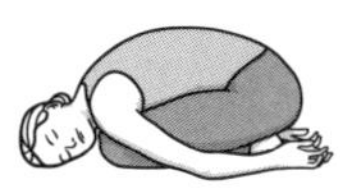

16 Rest Position

50 Aufrechte Haltung und bewegliche Hüften beim Tanzen

1 **2** 3

Trainingsdauer: 30 Minuten

	Übungen	Grundposition	Vorrangige Prinzipien	Wdh.	Sätze	Seite
1	Breathing	Sitz	Atmung, Zentrierung	8		121
2	Curl Down	Sitz	Bewegungslänge, Gelenkartikulation	8		121
3	Sternum Drop, Variante	Rückenlage	Zentrierung, Entspannung	8		125
4	Low Abs III	Rückenlage	Atmung, Zentrierung	8		127
5	Shoulder Bridge I, Variante	Rückenlage	Alignment, Bewegungslänge	8 pro Seite		128
6	Bridging	Rückenlage	Bewegungslänge, Gelenkartikulation	4		128
7	Shoulder Bridge I	Rückenlage	Bewegungslänge, Gelenkartikulation	4 pro Seite		128
8	Single Straight Leg Stretch	Rückenlage	Zentrierung, Bewegungslänge	8		131
9	Teaser	Rückenlage	Zentrierung, Bewegungslänge	4		134
10	Side Kick Series I Parallel	Seitenlage rechts	Alignment, Bewegungslänge	8		135
11	Side Kick Series I Turnout	Seitenlage rechts	Bewegungslänge, Gelenkartikulation	8		136
12	Swimmer	Bauchlage	Schultergürtelorganisation, Bewegungslänge	5	3	142
13	Übungen 10 und 11 auf der anderen Seite wiederholen, dann mit Übung 14 fortfahren.					
14	Swan	Bauchlage	Zentrierung, Bewegungslänge	3		142
15	Arabesque	Vierfüßlerstand	Alignment, Bewegungslänge	4 pro Seite		139
16	Horizontal Balance	Stand	Alignment, Bewegungslänge	2 pro Seite		120

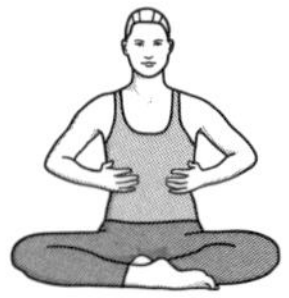

1 Breathing

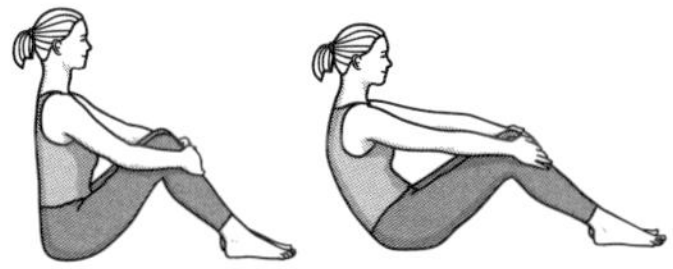

2 Curl Down

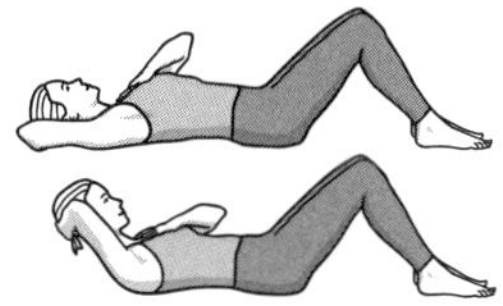

3 Sternum Drop, Variante

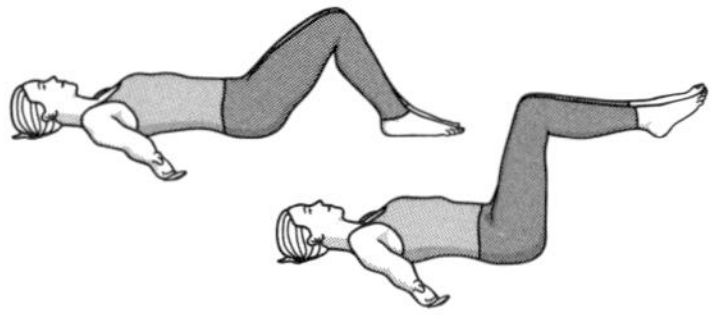

4 Low Abs III

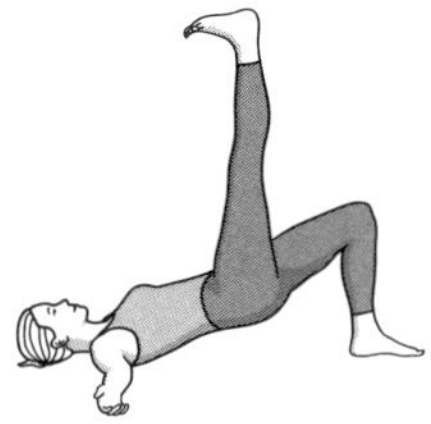

5 Shoulder Bridge I, Variante

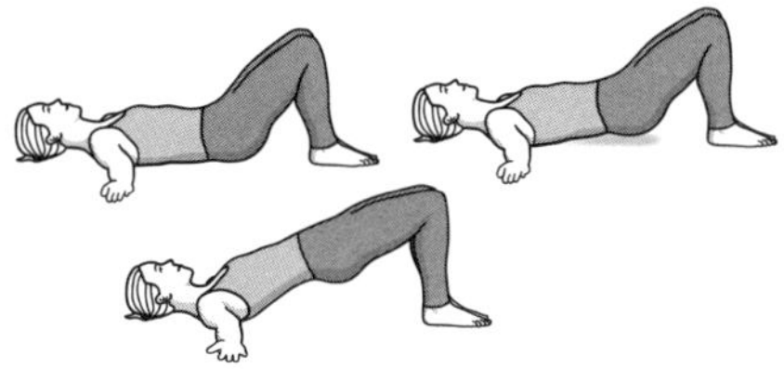

6 Bridging

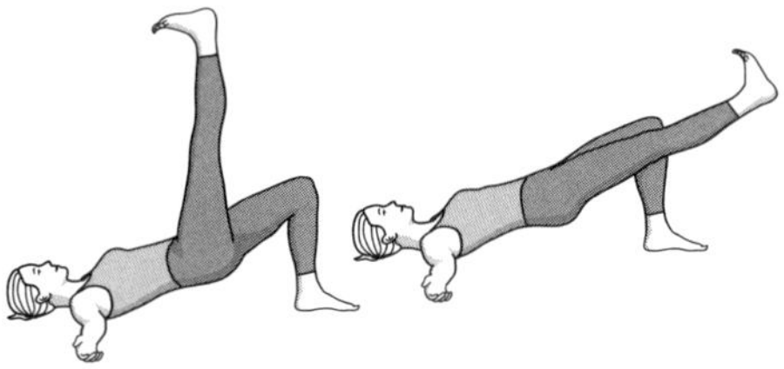

7 Shoulder Bridge I

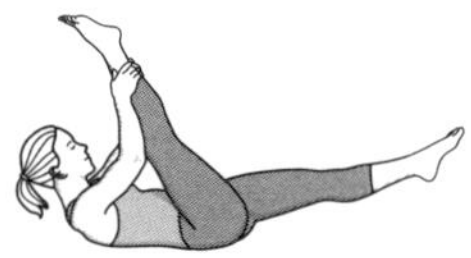

8 Single Straight Leg Stretch

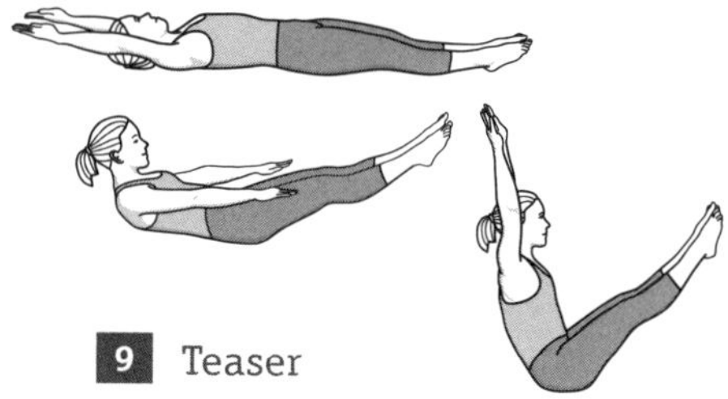

9 Teaser

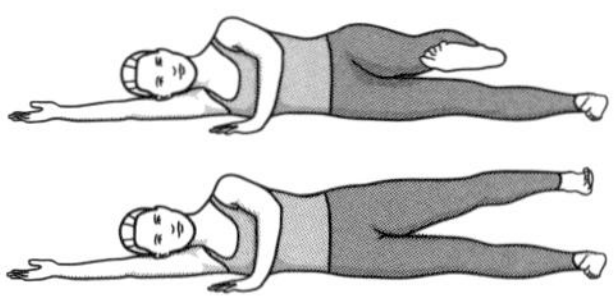

10 Side Kick Series I Parallel

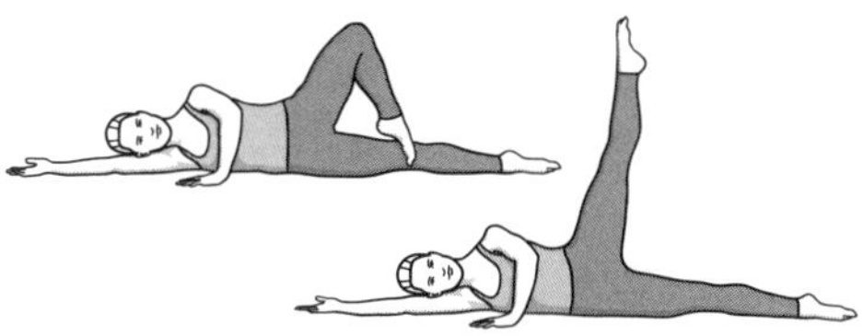

11 Side Kick Series I Turnout

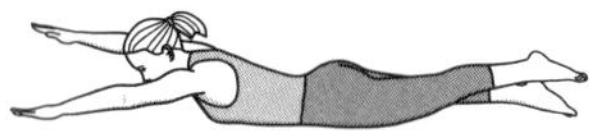

12 Swimmer

13 Übungen 10 und 11 auf der anderen Seite wiederholen, dann mit Übung 14 fortfahren.

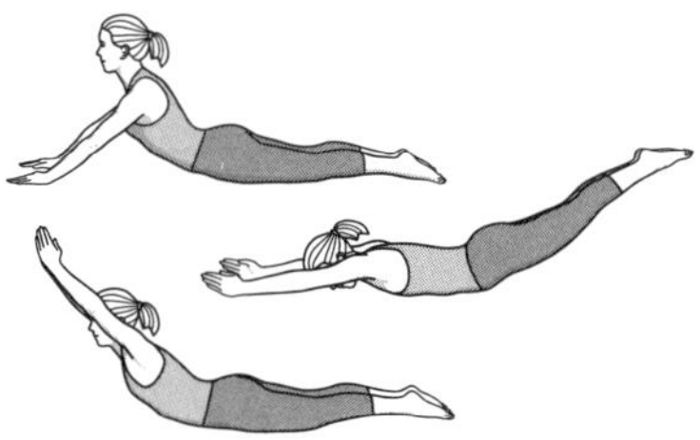

14 Swan

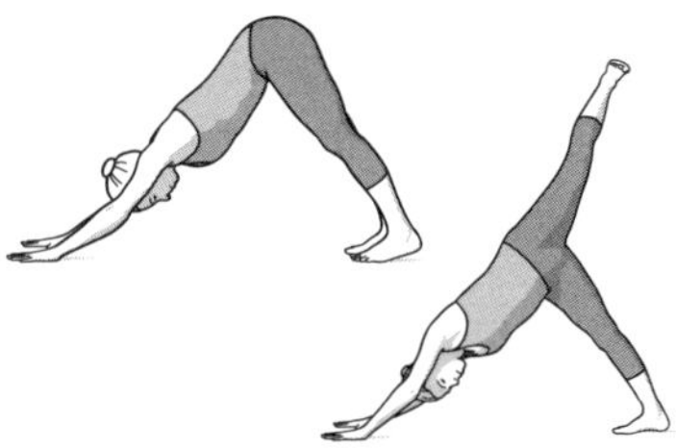

15 Arabesque

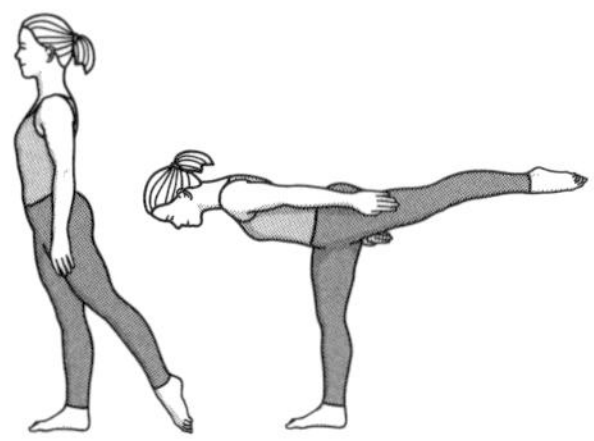

16 Horizontal Balance

Die Übungen

3

Übungen aus dem Stand

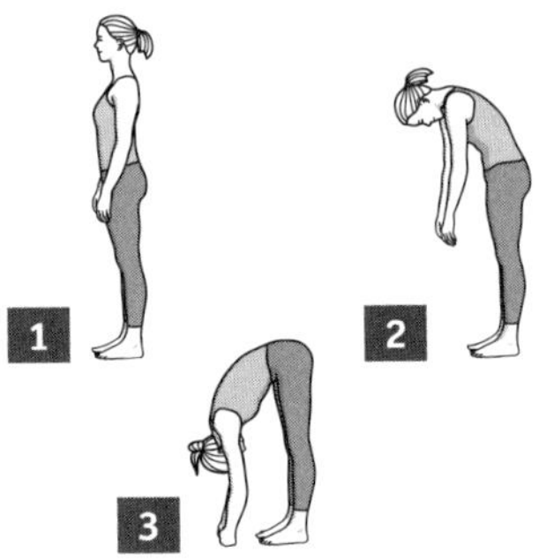

Roll Down

1. Einatmen, mit dem Ausatmen in die Länge wachsen. Dabei den Kopf zur Decke und die Füße in den Boden schieben.
2. Den Rücken vom Kopf her Wirbel für Wirbel abrollen, die Arme locker hängen lassen und die Bauchdecke nach innen ziehen.
3. Dann weiter nach unten abrollen, bis die Hände den Boden berühren. Unten angekommen, einatmen und mit dem Ausatmen vom Steißbein Wirbel für Wirbel wieder aufrollen.

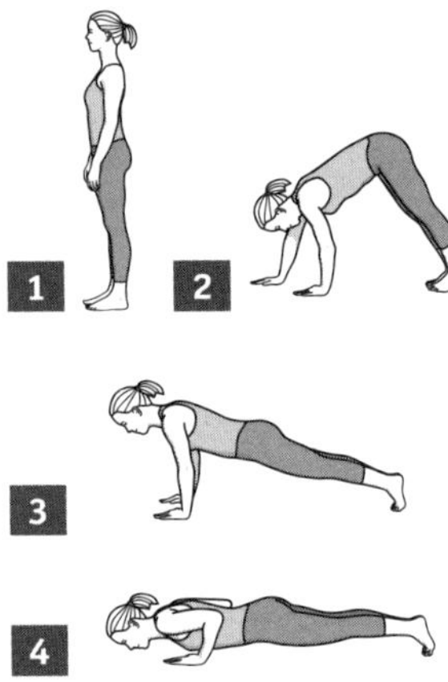

Pilates Push Up

1. Einatmen, ausatmen und vom Kopf her Wirbel für Wirbel abrollen, die Bauchdecke nach innen ziehen.
2. Beim Einatmen mit den Händen nach vorn krabbeln.
3. Die Liegestütz-Position einnehmen und den Körper in der Länge aufspannen.
4. Ausatmen und die Ellenbogen beugen, dabei die Schulterblätter in Richtung Becken ziehen. Einatmend die Ellenbogen wieder strecken. Mit den Händen zurückkrabbeln und Wirbel für Wirbel in den Stand aufrollen.

Hinweis: Das Brustbein während des Liegestützes in Richtung Schulterblätter anheben, damit die Brustwirbelsäule nicht durchhängt.
Den Liegestütz nach Bedarf mehrmals wiederholen.

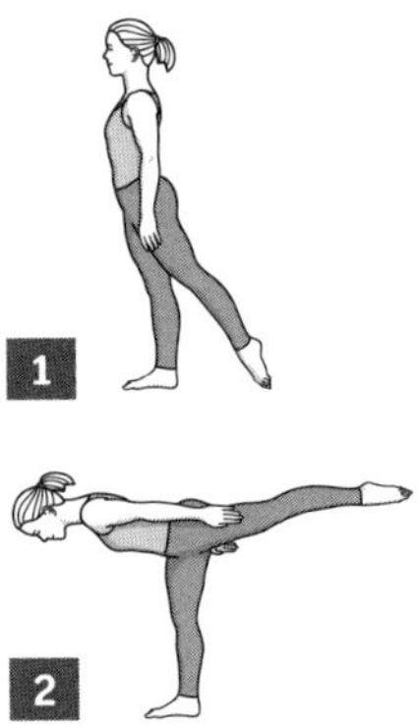

Horizontal Balance

1. Einatmend den Körper in die Länge aufspannen, das Gewicht auf das Standbein verlagern, den Kopf zur Decke schieben und das Spielbein nach hinten strecken.
2. Ausatmend die Bauchdecke nach innen ziehen und den Oberkörper über die Hüfte des Standbeins nach vorn beugen. Gleichzeitig das lang gestreckte Spielbein weit nach hinten bringen, sodass Rumpf und Spielbein waagerecht ausgerichtet sind.

Hinweis: In dieser Position mehrere Atemzüge bleiben, dabei Schulterblätter und Fingerspitzen nach hinten ziehen.

Übungen aus dem Sitz

Breathing

Im Schneidersitz oder in einer anderen Sitzposition jeweils eine Hand seitlich an den Brustkorb und auf die unteren Rippenbogen legen. Die Lippen schließen und durch die Nase in die Flanken einatmen. Dabei weitet sich der Brustkorb zu den Seiten deutlich aus, die Rippenbogen öffnen sich. Dann die Schultern fallen lassen. Beim Ausatmen die Lippen öffnen und ein sanftes »Hhhhaaaaa« tönen. Dabei sinkt der Brustkorb zusammen, die Rippenbögen tauchen nach unten und innen in Richtung Becken ein. Während der Ausatemphase den Kopf zur Decke und die Sitzbeinhöcker in den Boden schieben, wodurch sich die Wirbelsäule verlängert.

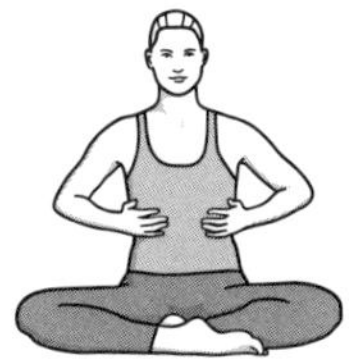

Floating Arms

1. Im Schneidersitz oder in einer anderen Sitzposition die Wirbelsäule lang gestreckt nach oben aufrichten, dabei das Brustbein sanft anheben. Die Arme sind gestreckt, die Fingerspitzen berühren den Boden.
2. Einatmen. Mit dem Ausatmen die Schulterblätter in Richtung Becken ziehen, weg von der Wirbelsäule, und die Arme bis auf Schulterhöhe anheben. Mit dem Einatmen die Arme wieder absenken, dabei bleibt der Schultergürtel weit.

1

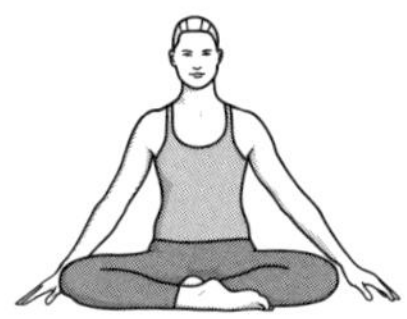

2

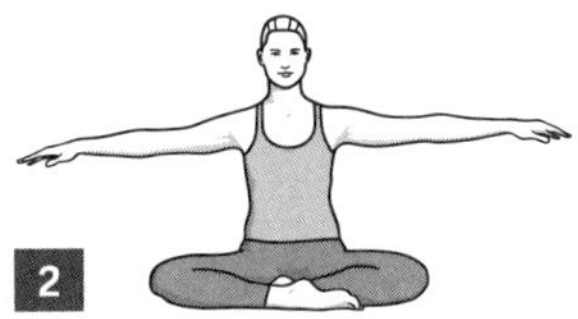

Hinweis: Mit der Ausatmung die Wirbelsäule verlängern, indem der Scheitel zur Decke zieht und die Sitzbeinhöcker in den Boden schieben. Die Vorstellung, dass die Schlüsselbeine durch die Schultergelenke hindurchfließen, erleichtert es, die Weite im Schultergürtel zu halten.

Curl Down

1. Im Sitzen die Wirbelsäule lang nach oben strecken, die Sitzbeinhöcker haben Kontakt zum Boden. Mit den Händen die gebeugten Knie umfassen, dann einatmen.
2. Mit der Ausatmung die Bauch- und Beckenbodenmuskeln anspannen, das Becken zurückkippen und den unteren Rücken runden. Mit der Einatmung die Wirbelsäule wieder aufrichten und strecken.

1

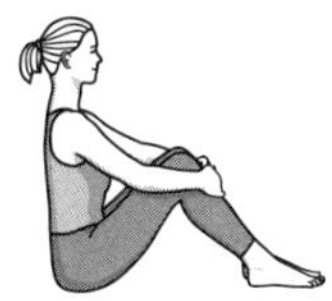

2

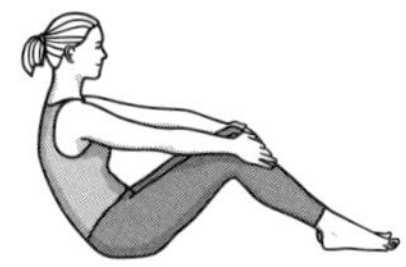

Hinweis: Die Beugung der Wirbelsäule wird aus der Beckenkippung initiiert. Der Kopf bleibt hinten in der Verlängerung der Halswirbelsäule (nicht die Nase nach vorn schieben).

Rolling Like A Ball

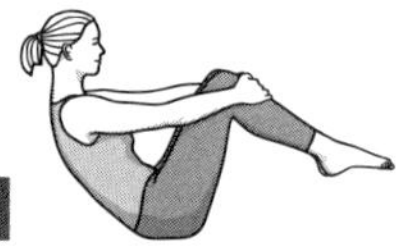
1

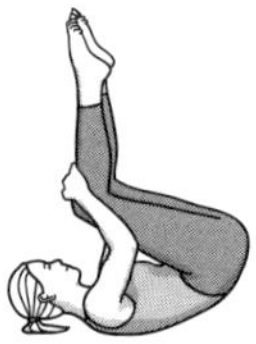
2

1. Die Wirbelsäule in einer C-Kurve runden, dabei ist das Becken nach hinten gekippt. Mit den Händen von außen die gebeugten Knie umfassen.
2. Mit dem Einatmen vom Kreuzbein über die Lendenwirbelsäule zurückrollen. Mit dem Ausatmen wieder nach vorn rollen und in der Ausgangsposition stoppen. Die Bauch- und Beckenbodenmuskeln anspannen, um den Schwung zu kontrollieren.

Hinweis: Während der ganzen Übung die C-Kurve erhalten, sodass die runde Form eines Balls bestehen bleibt – daher auch ihr Name.

Seal

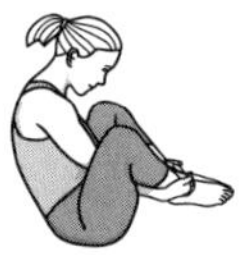
1

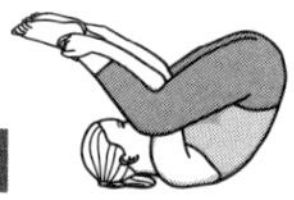
2

1. Die Hüftgelenke gebeugt auswärts richten. Mit den Händen von innen die Unterschenkel umfassen. Das Becken ist nach hinten gekippt, die Wirbelsäule in einer langen C-Kurve gerundet.
2. Mit dem Einatmen vom Kreuzbein über die Lendenwirbelsäule zurückrollen. Mit dem Ausatmen wieder nach vorn rollen und in der Ausgangsposition stoppen. Die Bauch- und Beckenbodenmuskeln anspannen, um den Schwung zu kontrollieren.

Hinweis: Bleibe während der ganzen Übung wie bei »Rolling Like A Ball« in einer runden C-Kurve und ziehe die Schulterblätter weg von der Wirbelsäule und den Ohren.

Open Leg Rocker

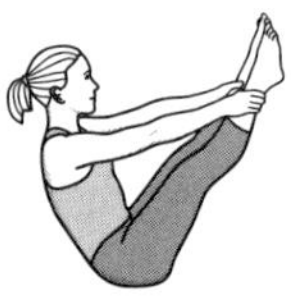
1

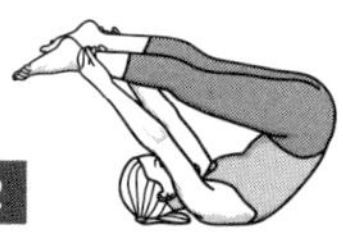
2

1. Im Sitz die Beine etwas weiter als hüftbreit nach oben strecken, mit den Händen die Fußgelenke von außen umfassen. Die Wirbelsäule ist so gestreckt wie möglich, die Schulterblätter in Richtung Becken ziehen. So die Balance für einige Momente halten.
2. Mit der Einatmung über die Beckenkippung zurückrollen, mit der Ausatmung wieder nach vorn in die Ausgangsstellung kommen. Dabei die Wirbelsäule lang nach oben strecken.

Hinweis: Im Gegensatz zu »Rolling Like A Ball« und »Seal« wird der Schwung der Bewegung durch ein Hochziehen von Kopf, Wirbelsäule und Füßen gestoppt.

Spine Stretch

1. Die Beine nach vorn ausstrecken und einatmen. Mit der Ausatmung die Schulterblätter in Richtung Becken ziehen und die Arme nach vorn strecken.
2. Mit der Ausatmung Beckenboden und Bauchmuskeln anspannen und vom Kopf her Wirbel für Wirbel den oberen Rücken nach vorn beugen. Das Becken bleibt neutral aufgerichtet. Mit der Einatmung vom Steißbein her Wirbel für Wirbel wieder in den aufrechten Sitz hochrollen.

1
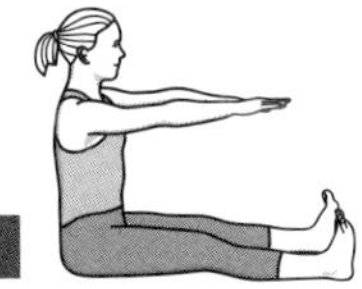

2
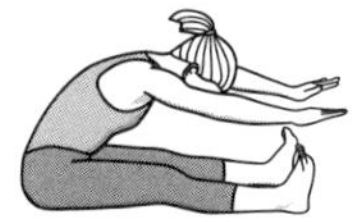

Variante 1: Beide Knie leicht beugen und nach außen fallen lassen.
Variante 2: Ein Bein nach vorn strecken, das andere gebeugt nach außen fallen lassen.

Spine Twist

1. Die Beine nach vorn ausstrecken und einatmen. Mit der Ausatmung Schulterblätter in Richtung Becken ziehen und die Arme waagerecht zur Seite strecken. Erneut einatmen, dann mit der Ausatmung Beckenboden und Bauchmuskeln anspannen, in die Länge wachsen und die Wirbelsäule nach rechts rotieren.
2. Mit der Einatmung wieder zur Mitte drehen, Länge halten und mit der Ausatmung nach links drehen. Mit der Einatmung wieder zur Mitte kommen.

1
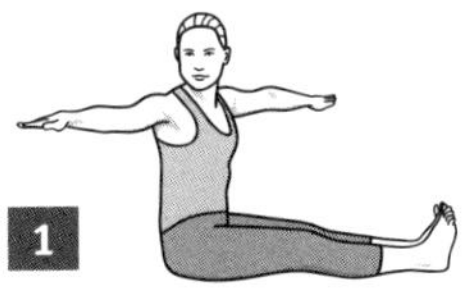

2
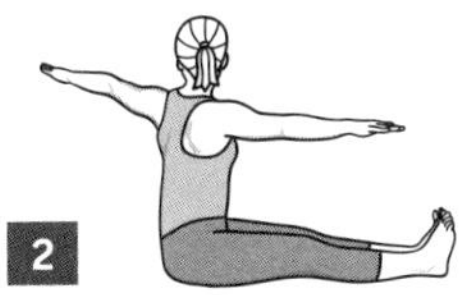

Variante 1: Beide Knie leicht beugen und nach außen fallen lassen.
Variante 2: Ein Bein nach vorn strecken, das andere Bein gebeugt nach außen fallen lassen.

Saw

1. Die Beine vor dem Körper gegrätscht ausstrecken und einatmen. Mit der Ausatmung Schulterblätter in Richtung Becken ziehen und die Arme waagerecht zur Seite strecken.
2. Erneut einatmen, mit der Ausatmung wie beim »Spine Twist« nach rechts rotieren, dann vom Kopf her Wirbel für Wirbel in Richtung des rechten Beins nach vorn beugen. Die linke Hand zum rechten Fuß strecken und mit der nächsten Ausatmung die rechte Hand weit zurück nach hinten. Durch diesen Zug vom Steißbein her wieder in den Sitz aufrollen. Mit der nächsten Einatmung nach links drehen und die Übung auf dieser Seite wiederholen.

1
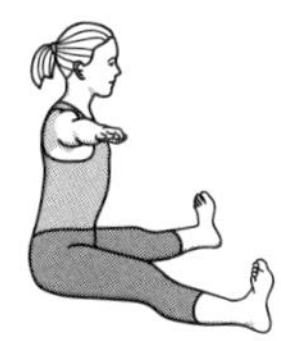

2
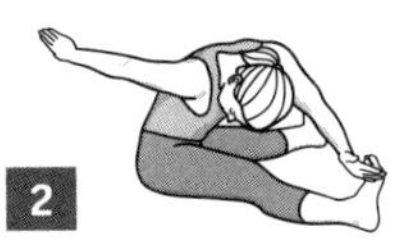

Variante 1: Beide Knie leicht beugen und nach außen fallen lassen.
Variante 2: Ein Bein nach vorn strecken, das andere gebeugt nach außen fallen lassen.

1
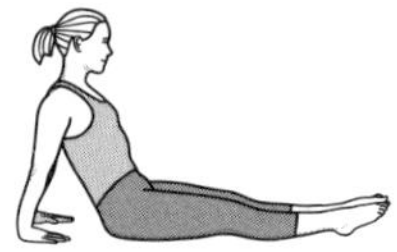
2
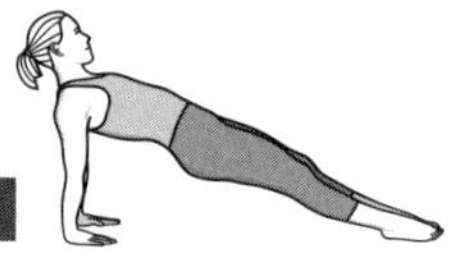
3
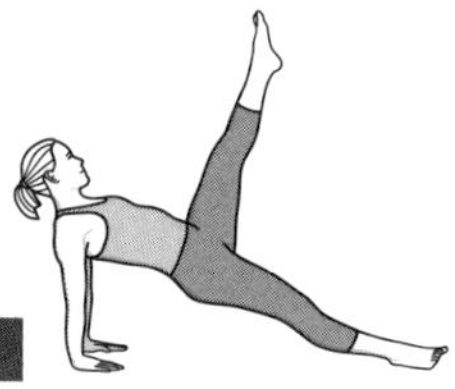

Back Support

1. Im Sitz mit ausgestreckten Beinen die Hände hinter dem Becken abstützen, die Fingerspitzen zeigen dabei nach vorn. Die Füße sind nach vorn gestreckt.
2. Einatmen, mit dem Ausatmen Bauch- und Beckenboden anspannen. Das Gewicht auf die Hände verlagern und das Becken anheben.
3. Dann im Wechsel jeweils ein Bein gestreckt heben und wieder senken. Nach Bedarf mehrmals wiederholen.

Hinweis: Das Anheben von Becken und Beinen mit anschließendem Absenken des Beckens zählt als ein Satz.

1
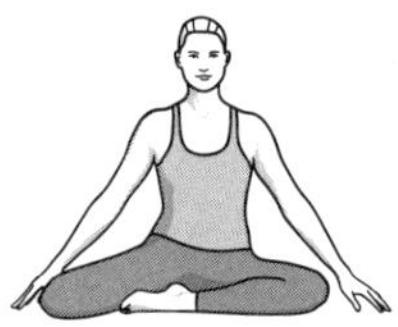
2
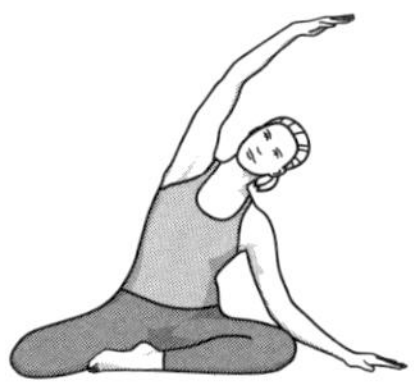
3
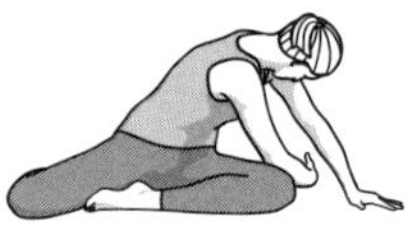

Mermaid

1. Z-Sitz einnehmen: Das linke Bein vor dem Becken beugen, das rechte gebeugt dahinter positionieren. Die Wirbelsäule lang nach oben aufrichten. Das Gewicht des Rumpfs ruht vorwiegend auf dem linken Sitzbeinhöcker. Der Schultergürtel ist parallel zum Boden ausgerichtet. Einatmen.
2. Mit der Ausatmung den rechten Arm über die Seite anheben und die Wirbelsäule über einen großen Bogen nach links neigen. Erneut einatmen.
3. Mit der Ausatmung das Becken nach hinten kippen und die Wirbelsäule in der Beugung nach links rotieren. Die rechte Hand unter den linken, gebeugten Stützarm weit nach hinten führen. Mit der Einatmung wieder über die Seitneigung in die Ausgangsstellung zurückkommen.

Hinweis: Stelle dir vor, dich seitlich über einen großen Wasserball zu neigen und ihn dann mit deinem ganzen Körper umschließen zu wollen.

1
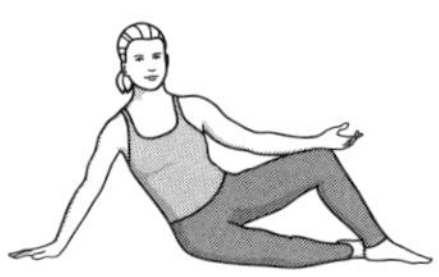
2
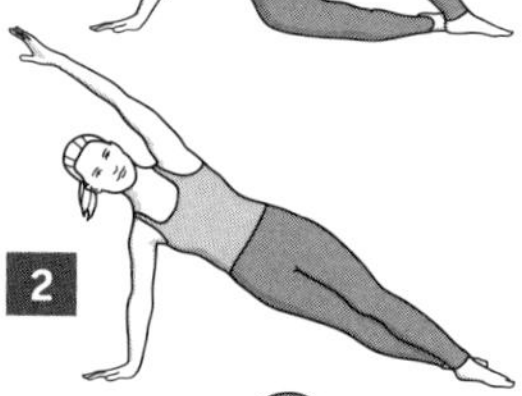
3
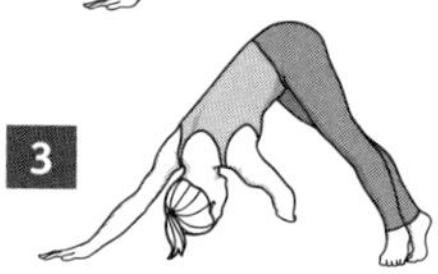

Twist

1. In seitlicher Sitzposition die rechte Hand am Boden abstützen, das rechte gebeugte Knie zeigt nach vorn, das linke Bein ist aufgestellt. Der linke Fuß steht vor dem rechten Fuß. Hand, Hüfte und Fuß sind auf einer Linie. Einatmen.
2. Mit dem Ausatmen Bauch- und Beckenbodenmuskeln anspannen, das Becken anheben und in den Seitstütz kommen. Das Schulterblatt vom Ohr wegziehen.
3. Erneut einatmen, mit dem Ausatmen die freie Hand unter den Stützarm führen, dabei das Becken anheben und mit dem gedrehten Oberkörper nach unten kommen. Einige Atemzüge hier bleiben, dann über den umgekehrten Weg wieder zurück in die Ausgangsstellung kommen.

Übungen aus der Rückenlage

Sternum Drop

1. In der Rückenlage die linke Hand auf das Brustbein legen, der Kopf ruht in der rechten Hand. Einatmen.
2. Mit dem Ausatmen das Brustbein locker sinken lassen und dadurch Kopf und Halswirbelsäule in einem langen Bogen aufrollen. Mit dem Einatmen Halswirbelsäule und Kopf wieder ablegen.

1
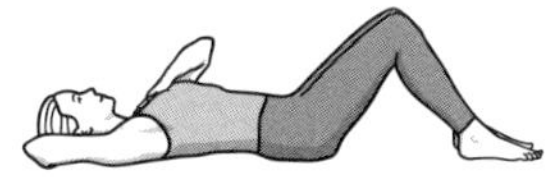

2
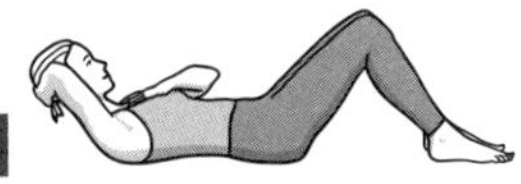

Hinweis: Behalte Platz zwischen Kinn und Brustbein, das Becken bleibt in neutraler Position.
Variante: Beide Hände hinter dem Kopf verschränken, Ellenbogen zur Seite ziehen und Kopf und Schultergürtel aufrollen.

Puppet Arms

1. In der Rückenlage beide Arme lang und locker zur Decke anheben.
2. Mit der Einatmung einen Arm sanft aus der Schulter heraus nach oben ziehen. Dabei fällt der Kopf locker zur gegenüberliegenden Seite. Mit der Ausatmung die Schulter wieder locker und schwer zum Boden zurückfallen lassen. Der Arm bleibt dabei gehoben.

1
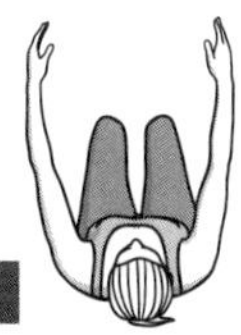

2
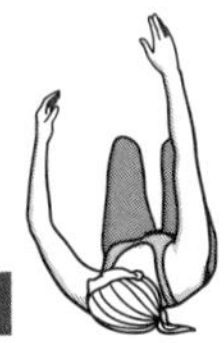

Arm Circles

1. In der Rückenlage liegen die Arme entspannt neben dem Körper. Einatmen.
2. Mit dem Ausatmen Schulterblätter in Richtung Becken ziehen und Arme nach oben anheben.
3. Weiterhin ausatmend die Arme hinter dem Kopf ablegen.
4. Mit der Einatmung die Arme über den Boden bis nach vorn kreisen lassen.

1
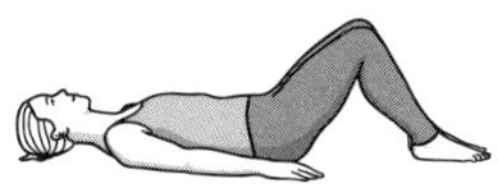

2
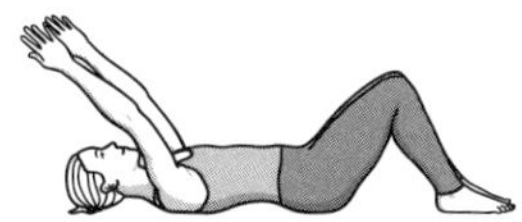

3
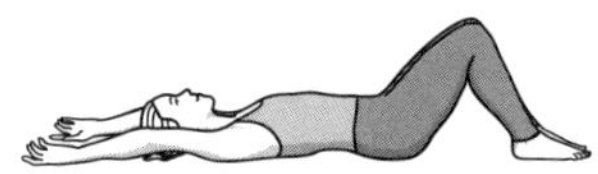

4
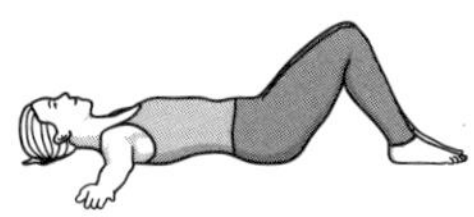

Hinweis: Wenn die Arme mit der Ausatmung nach hinten abgelegt werden, den Brustkorb nicht nach oben überstrecken, sondern locker und schwer in den Boden sinken lassen.

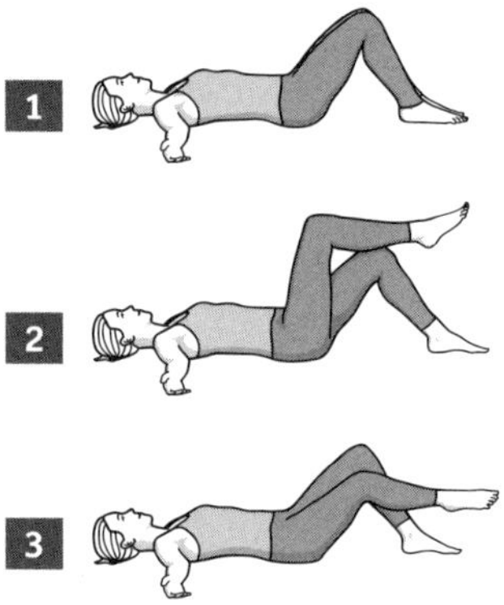

Thigh Circles

1. In der Rückenlage die Arme mit den Handinnenflächen nach oben zeigend am Boden ausbreiten. Einatmen.
2. Mit dem Ausatmen beginnen und ein Bein gebeugt über die Hüfte führen.
3. Dann nach außen drehen und kreisen lassen. Mit dem Einatmen das Bein wieder parallel ausrichten und neu beginnen. Mehrmals wiederholen, auch in die andere Richtung. Das Becken bleibt stabil.

Variante: Die Hände auf die Knie legen und mit beiden Oberschenkeln gleichzeitig kreisen. Das Becken darf sich hier leicht mitbewegen.

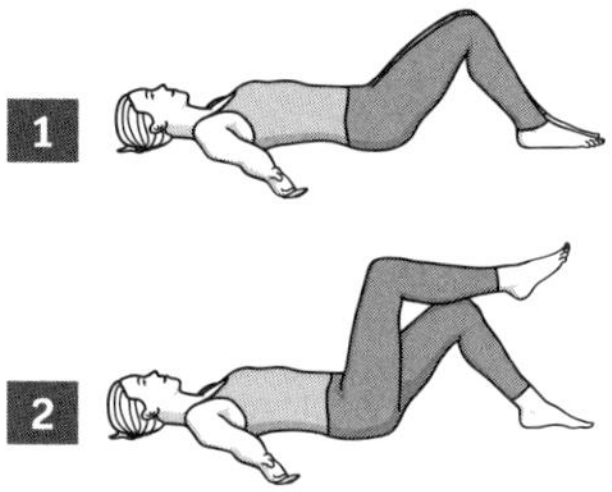

Low Abs I

1. In der Rückenlage die Arme mit den Handinnenflächen nach oben zeigend am Boden ausbreiten. Einatmen.
2. Mit dem Ausatmen die Bauchdecke fallen lassen, das Becken in neutraler Stellung halten und ein Bein gebeugt über die Hüfte schweben lassen. Erneut einatmen, mit dem Ausatmen das gebeugte Bein wieder auf den Boden stellen.

Hinweis: Der Abstand zwischen Ober- und Unterschenkel bleibt erhalten.

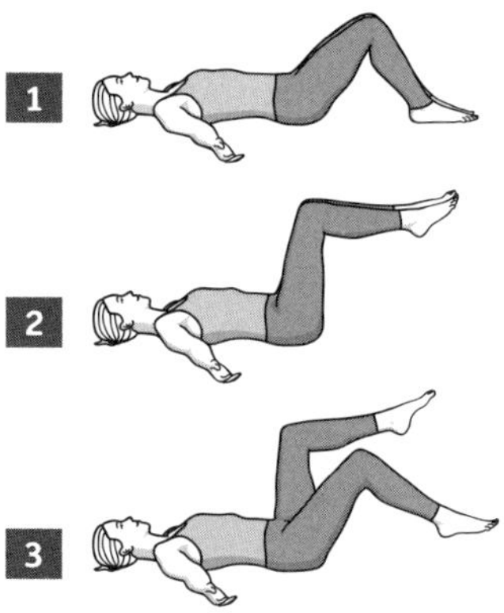

Low Abs II

1. In der Rückenlage die Arme mit den Handinnenflächen nach oben zeigend am Boden ausbreiten. Einatmen.
2. Mit der Ausatmung Bauch- und Beckenboden anspannen, das Becken in neutraler Stellung halten und ein Bein nach dem anderen über die Hüften schweben lassen, bis sich beide im 90-Grad-Winkel über den Hüften befinden.
3. Erneut einatmen, mit dem Ausatmen beide Beine nacheinander zum Boden zurückschweben lassen.

Low Abs III

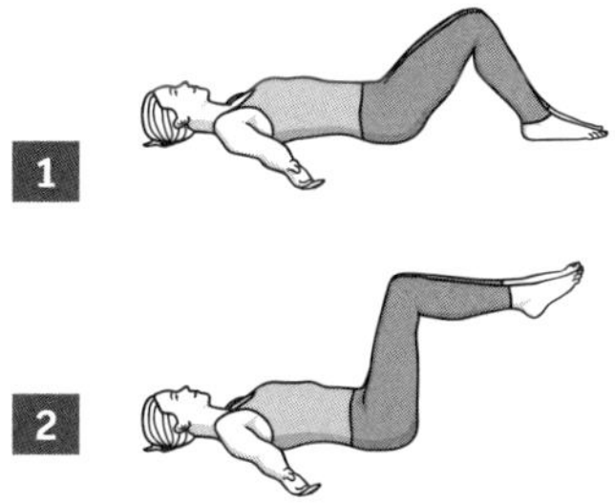

1. In der Rückenlage die Arme mit den Handinnenflächen nach oben zeigend am Boden ausbreiten. Einatmen.
2. Mit der Ausatmung Bauch- und Beckenboden anspannen, das Becken in neutraler Stellung halten und beide Beine gleichzeitig über die Hüften schweben lassen. Einatmen. Mit der Ausatmung Bauch- und Beckenboden erneut aktivieren und beide Beine gleichzeitig wieder auf den Boden absetzen.

Hinweis: Die Bauchdecke darf sich nicht nach oben wölben. Der Rippenbogen taucht nach innen und in Richtung Beckenkamm ein.

Assisted Roll Up

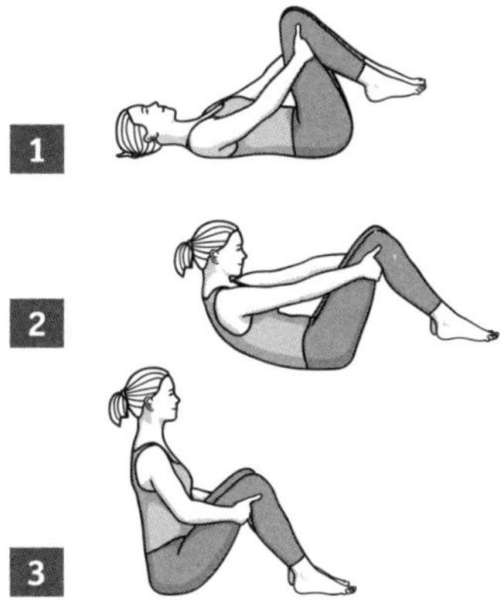

1. In der Rückenlage die Oberschenkelrückseiten umgreifen. Einatmen.
2. Mit der Ausatmung das Brustbein sinken lassen und vom Kopf her Wirbel für Wirbel aufrollen. Dabei das Gewicht der Beine in die Hände fallen lassen. Die Bauchdecke nach innen und oben Richtung Rippenbogen ziehen.
3. Mit der Einatmung in den lang gestreckten Sitz kommen, um mit der Ausatmung über die Beckenkippung Wirbel für Wirbel zurückzurollen. Dabei fallen die Oberschenkel weiterhin locker in die Hände.

Roll Up

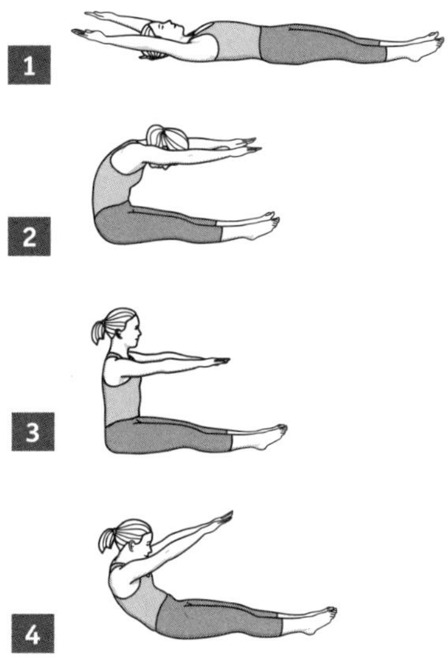

1. Mit der Einatmung die Arme zur Decke anheben.
2. Mit der Ausatmung Beckenboden anspannen, Bauchdecke nach innen ziehen und vom Kopf her Wirbel für Wirbel aufrollen, bis der Oberkörper weit nach vorn gebeugt ist.
3. Mit der Einatmung die Wirbelsäule in den Sitz aufrichten.
4. Mit dem Ausatmen das Becken zurückkippen und Wirbel für Wirbel wieder zum Boden abrollen.

Hinweis: Wenn das geschmeidige Auf- und Abrollen der Wirbelsäule noch nicht klappt, dann an den Beinen festhalten und die Rollbewegung dadurch unterstützen.
Variante 1: Beide Beine aufstellen.
Variante 2: Ein Bein aufstellen, das andere nach vorn am Boden ausstrecken.

Hundreds

1
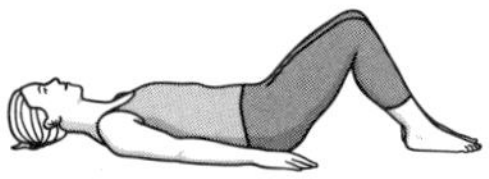

2
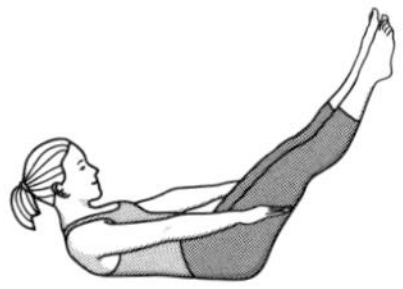

1. In der Rückenlage mit aufgestellten Beinen zur Vorbereitung einatmen.
2. Mit der Ausatmung Kopf und Schultergürtel aufrollen, Bauch- und Beckenboden anspannen und beide Beine nach vorn strecken. Dann fünfmal in kurzen Atemzügen durch die Nase einatmen und fünfmal in kurzen Atemstößen wieder ausatmen. Dabei fächern die gestreckten Arme auf und ab.

Hinweis: Der Atemrhythmus »ein, ein, ein, ein, ein – aus, aus, aus, aus, aus« ergibt einen Satz.
Variante 1: Die Beine bleiben aufgestellt.
Variante 2: Die Beine werden angehoben und die Knie um 90 Grad gebeugt.

Bridging

1
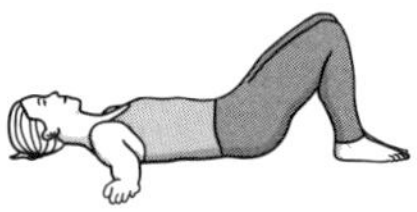

2
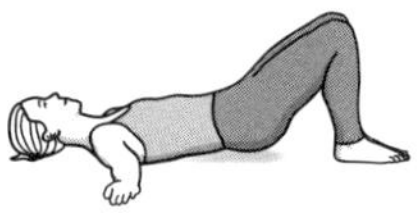

3
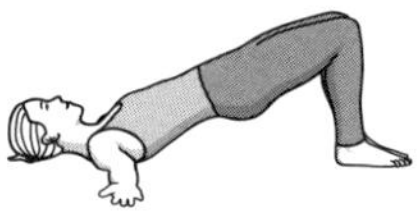

1. In der Rückenlage die Arme mit den Handinnenflächen nach oben zeigend am Boden ausbreiten. Einatmen.
2. Mit der Ausatmung das Steißbein, das Kreuzbein, die Lendenwirbel- und untere Brustwirbelsäule Wirbel für Wirbel aufrollen.
3. Das Gewicht des Körpers ruht jetzt auf dem Schultergürtel und den Füßen. Mit der nächsten Ausatmung das Brustbein sinken lassen und Wirbel für Wirbel wieder abrollen.

Hinweis: Nur bis zur Brustwirbelsäule aufrollen und nicht die Halswirbelsäule belasten.

Shoulder Bridge I

1
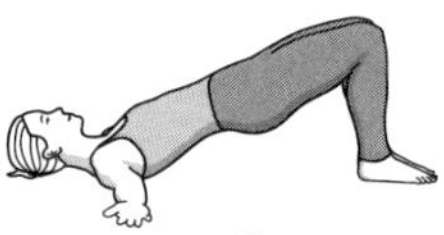

2
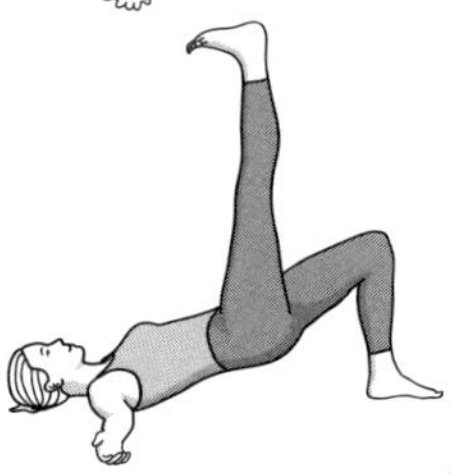

3
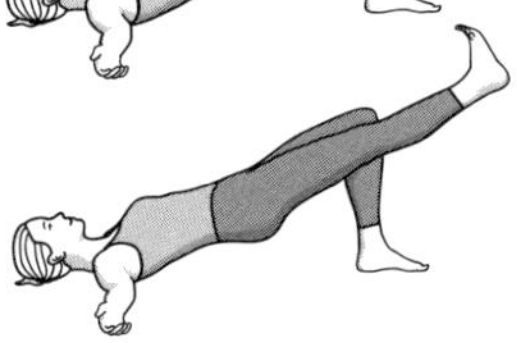

1. Aus der Rückenlage das Becken und die Wirbelsäule Wirbel für Wirbel aufrollen, bis das Körpergewicht auf dem Schultergürtel ruht.
2. Einatmend ein Bein nach oben zur Decke strecken und den Fuß beugen.
3. Mit der Ausatmung das Bein senken, mit der Einatmung wieder heben. Nach Bedarf mehrere Male wiederholen. Den Fuß absetzen und wieder Wirbel für Wirbel abrollen.

Hinweis: Das Becken während der ganzen Übung parallel zur Decke ausrichten. Der Fuß kann im Wechsel gebeugt und gestreckt werden.
Variante: Nur das Spielbein gestreckt heben und senken, ohne das Becken und die Wirbelsäule aufzurollen.

Shoulder Bridge II

1. Aus der Rückenlage das Becken und die Wirbelsäule bis zur oberen Brustwirbelsäule Wirbel für Wirbel aufrollen. Die Hände stützen das Becken seitlich ab, wodurch die Extension in der Wirbelsäule unterstützt wird.
2. Einatmend ein Bein nach oben zur Decke strecken.
3. Mit der Ausatmung das Bein senken, mit dem Einatmen den Fuß beugen und das Bein wieder heben. Mehrere Male wiederholen. Den Fuß absetzen und Wirbel für Wirbel abrollen.

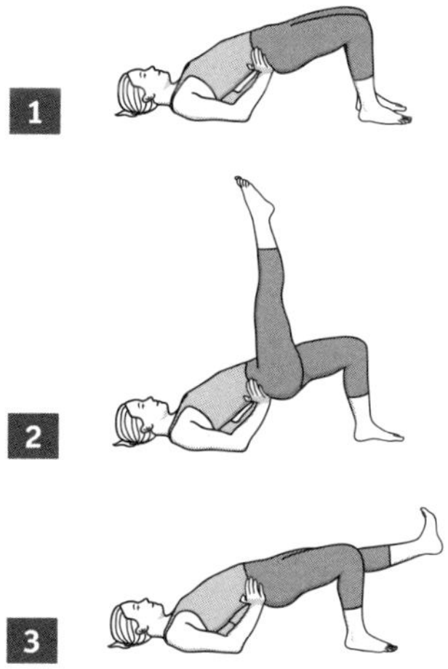

Hinweis: Nur bis zur oberen Brustwirbelsäule aufrollen und nicht die Halswirbelsäule belasten. Wenn die Fersen angehoben werden, kann die Extension der Wirbelsäule verstärkt werden.

Leg Circles I

In der Rückenlage ein Bein lang zur Decke strecken. Dann das gestreckte Bein bei stabilem Becken aus der Hüfte heraus in beide Richtungen kreisen.

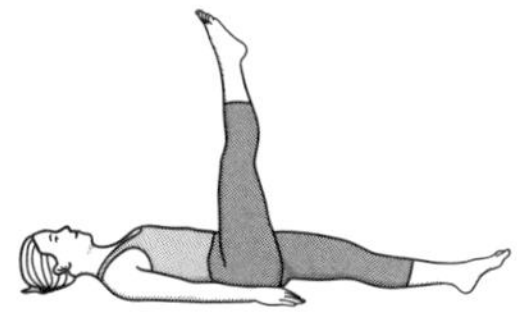

Hinweis: Wenn das Knie leicht gebeugt wird, kann der Oberschenkel lockerer im Hüftgelenk rotieren.

Leg Circles II

1. In der Rückenlage die Arme neben dem Körper ablegen, die Handinnenflächen zeigen zum Boden. Ein Bein zur Decke strecken.
2. Mit der Einatmung das Spielbein weit über die Körpermitte ziehen, sodass die gleichseitige Hüfte mit angehoben wird.
3. Mit der Ausatmung in einer großen Kreisbewegung das Bein über unten und außen wieder senkrecht nach oben führen.

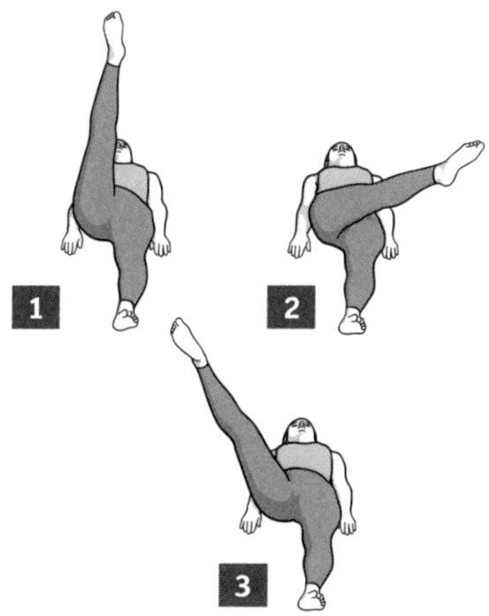

Hinweis: Der Schultergürtel bleibt stabil am Boden, das Becken darf durch die Kreisbewegung des Beins mit angehoben werden. Das Bein in beide Richtungen kreisen.

ÜBUNGEN AUS DEM STAND
ÜBUNGEN AUS DEM SITZ
ÜBUNGEN AUS DER RÜCKENLAGE
ÜBUNGEN AUS DER SEITENLAGE
ÜBUNGEN AUS DEM VIERFÜSSLERSTAND
ÜBUNGEN AUS DER BAUCHLAGE

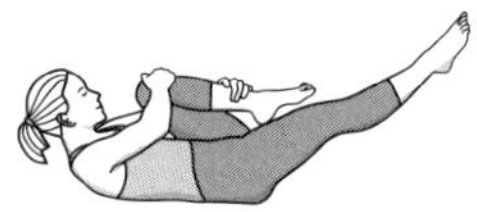

Single Leg Stretch

Einatmen, mit dem Ausatmen Kopf und Schultergürtel aufrollen. Beckenboden anspannen, Bauchdecke nach innen ziehen, das rechte Bein nach vorn strecken und das linke Bein beugen. Dabei greift die linke Hand an den linken Knöchel und die rechte Hand an das linke Knie. Zweimal in kurzen Atemzügen durch die Nase einatmen und zweimal in kurzen Atemstößen wieder ausatmen. Dabei die Beine im Wechsel beugen und strecken, wobei die Hände mit jedem Wechsel umgreifen. Jeder Wechsel zählt als eine Wiederholung.

Hinweis: Der Atemrhythmus kann variiert werden. Zum Beispiel kann man zweimal kurz ein- und einmal lang ausatmen. Die Bewegung der Beine wird dem Atemrhythmus angepasst.

1
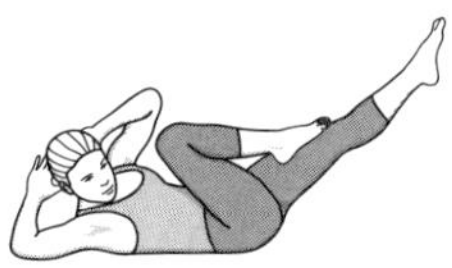

2
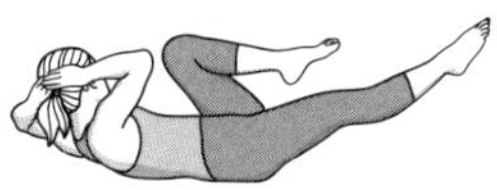

Single Leg Stretch with Rotation

1. In der Rückenlage beide Hände hinter dem Kopf verschränken. Kopf und Schultergürtel aufrollen und dabei nach rechts drehen. Die Schulterblätter in Richtung Becken und die Ellenbogen weit nach außen ziehen. Dabei das rechte Bein beugen und das linke strecken.
2. Mit der Einatmung Schultergürtel nach links rotieren, das linke Bein beugen und das rechte strecken. Jeder Wechsel zählt als eine Wiederholung.

Hinweis: Die Rotation entsteht in der Brustwirbelsäule. Nicht nur den Kopf von links nach rechts drehen! Der Atemrhythmus kann variiert werden. Zum Beispiel kann man zweimal kurz ein- und zweimal kurz ausatmen. Die Bewegung der Beine wird dem Atemrhythmus angepasst.

1
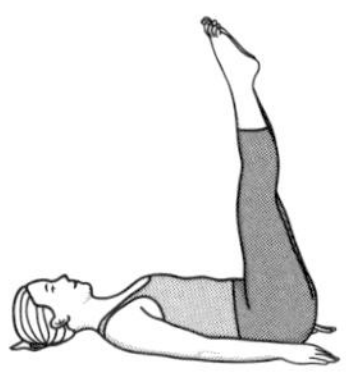

2
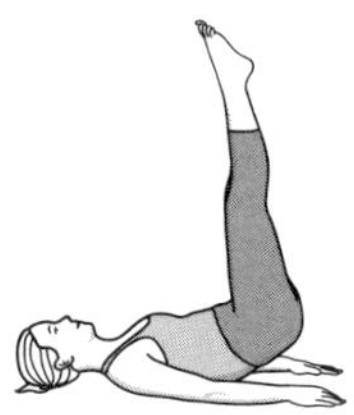

Straight Leg Curl Up

1. In der Rückenlage liegen die Arme an den Seiten des Körpers. Die Beine senkrecht zur Decke strecken. Einatmen.
2. Mit dem Ausatmen Bauchmuskeln und Beckenboden kraftvoll anspannen und den unteren Rücken so weit wie möglich hochrollen, sodass das Kreuzbein den Boden verlässt. Einatmend Becken wieder auf den Boden ablegen.

Hinweis: Die Aufrollbewegung soll aus den Bauch- und Beckenbodenmuskeln heraus entstehen. Die Arme dürfen durch Schub in den Boden leicht unterstützend wirken. Hals und Nacken entspannt lassen.

Double Leg Stretch

1. Einatmen, mit dem Ausatmen Kopf und Schultergürtel aufrollen. Die Arme zur Decke strecken und die Beine im 90-Grad-Winkel anheben. Erneut einatmen.
2. Mit dem Ausatmen Beckenboden anspannen, Bauchdecke nach innen ziehen. Beide Beine nach vorn und die Arme nach hinten strecken. Mit der Einatmung die Arme über die Seiten nach vorn und oben kreisen, die Beine wieder beugen.

1
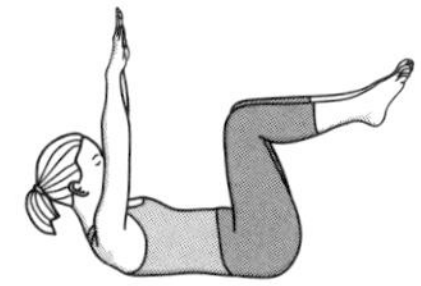

2
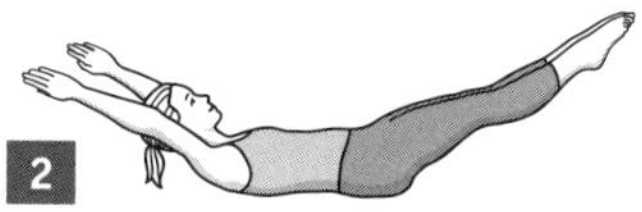

Hinweis: Den Kopf gehoben halten und den Blick während der ganzen Übung auf die Beine richten.

Single Straight Leg Stretch

1. Einatmen, mit dem Ausatmen Kopf und Schultergürtel aufrollen. Beckenboden anspannen, Bauchdecke nach innen ziehen, das rechte Bein nach vorn strecken und das linke Bein nach oben. Mit den Händen den linken Unterschenkel umfassen. Mit der Einatmung das linke Bein in Richtung Kopf ziehen, sodass die Dehnung in der Beinrückseite deutlich spürbar ist.
2. Mit der Ausatmung das rechte Bein nach oben strecken und mit der Einatmung in Richtung Kopf ziehen. Das linke Bein dabei weit nach vorn und unten strecken. Jeder Wechsel zählt als eine Wiederholung.

1
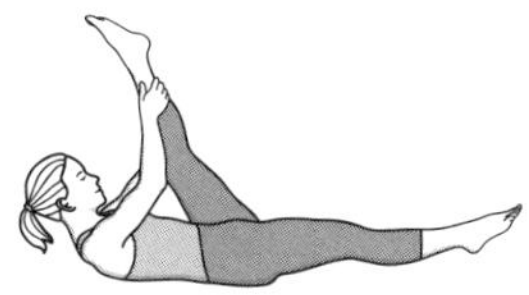

2
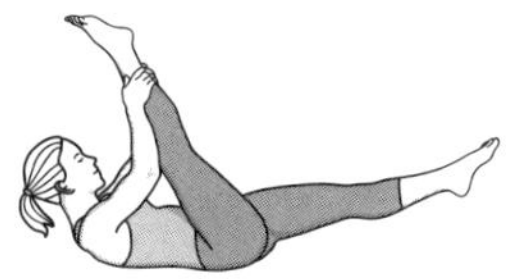

Hinweis: Das Becken bleibt so neutral wie möglich, um die Dehnung der Beinrückseite zu intensivieren. Dafür den Sitzbeinhöcker auf der Seite des nach oben gestreckten Beins zum Boden ziehen.

Double Straight Leg Stretch

1. In der Rückenlage beide Hände hinter dem Kopf verschränken. Kopf und Schultergürtel aufrollen. Die Beine senkrecht zur Decke strecken. Einatmen.
2. Mit der Ausatmung Bauch und Beckenboden anspannen und beide Beine gestreckt zum Boden senken. Mit der Einatmung wieder senkrecht zur Decke anheben.

1
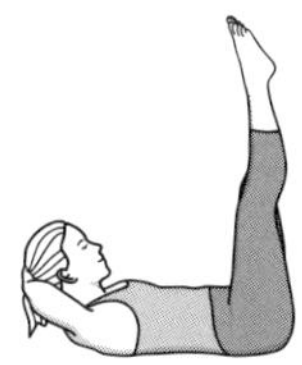

2
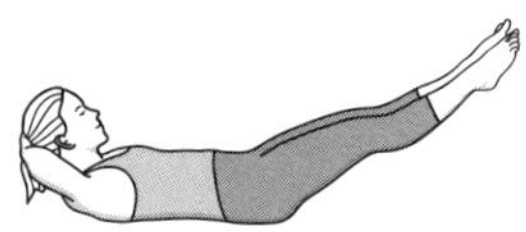

Hinweis: Je tiefer die Beine abgesenkt werden, desto herausfordernder ist die Übung.

1
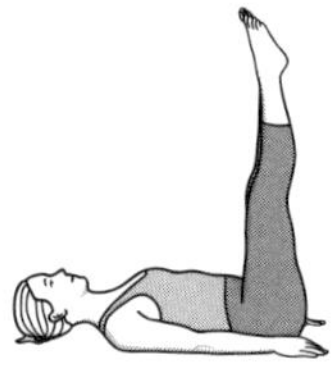
2
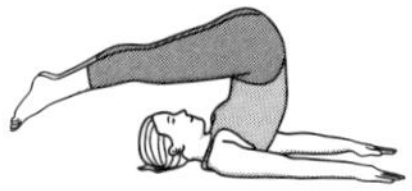
3
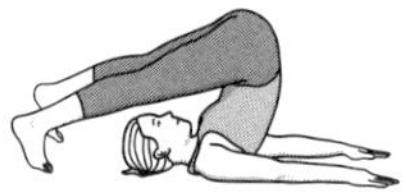
4
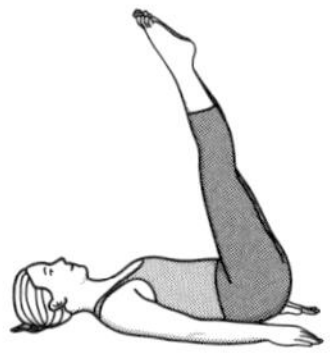

Roll Over

1. In der Rückenlage die Beine und Füße geschlossen und senkrecht zur Decke strecken. Einatmen.
2. Mit dem Ausatmen Bauch- und Beckenboden anspannen und vom Becken her die Wirbelsäule mit gestreckten Beinen aufrollen, bis das Gewicht des Rumpfs auf dem Schultergürtel ruht.
3. Die Beine waagrecht über dem Boden halten, öffnen und die Füße beugen.
4. Einatmen, mit dem Ausatmen den Rücken von der Brustwirbelsäule her Wirbel für Wirbel auf den Boden abrollen, bis die Beine wieder senkrecht zur Decke zeigen.

Hinweis: Möglichst ohne Schub der Arme in den Boden das Becken mit Kraft aus der Körpermitte anheben und die Wirbelsäule aufrollen.

1
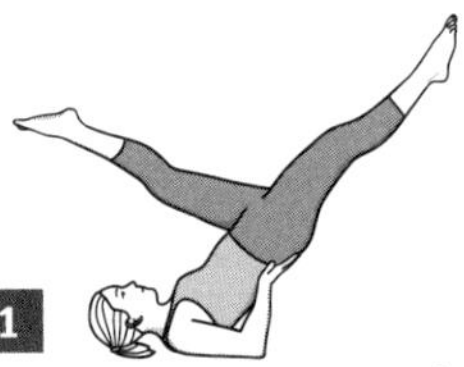
2
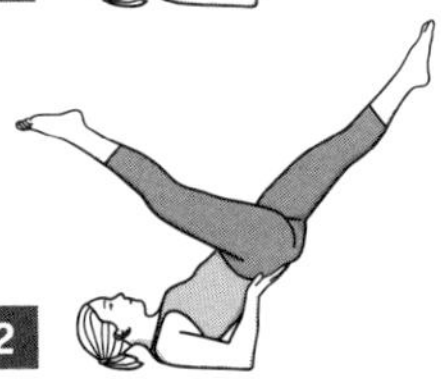

Scissors

1. In der Rückenlage die Beine und Füße geschlossen und senkrecht zur Decke strecken. Die Arme liegen an den Seiten des Körpers. Mit dem Ausatmen Bauch- und Beckenboden anspannen und vom Becken her die Wirbelsäule so hoch wie möglich aufrollen. Dann mit den Händen das Becken am Kreuzbein stützen und ein Bein weit aus der Hüfte heraus nach vorn strecken, das andere weit nach hinten über den Kopf.
2. Über die Grätschbewegung die Beine abwechselnd nach vorn und hinten strecken. Jeder Wechsel zählt als eine Wiederholung. Wie beim »Roll Over« wieder in die Ausgangsposition kommen.

Hinweis: Mit der Bauch- und Beckenbodenkraft das Becken nach oben zur Decke anheben. Die Schulterblätter weg von den Ohren ziehen, um den Nacken zu entlasten. Der Atemrhythmus kann variiert werden.

1
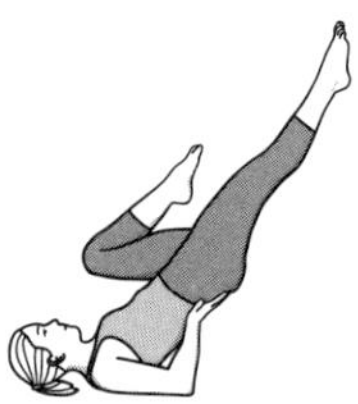

Bicycle

1. In der Rückenlage die Beine und Füße geschlossen und senkrecht zur Decke strecken. Die Arme liegen an den Seiten des Körpers. Mit dem Ausatmen Bauch- und Beckenboden anspannen und vom Becken her die Wirbelsäule so hoch wie möglich aufrollen. Mit den Händen das Becken am Kreuzbein stützen und das linke Knie heranziehen. Das rechte Bein weit aus der Hüfte heraus nach vorn strecken.

2. Dann über eine »radelnde« Bewegung im Wechsel die Beine beugen und strecken. Das zählt als eine Wiederholung. Wie beim »Roll Over« wieder in die Ausgangsposition kommen.

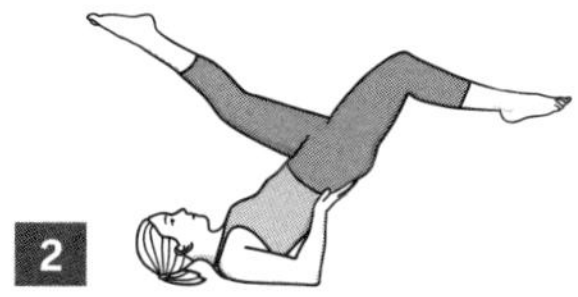

Hinweis: Mit der Bauch- und Beckenbodenkraft das Becken nach oben zur Decke anheben und gleichzeitig die Fußspitze des nach vorn gestreckten Beins weit nach unten zum Boden ziehen. Die Schulterblätter weg von den Ohren ziehen, um den Nacken zu entlasten. Der Atemrhythmus kann variiert werden.

Corkscrew

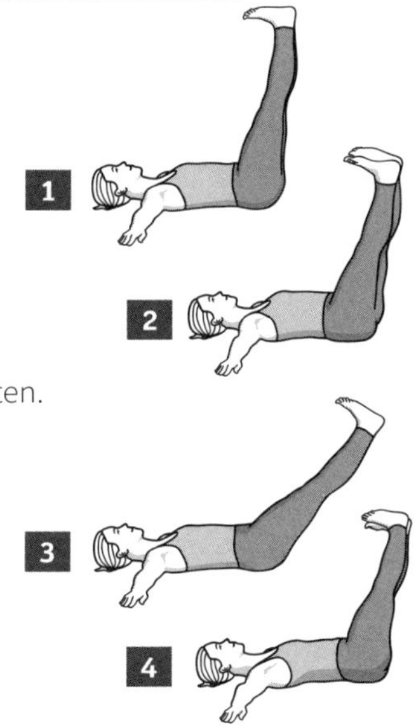

1. In der Rückenlage die Arme ausgebreitet mit den Handinnenflächen am Boden ablegen. Die Beine geschlossen und senkrecht zur Decke strecken, die Füße beugen. Einatmen.
2. Mit dem Ausatmen Bauch und Beckenboden anspannen. Die gestreckten Beine nach rechts kippen, sodass die linke Hüfte leicht abhebt.
3. Dann die Beine nach vorn führen, Bauch und Beckenbodenspannung halten.
4. Die Beine nach links führen, sodass die rechte Hüfte leicht anhebt, dann die Beine wieder senkrecht zur Decke strecken und die Kreisbewegung vollenden.

Hinweis: Die Halswirbelsäule bleibt während der ganzen Übung lang und die Muskeln entspannt.

Neck Pull

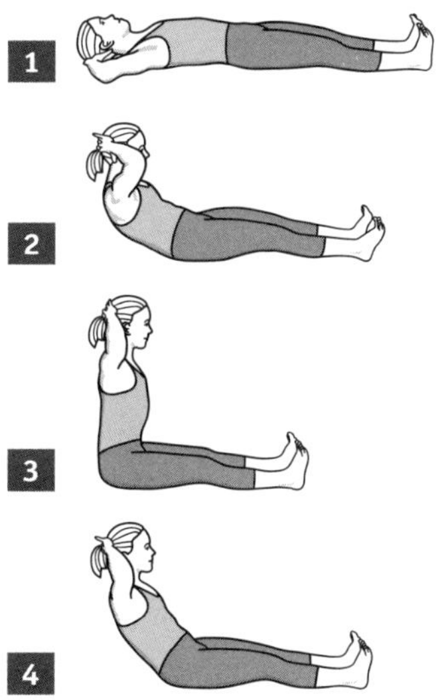

1. In der Rückenlage beide Hände hinter dem Kopf verschränken, die Füße beugen. Einatmen.
2. Mit dem Ausatmen das Brustbein sinken lassen, Kopf und Schultergürtel aufrollen, Bauch- und Beckenboden anspannen, um dann Wirbel für Wirbel bis in den senkrechten Sitz aufzurollen.
3. Einatmen und mithilfe der Hände den Kopf sanft nach oben ziehen, um die Wirbelsäule lang werden zu lassen.
4. Ausatmend die Sitzbeinhöcker zueinander lenken und durch die Beckenkippung wieder Wirbel für Wirbel auf die Matte zurückrollen.

Hinweis: Ein Arm kann nach vorn gestreckt werden, um das Auf- und Abrollen zu erleichtern. Die Füße können gebeugt oder gestreckt werden.

1
2
3

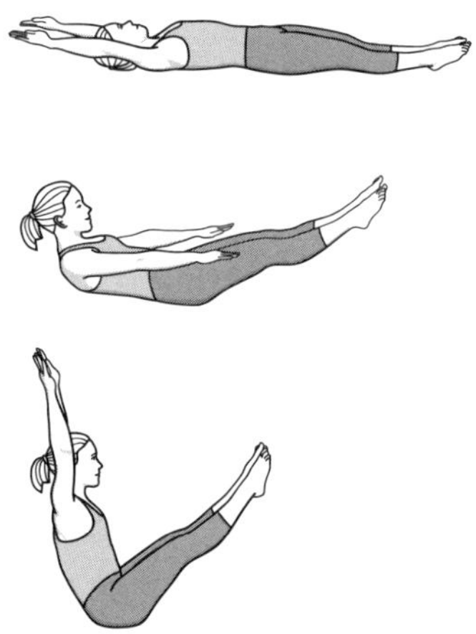

Teaser

1. In der Rückenlage die Arme neben dem Kopf nach hinten ausstrecken.
2. Mit der Einatmung kreisen die Arme über den Boden nach vorn, dann mit der Ausatmung Kopf und Schultergürtel aufrollen und die Beine gestreckt vom Boden anheben.
3. Weiterhin ausatmend in den Sitz kommen und Arme und Beine so weit wie möglich nach oben strecken, bis eine V-Position entsteht. Einige Momente diese Position halten. Mit der nächsten Ausatmung Bauch- und Beckenboden erneut aktivieren, das Becken kippen, Wirbel für Wirbel wieder zurückrollen und die gestreckten Beine auf den Boden ablegen. Die Arme dabei von vorn über die Seiten wieder nach hinten neben den Kopf bringen.

1
2
3

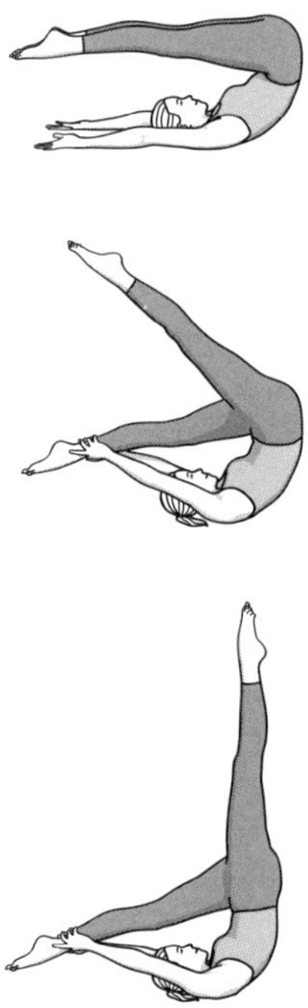

Control Balance

1. Wie beim »Roll Over« die Beine und Füße in der Rückenlage geschlossen und senkrecht zur Decke strecken. Bauch- und Beckenboden anspannen und vom Becken her die Wirbelsäule aufrollen. Das Körpergewicht ruht auf dem Schultergürtel, die Arme werden nach hinten gestreckt. Einatmen.
2. Mit dem Ausatmen mit beiden Händen einen Fuß umfassen. Bauch- und Beckenboden anspannen, das andere Bein lang gestreckt langsam nach oben heben.
3. Die Endposition ist erreicht, wenn das Bein senkrecht zur Decke gestreckt ist. Einige Momente in dieser Position bleiben, dann das Bein wieder absenken und auf gleichem Weg in die Ausgangsstellung zurückkommen.

Hinweis: Während der ganzen Übung wird das Gewicht des Körpers auf dem Schultergürtel balanciert.

Übungen aus der Seitenlage

Abduction I

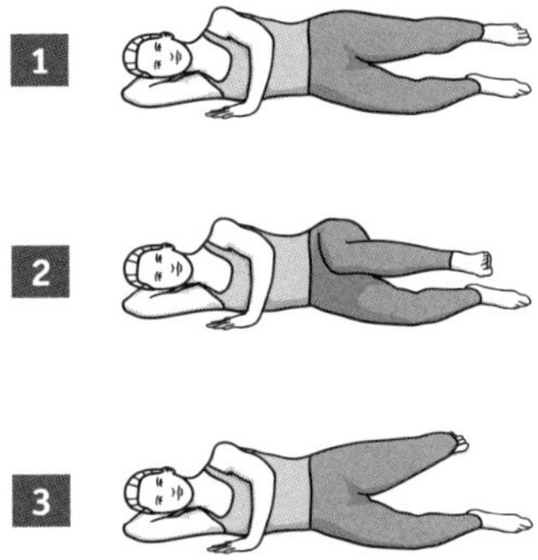

1. In der Seitenlage den Kopf entspannt auf dem unteren, gebeugten oder gestreckten Arm ablegen. Die obere Hand vor dem Körper am Boden aufstützen. Beide Hüftkochen sind übereinander ausgerichtet, die Beine sind gebeugt, wobei das obere Bein hüftbreit gehoben ist.
2. Mit dem Einatmen das gebeugte Bein aus der Hüfte nach vorn führen. Dabei als Gegenbewegung den gleichseitigen Sitzbeinhöcker nach hinten lenken. Das Becken bleibt stabil.
3. Mit dem Ausatmen das gebeugte Bein nach hinten führen, sodass die Hüfte gestreckt wird. Das Knie bleibt gebeugt.

Hinweis: Das Spielbein wird isoliert aus der Hüfte heraus nach vorn und nach hinten geführt. Dabei nicht die Lendenwirbelsäule runden!

Abduction II

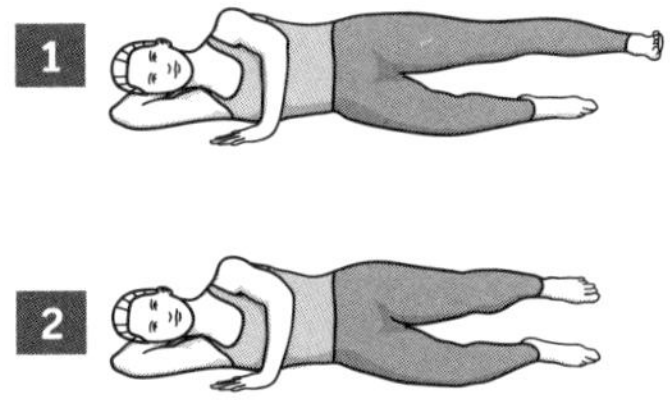

1. Die Ausgangsstellung ist wie bei »Abduction I«, aber diesmal wird das obere Bein gestreckt. Mit der Einatmung das gestreckte Bein nach vorn führen.
2. Mit der Ausatmung das Bein weit nach hinten strecken.

Hinweis: Von vorn betrachtet wird die Wirbelsäule in einer geraden Linie gehalten, sodass unter der Taille ein kleines Luftkissen bleibt.

Side Kick Series I Parallel

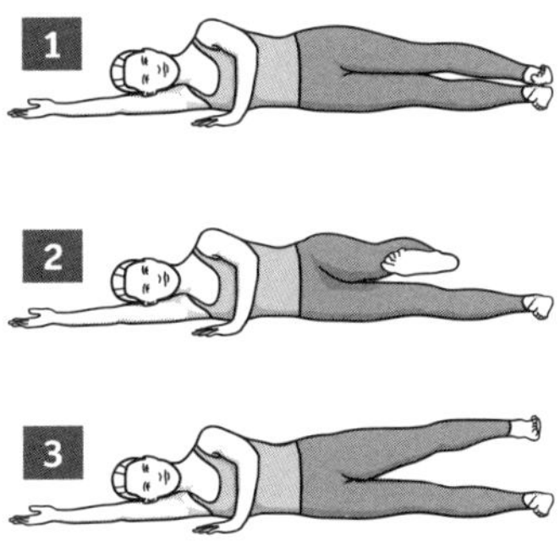

1. In der Seitenlage beide Beine stecken und die Füße beugen. Mit der Hand des oberen Arms den Körper in der Seitenlage abstützen.
2. Mit dem Einatmen das obere Bein anheben und gestreckt nach vorn führen, der Fuß ist gebeugt.
3. Mit dem Ausatmen das Bein und den Fuß nach hinten strecken.

Hinweis: Den Sitzbeinhöcker nach hinten lenken, wenn das Bein nach vorn geführt wird. Den Rippenbogen durch Bauchspannung nach innen ziehen, wenn das Bein zurückgestreckt wird.

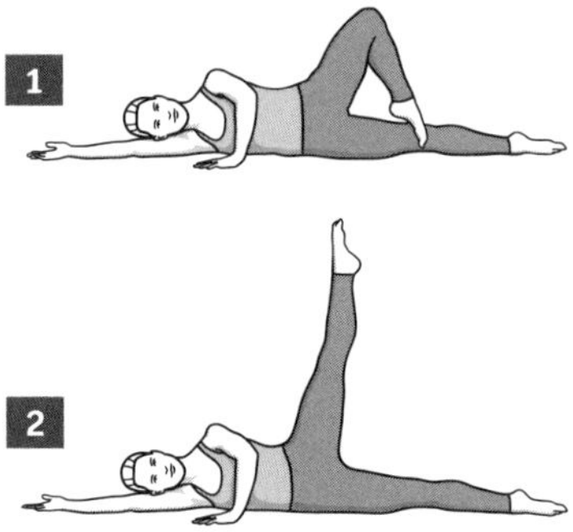

Side Kick Series I Turnout

1. In der Seitenlage das untere Bein strecken, das obere nach außen drehen und beugen. Einatmen.
2. Mit dem Ausatmen das obere Bein in der Außenrotation senkrecht zur Decke strecken. Dann nach unten führen, beugen und erneut nach oben strecken.

Hinweis: Das Knie zeigt während der Bewegung zur Decke, die Außendrehung wird beibehalten.

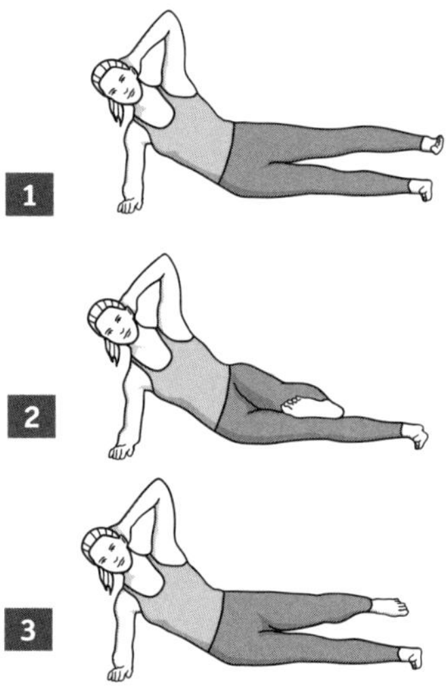

Side Kick Series II

1. In der Seitenlage den unteren Arm so aufstützen, dass sich der Ellenbogen senkrecht unter dem Schultergelenk befindet. Das Schulterblatt in Richtung Becken ziehen. Die andere Hand liegt am Hinterkopf, das obere Bein ist hüftbreit gehoben.
2. Mit der Einatmung das Bein weit nach vorn führen.
3. Mit der Ausatmung das Bein weit nach hinten strecken.

Hinweis: Während der Beinbewegung bleibt der Oberkörper stabil. Nicht nach vorn und hinten ausweichen!

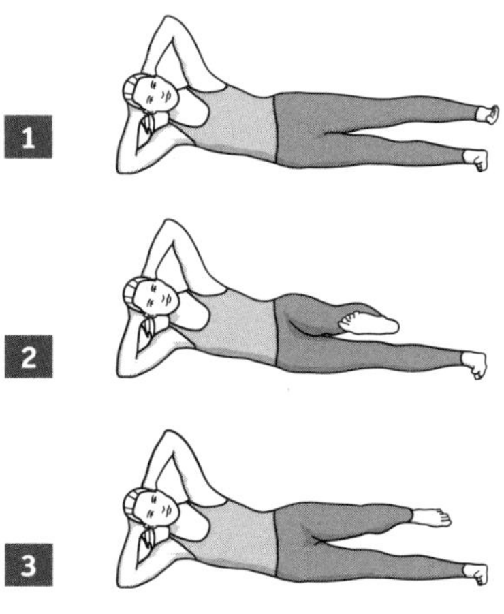

Side Kick Series III

1. Beide Hände hinter dem Kopf verschränken, der Brustkorb liegt auf der Seite am Boden. Beide Schulterblätter in Richtung Becken ziehen. Einatmen.
2. Mit dem Ausatmen mithilfe der Hände am Kopf hochziehen, sodass der untere Ellenbogen als Stütze dient. Dann mit der Einatmung das obere Bein nach vorn führen.
3. Mit der Ausatmung das Bein weit nach hinten strecken.

Hinweis: Während der Beinbewegung bleibt der Brustkorb angehoben. Dafür die Schulterblätter zur Entlastung des Nackens in Richtung Becken ziehen.

Übungen aus dem Vierfüßlerstand

Mad Cat Stretch

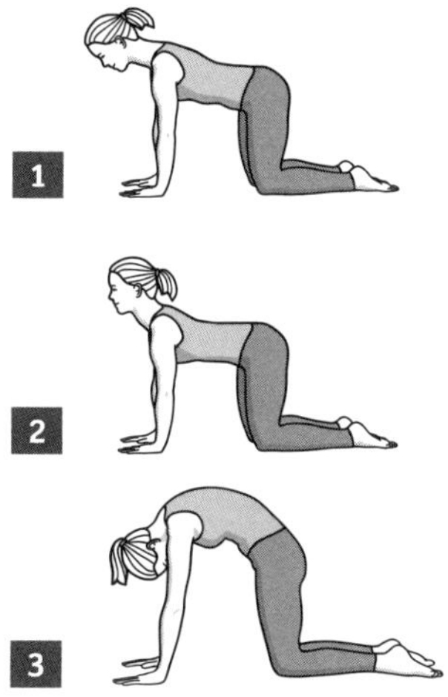

1. Im Vierfüßlerstand die Bauchdecke in Richtung Rücken ziehen. Das Brustbein in Richtung Schulterblätter anheben und diese weg von den Ohren ziehen.
2. Mit der Einatmung die gesamte Wirbelsäule vom Kopf bis zum Steißbein überstrecken.
3. Mit der Ausatmung die gesamte Wirbelsäule zu einem Katzenbuckel nach oben wölben.

Stretching Dog

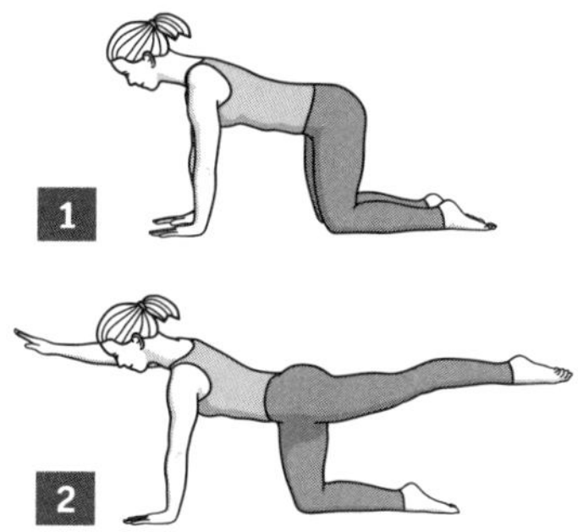

1. Aus dem Vierfüßlerstand vorbereitend einatmen.
2. Mit dem Ausatmen die linke Hand in den Boden schieben und den rechten Arm nach vorn strecken, wobei das Schulterblatt in Richtung Becken zieht. Gleichzeitig den rechten Unterschenkel in den Boden drücken und das linke Bein nach hinten strecken. Mit der Einatmung die rechte Hand und das linke Knie wieder unter Schulter- und Hüftgelenk platzieren. Dann die andere Diagonale vom Rumpf wegstrecken.

Hinweis: Beide Arme bleiben während des gesamten Übungsablaufes in den Ellenbogen gestreckt. Dafür den Schultergürtel durch Schub der Hand in den Boden vom Oberarm wegziehen.
Variante 1: Im Wechsel nur einen Arm nach vorn strecken.
Variante 2: Im Wechsel nur ein Bein nach hinten strecken.

Spine Wave

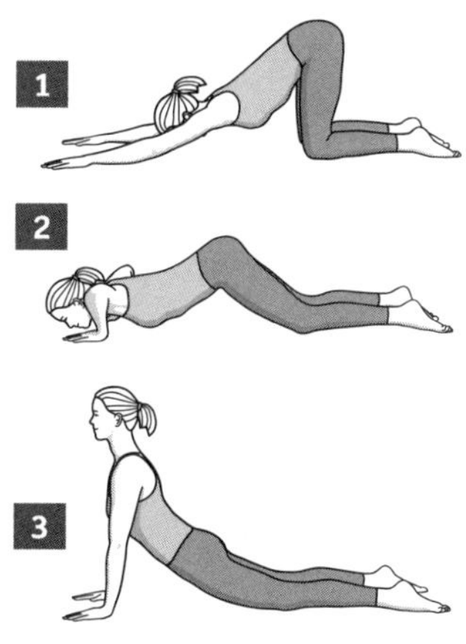

1. Aus dem Vierfüßlerstand das Becken weit nach hinten oben verlagern, sodass die Arme und die Wirbelsäule lang gestreckt sind. Einatmen.
2. Mit dem Ausatmen die Ellenbogen zur Seite beugen und die Nase und das Brustbein flach über den Boden nach vorn führen. Das Becken bleibt gehoben.
3. Wenn die Nase vor den Fingerspitzen ist, dann über eine Wellenbewegung nach oben auftauchen und dabei die Arme strecken. Mit der Einatmung über einen Katzenbuckel wie bei »Mad Cat Stretch« das Becken wieder nach hinten verlagern, um mit der Ausatmung die Wellenbewegung neu zu beginnen.

Front Support

1 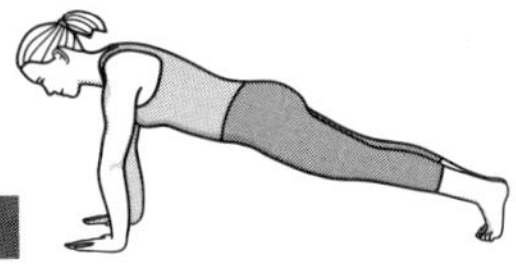

2 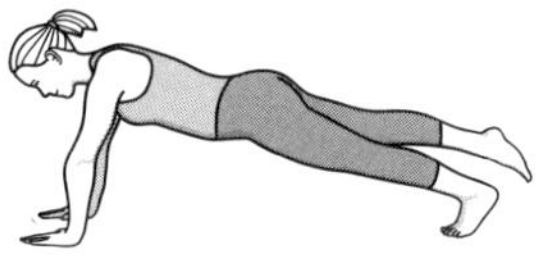

1. Brett-Position einnehmen: Mit gestreckten Armen die Handgelenke unter den Schultergelenken platzieren. Die Beine strecken und die Fußballen aufstellen. Einatmen.
2. Mit dem Ausatmen ein Bein nach oben anheben, den Fuß dabei strecken, mit dem Einatmen den Fuß wieder abstellen. Ausatmend das andere Bein anheben.

Hinweis: Die Oberarme eindrehen, sodass die Ellenbeugen zueinander zeigen. Das verhindert die Überstreckung. Das Brustbein zieht zwischen die Schulterblätter, um ein Durchhängen der Brustwirbelsäule zu vermeiden. Der ganze Körper ist in der Länge kraftvoll aufgespannt.

Push Up

1 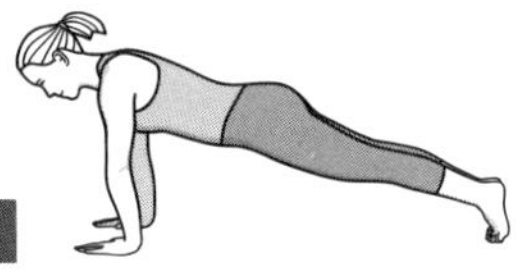

2 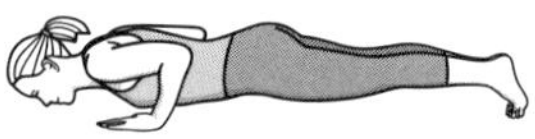

1. Wie beim Liegestütz mit gestreckten Armen die Handgelenke unter den Schultergelenken platzieren. Die Beine sind lang gestreckt, die Fußballen aufgestellt.
2. Mit der Einatmung die Ellenbogen beugen, wobei sie eng am Körper bleiben und nach hinten zeigen. Den Körper flach über den Boden schweben lassen. Mit der Ausatmung Bauch- und Beckenboden anspannen und über das Strecken der Arme den Körper wieder anheben.

Variante: Statt der Fußballen die Oberschenkel kurz oberhalb der Knie aufstellen.

Up Stretch

1 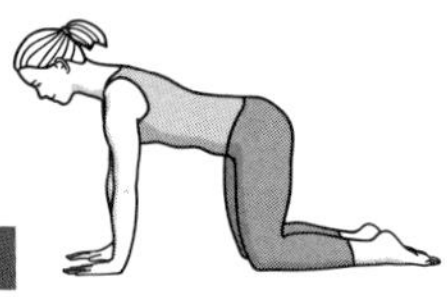

2 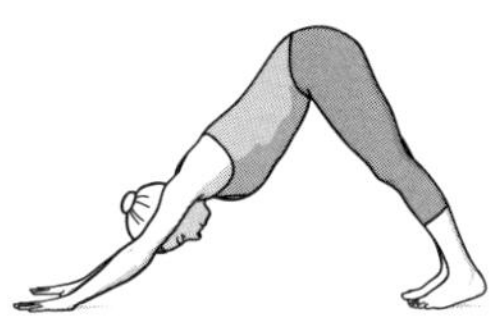

1. Im Vierfüßlerstand die Bauchdecke Richtung Rücken ziehen und die Schulterblätter weg von den Ohren. Einatmen.
2. Mit der Ausatmung die Fußballen aufstellen und die Knie anheben, die Beine strecken und das Gewicht des Körpers so weit wie möglich nach hinten auf die Füße verlagern. Die Wirbelsäule wird dabei lang gestreckt. Das Steißbein zieht weit nach hinten und oben, das Brustbein nach vorn und unten. Einige Atemzüge in dieser Position bleiben.

Arabesque

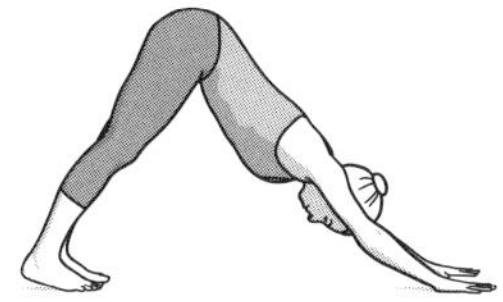
1
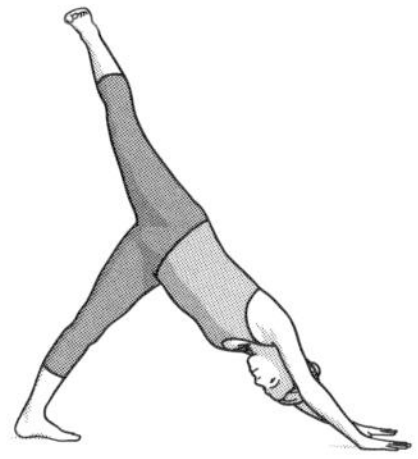
2

1. In der »Up Stretch«-Position die Hände und Füße stabil am Boden verwurzeln. Die Schultern in Richtung Becken ziehen, beide Sitzbeinhöcker nach oben zur Decke lenken. Einatmen.
2. Mit dem Ausatmen ein Bein so weit wie möglich nach hinten oben zur Decke strecken. Dabei darf das Becken aufdrehen, der Schultergürtel bleibt parallel zum Boden ausgerichtet. Mit der Einatmung das gestreckte Bein wieder absetzen.

Kneeling Side Kick

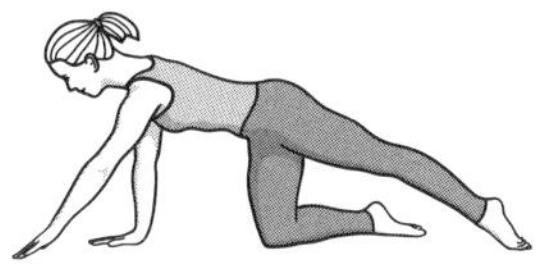
1
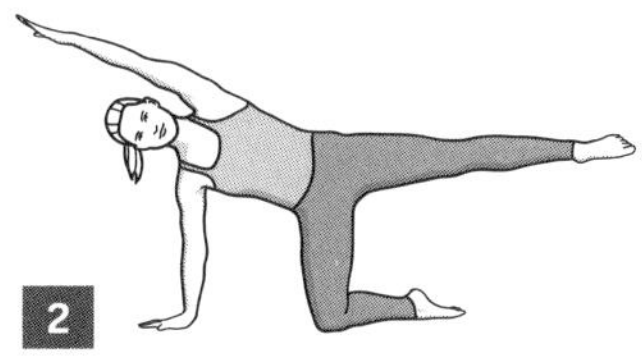
2
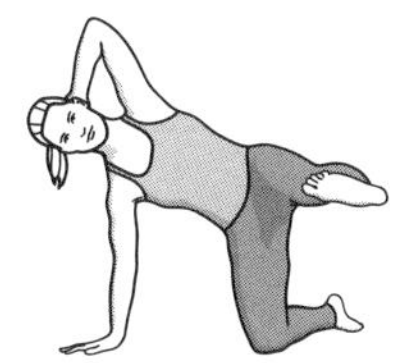
3

1. Aus dem Vierfüßlerstand das Gewicht auf das rechte Knie und die rechte Hand verlagern. Den linken Arm und das linke Bein vom Rumpf wegstrecken und dann anheben.
2. Den Körper seitlich aufdrehen. Der linke Unterschenkel kann zur Stabilisierung nach außen gedreht werden. Das linke Bein und den linken Arm parallel zum Boden ausstrecken.
3. Dann die linke Hand hinter den Kopf legen. Den Ellenbogen zur Decke heben und einatmend das gestreckte Bein mit gebeugtem Fuß aus der Hüfte nach vorn führen. Mit der Ausatmung das Bein weit nach hinten strecken.

Hinweis: Das Spielbein wird isoliert aus der Hüfte nach vorn und nach hinten bewegt. Das Schulterblatt des Stützarms in Richtung Becken ziehen.

Star I

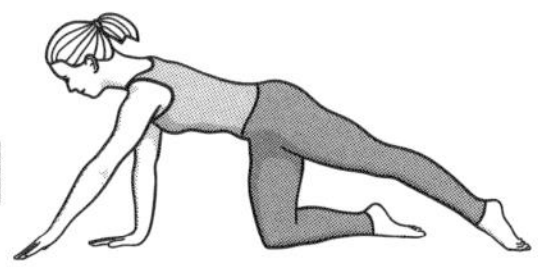
1
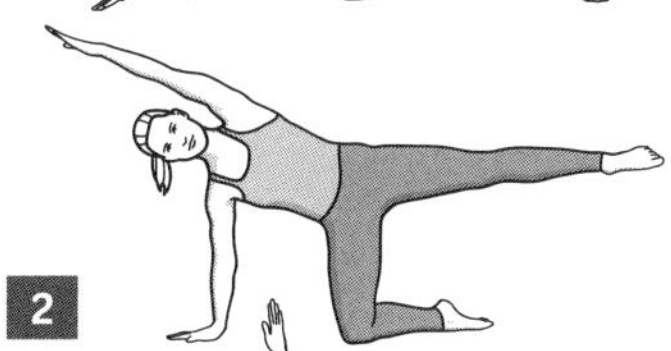
2
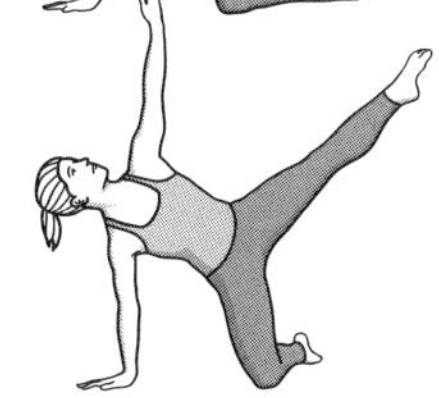
3

1. Aus dem Vierfüßlerstand das Gewicht auf das rechte Knie und die rechte Hand verlagern. Den linken Arm und das linke Bein vom Rumpf wegstrecken und dann anheben.
2. Wie bei »Kneeling Side Kick « den Körper seitlich aufdrehen.
3. Mit der Ausatmung den linken Arm und das linke nach außen gedrehte Bein nach oben zur Decke strecken. Mehrere Atemphasen in dieser Position halten.

Hinweis: Zur Erleichterung kann das Bein über die Beugung nach oben zur Decke gestreckt werden.

1
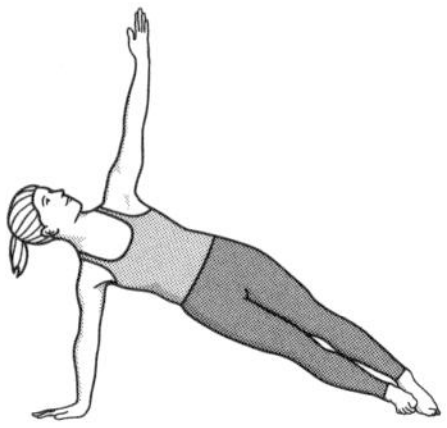
2
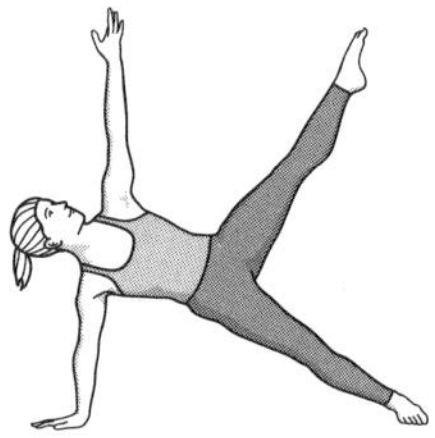

Star II

1. In der Liegestützposition mit der Einatmung das Gewicht auf den rechten Arm verlagern und den Körper zur Seite aufdrehen.
2. Mit der Ausatmung das obere Bein in Außenrotation ausdrehen, heben und einige Atemphasen halten. Das Bein wieder absenken und über die Liegestützposition auf den linken Arm verlagern. Übung auf dieser Seite wiederholen.

Übungen aus der Bauchlage

1
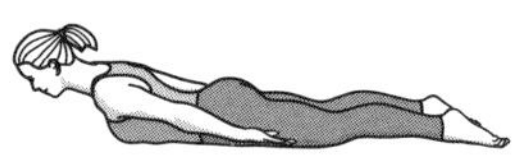
2
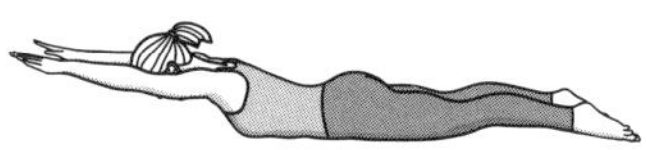

Diving

1. In der Bauchlage mit der Ausatmung die Schulterblätter in Richtung Becken ziehen und den Schultergürtel anheben. Die Arme sind nach hinten gestreckt, der Blick ist zum Boden gerichtet. Einatmen.
2. Mit der Ausatmung die Arme über die Seiten nach vorn bringen, sodass die Handinnenflächen zueinander zeigen. Mit der Einatmung die Arme wieder zurückführen. Mehrmals wiederholen, was jeweils als eine Wiederholung zählt. Dann den Oberkörper ablegen.

Hinweis: Den Blick auf den Boden richten, damit der Nacken lang bleibt.

1
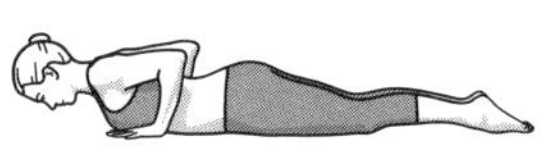
2
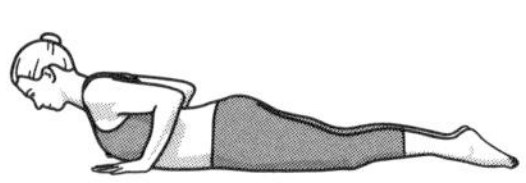

Cobra

1. In der Bauchlage die Hände neben dem Brustkorb aufstützen. Die Fingerspitzen befinden sich unter den Schultergelenken, die Ellenbogen liegen eng gebeugt und nach hinten zeigend am Körper. Einatmen.
2. Mit der Ausatmung die Schulterblätter in Richtung Becken ziehen und die Bauchdecke zum Rücken. Die Brustwirbelsäule in die Länge ziehen und Wirbel für Wirbel nach vorn und oben aufrichten. Das Brustbein so weit wie möglich zur Decke anheben. Das Kinn leicht senken, damit der Nacken nicht überstreckt.

Hinweis: Die Ellenbogen bleiben während der gesamten Übung eng am Brustkorb.

Single Leg Kick

1. In der Bauchlage die Ellenbogen unter den Schultergelenken platzieren, sodass die Brustwirbelsäule gestreckt ist und das Brustbein nach vorn zeigt. Die Schulterblätter ziehen in Richtung Becken und die Unterarme liegen parallel zueinander.
2. Mit einem kurzen Atemzug ein Knie beugen und eine sanfte Kickbewegung ausführen, dabei den Fuß beugen.
3. Mit einem weiteren kurzen Atemzug einen erneuten Kick ausführen und dabei den Fuß strecken. Mit der Ausatmung den Unterschenkel wieder ablegen, dann mit dem anderen Bein die Kickbewegung ausführen.

1
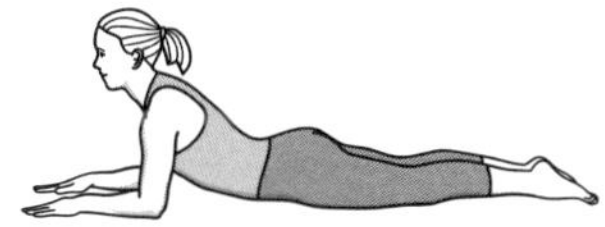

2
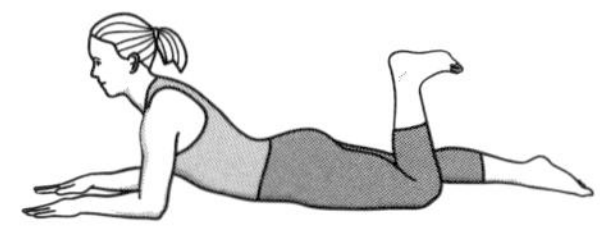

3
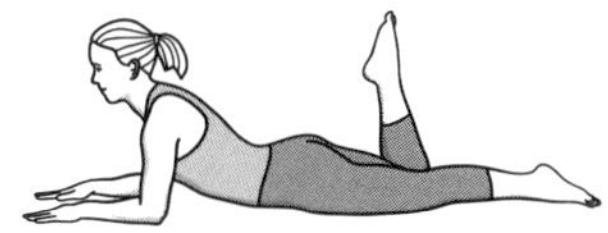

Hinweis: Der Atemrhythmus »ein – ein – aus« wird mit der Kickbewegung der Beine kombiniert und zählt als eine Wiederholung. Mit jeder Ausatmung die Brustwirbelsäule durch Schub der Unterarme in den Boden immer ein Stück weiter nach oben strecken.

Double Leg Kick

1. In der Bauchlage den Kopf auf einer Seite ablegen. Die Hände hinter dem Rücken verschränken. Die Knie sind gebeugt, die Füße zeigen zur Decke. Einatmen.
2. Mit dem Ausatmen die Schulterblätter in Richtung Becken ziehen, Arme und Beine strecken und den Schultergürtel durch eine Extension der Brustwirbelsäule anheben.
3. Einatmend den Schultergürtel wieder ablegen, den Kopf zur anderen Seite drehen. Mit zwei kurzen Atemzügen zwei Doppelkicks mit beiden Beinen ausführen. Ausatmend die Beine wieder strecken und den Schultergürtel anheben.

1
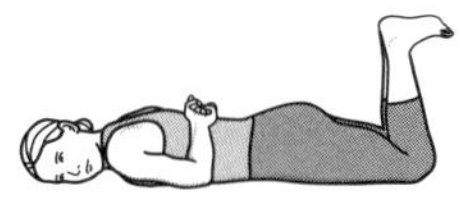

2
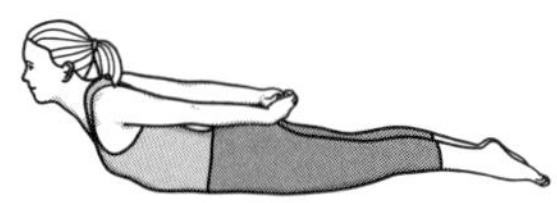

3
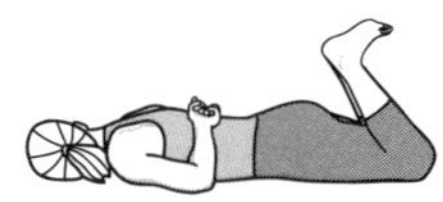

Hinweis: Der Atemrhythmus »ein – ein – aus« wird mit der Kickbewegung der Beine kombiniert und zählt als eine Wiederholung.

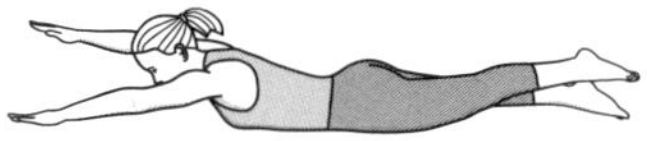

Swimmer

In der Bauchlage die Arme schultergürtelweit nach vorn strecken und die leicht geöffneten Beine nach hinten wegstrecken. Mit dem Ausatmen die Fuß- und Fingerspitzen voneinander wegziehen, um den Körper in die Länge aufzuspannen. Den Schultergürtel sowie Arme und Beine vom Boden anheben, der Blick ist nach unten gerichtet. Dann Arme und Beine im Wechsel zügig auf- und abbewegen.

Hinweis: Während der Paddelbewegung von Armen und Beinen die Ein- und Ausatmung kontinuierlich fließen lassen. Jede Arm- und Beinbewegung zählt als eine Wiederholung. Der Atemrhythmus kann variiert werden. Beispielsweise zählen fünf Bewegungen während der Einatmung und fünf Bewegungen während der Ausatmung als ein Satz.
Variante: Mit der Ausatmung nur eine Diagonale – von der rechten Hand bis zum linken Fuß und umgekehrt – mit dem Schultergürtel vom Boden abheben.

1

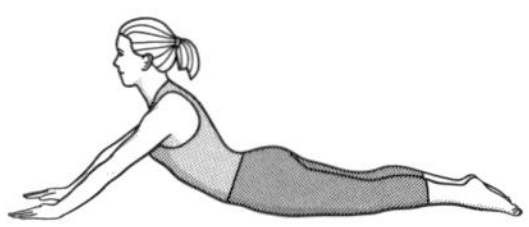

2

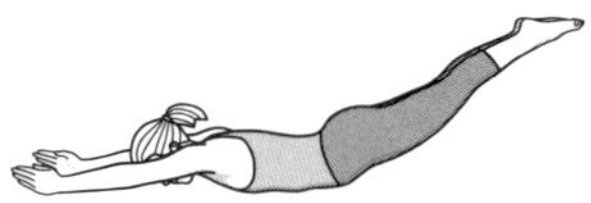

Swan

1. Aus der Bauchlage die Hände schultergürtelweit vor dem Oberkörper aufstützen, die Wirbelsäule ist lang gestreckt Einatmen.
2. Mit dem Ausatmen in einer Schaukelbewegung die Körpervorderseite abrollen, sodass sich die Beine gestreckt anheben und der Oberkörper mit gestreckten Armen dem Boden annähert. Mit der Einatmung die Hände wieder mit gestreckten Armen aufstützen wie in der Ausgangsstellung.

Hinweis: Während der Schaukelbewegung den ganzen Körper kraftvoll in die Länge ziehen und aufspannen. Die Bauchdecke in Richtung Wirbelsäule ziehen.

Zahlreiche Trainingsvideos, weitere Pilatesexperten und Informationen zu Workshops und Veranstaltungen findest du auf **www.pilates-bodymotion.de** sowie auf der Onlineplattform **www.pilatesandfriends.com.**

Übungsregister

Weitere Titel der Reihe

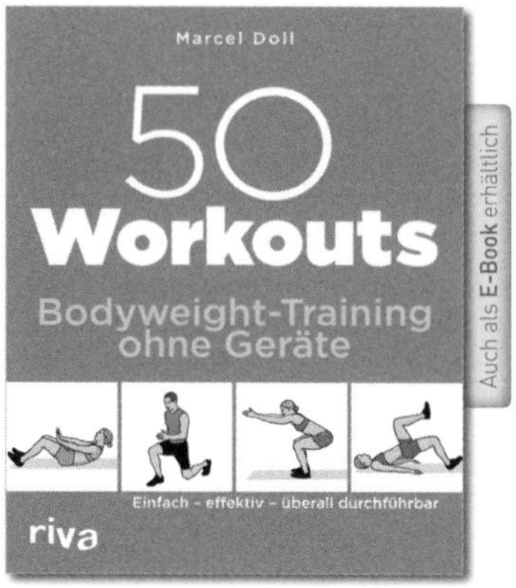

144 Seiten
12,00 € (D) | 12,40 € (A)
ISBN 978-3-7423-0172-7

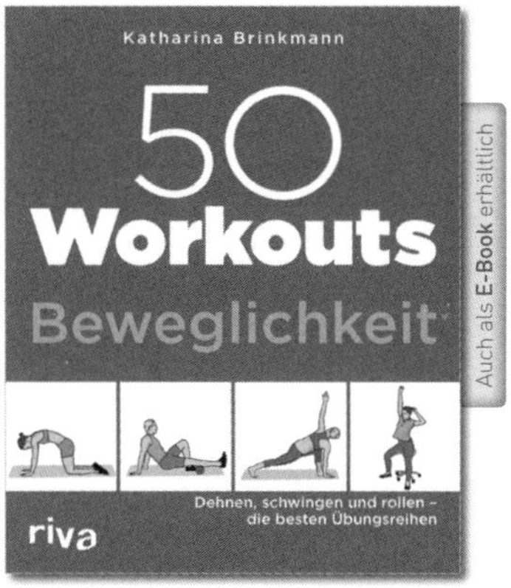

144 Seiten
12,00 € (D) | 12,40 € (A)
978-3-7423-1026-2

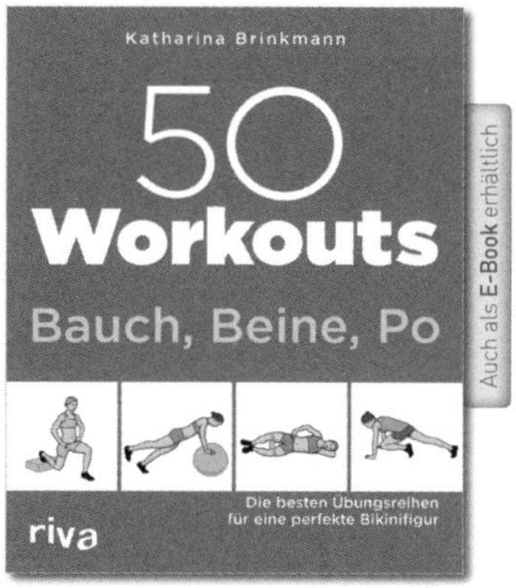

128 Seiten
12,00 € (D) | 12,40 € (A)
978-3-7423-1300-3

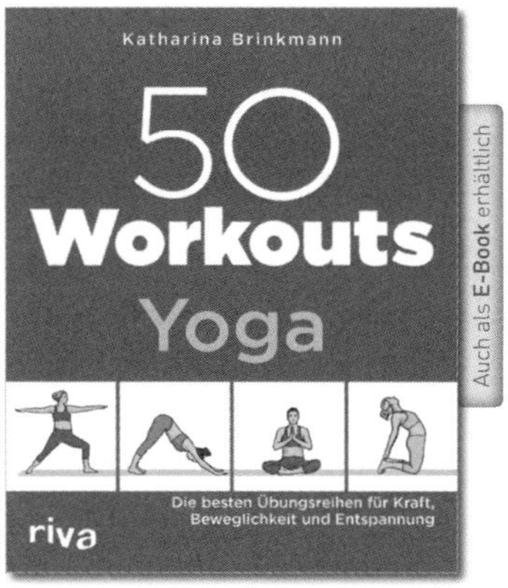

144 Seiten
12,00 € (D) | 12,40 € (A)
ISBN 978-3-7423-0298-4

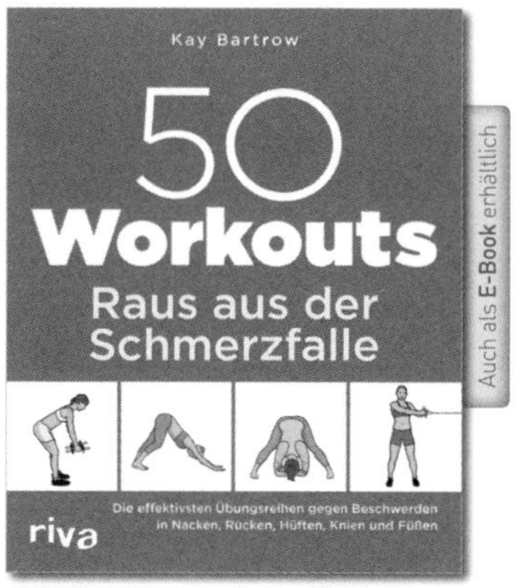

144 Seiten
12,00 € (D) | 12,40 € A)
978-3-7423-2086-5